これならわかる！

ICU看護の基本

監修 自治医科大学
麻酔科学・集中治療医学講座 教授
讃井 將満

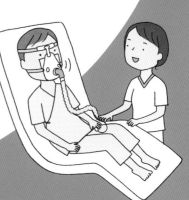

ナツメ社

はじめに

　ICUは、病院のなかでもっともチーム医療の力が試される場所です。

　なかでもナースの役割は重要です。ベッドサイドで過ごす時間がもっとも長く、重症患者さんの心身の回復に中心的な役割を果たしてくれるからです。筆者もいままで、いち早く異変に気づき知らせてくれるナースに、何度も助けられました。患者さんや家族に対する細やかな心のケアに、感心することもありました。日中の活動量を増やし、離床を進め、PICS（集中治療後症候群）予防に積極的にとり組んでくれるのも見てきました。

　一方で、「ICU勤務に興味はあるけれど、務まるかどうか不安」という声を聞くこともありました。ICUに入職して間もないナースにも、同様の不安を抱えている人は多いでしょう。ICU患者さんは、人工呼吸器を装着し、管がいくつも入った状態で治療を受けています。異変を知らせるアラームも頻繁に鳴ります。苦手意識が生じるのは無理もありません。

　しかし、どんな急変にも迅速に、冷静に対処する先輩ナースも、最初から完璧だったわけではありません。最初は不安でも、時間をかけて経験を積むうちに、"頼れる先輩"になっていったのです。見落としや失敗、「あのときどうして気づけなかったんだろう」といった後悔を、何度もしているはずです。

　大切なのは、そのような経験から学び、次につなげることではないでしょうか。

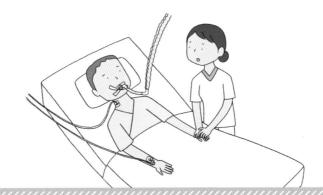

うまく対処できず、落ち込むことが多い毎日でも、おおらかな気持ちをなくさないでください。「今回の学びを活かせば、次はきっとうまくいく」と、前を向いてください。

　ドクターや先輩ナースからの学びも重要です。患者さんの急変を報告したとき、「○○はどうだった？」と尋ねられ、慌てることもあるでしょう。

　こんなときも、自分を責めないでください。「何を見るべきか教わった」と、前向きに捉えましょう。アセスメント項目は山ほどありますが、本当に重要なのは1つか2つ。必須のアセスメントを優先し、残りの項目は後回しにしましょう。こう考えると、一刻を争う事態でも冷静に状態を把握でき、落ち着いて先輩や医師に相談できるようになります。

　本書は、ICU勤務の経験が浅く、不安な思いで毎日を過ごすナースに向けて、その要点をまとめたものです。とくに重要な「呼吸」「循環」をPart1、2で学び、そのうえで臓器系統別のアセスメントとケア、急変時の対処を身につけてください。PICSを防ぐためのケアも、Part5でとり上げています。

　ICU看護に不安を抱える皆さんが、ICU看護の要点を理解し、〝頼れる先輩〟に成長していくことを、心から願っています。

自治医科大学 麻酔科学・集中治療医学講座 教授
讃井將満

呼吸 循環がわかれば、

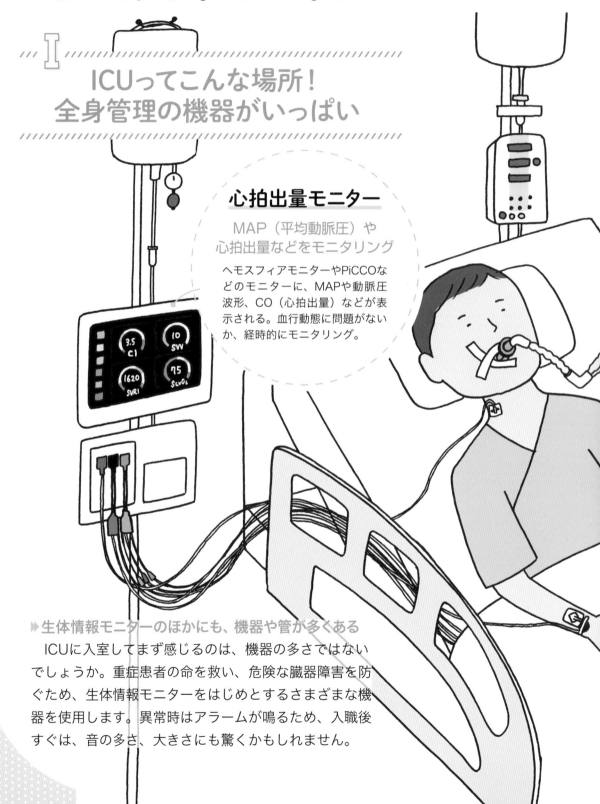

Ⅰ ICUってこんな場所！ 全身管理の機器がいっぱい

心拍出量モニター

MAP（平均動脈圧）や
心拍出量などをモニタリング

ヘモスフィアモニターやPiCCOなどのモニターに、MAPや動脈圧波形、CO（心拍出量）などが表示される。血行動態に問題がないか、経時的にモニタリング。

▶生体情報モニターのほかにも、機器や管が多くある

ICUに入室してまず感じるのは、機器の多さではないでしょうか。重症患者の命を救い、危険な臓器障害を防ぐため、生体情報モニターをはじめとするさまざまな機器を使用します。異常時はアラームが鳴るため、入職後すぐは、音の多さ、大きさにも驚くかもしれません。

ICUはこわくない！

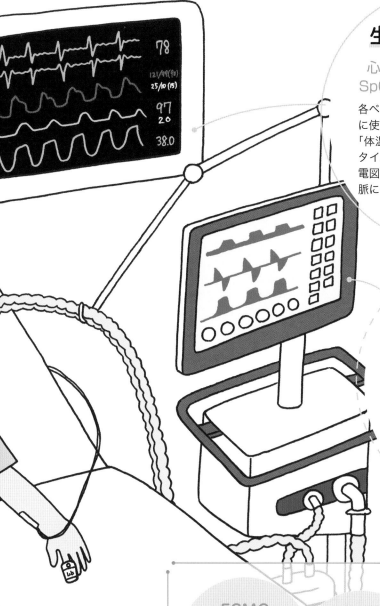

生体情報モニター

心拍数や心電図、呼吸数、SpO2などがひと目でわかる

各ベッドに配置され、すべての患者に使用する。「脈拍」「血圧」「呼吸」「体温」のバイタルサインがリアルタイムで表示される。3点誘導の心電図波形も確認でき、致死性の不整脈にもアラームで気づける。

人工呼吸器

ICU患者の多くが使用。挿管して換気を助ける

ICUの重症患者は呼吸不全に陥りやすく、気管挿管し、人工呼吸器を装着している例が多い。気道を確保しつつ、酸素のとりこみと二酸化炭素の吐き出しをサポート。

生命維持装置

ECMO

呼吸補助のための「VV- ECMO」と、循環補助の「VA- ECMO」がある。

IABP

大動脈バルーンパンピング。心機能低下時に、ポンプ機能を補助する。

CRRT

持続的腎機能代替療法。急性腎不全発症時などにおこなう人工透析。

Ⅱ 重症患者、術後患者、救急患者を24時間体制で管理

どんな患者さんが来るの？

重症＆急変患者

意識障害、昏睡

急性循環不全、ショック

急性呼吸不全

慢性呼吸不全の急性増悪

急性心不全

腎不全、肝不全　など

一般病棟で治療を受けていた患者が重症化したり、容態が急変したりして、入室してくる。

術後患者

CABG術後（冠動脈バイパス術）

頭部手術後（くも膜下出血など）

大動脈弁置換術後

肺切除後

腹部手術後（肝・胆・膵、消化管切除）　など

大侵襲手術後、全身状態が安定するまでICUで管理。侵襲度を問わず、一度は入室する病院も。

救急患者

上記のような急変で搬送された患者

重症外傷

心肺蘇生後

重症熱傷　など

近隣の医療機関からの搬送のほか、心肺停止や外傷、熱傷などで、救急車で直接搬送されてくる。

さらにCCUなど、領域別のユニットも！

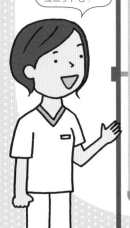

専門領域に応じた、いろんなICUがある

一般ICU
内科系、外科系問わず、上記のような患者全般の治療とケアをおこなう。

SICU（外科系ICU）
SはSurgical（外科）の略。術後患者のモニタリングと治療が専門。

救命救急ICU
救命救急センターやER（救命救急室）に設けられ、緊急搬送例に対応。

CCU（冠動脈疾患集中治療室）、NICU（新生児集中治療室）、SCU（脳卒中ケアユニット）など、さらに専門化したICUもある。

ケアの特徴は？

臨床推論が大事！ 「次の一手」を考えて動く

臓器不全を防ぐため、全身の変化に目を光らせ、変動時はすばやく対処。何が起きているかの原因検索も必要。このような臨床推論を、日に何十回もくり返すのが、ICUナースの特徴。

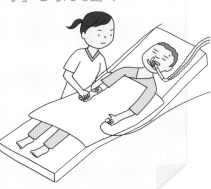

そのための勉強と、トレーニングが欠かせない

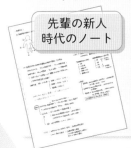

先輩の新人時代のノート

適切な臨床推論のため、その日の振り返りとともに、基本の生理学、病態生理をコツコツ勉強。勤務先で実施されるトレーニングも受ける。

多職種連携は必須。チームの一体感も強い

医師、CE（臨床工学技士）、薬剤師、理学療法士、管理栄養士などと連携。
一般病棟以上に、チーム一体となって協働する場面が多い。

重症だからこそ、ひとりの患者を手厚くケアできる

日勤も夜勤も、担当患者は2人まで。「大変でしょ」と言われがちなICUだが、一人ひとりの患者にじっくりとかかわれるのが魅力。

つらさを訴えられない人も。「Comfortケア」を十分に

人工呼吸器管理下や鎮静下でも、筆談などで積極的にコミュニケーションをとったり、表情などをよく観察し、心身の苦痛をやわらげ、「安楽」以上の深いケアを提供。

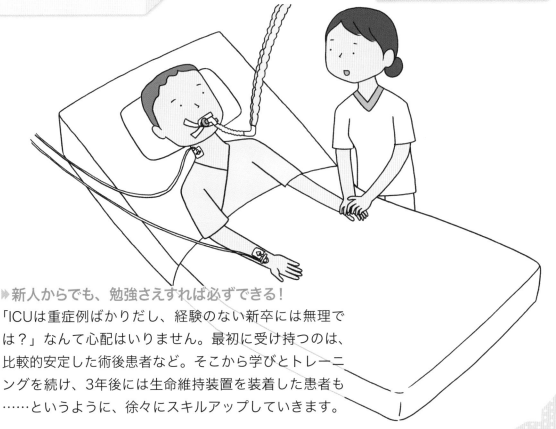

▶新人からでも、勉強さえすれば必ずできる！
「ICUは重症例ばかりだし、経験のない新卒には無理では？」なんて心配はいりません。最初に受け持つのは、比較的安定した術後患者など。そこから学びとトレーニングを続け、3年後には生命維持装置を装着した患者も……というように、徐々にスキルアップしていきます。

「ICUチェックリスト」で病歴、手術歴、全身状態をつかむ

一般病棟、救急室からの入室時

入室時のチェックリストの一例。現病歴や既往症、服用している薬などを確実に把握する。

項目	キーワード、具体例
基礎的な入室前情報	
年齢・性別、身長・体重	
ICUに入室の理由	□どの臓器不全があるか （□中枢神経　□呼吸　□循環　□腎　□肝　□血液凝固）
主訴	
現病歴	
既往歴	□心　□肺　□腎　□肝　□糖尿病　□中枢神経（簡単な評価を記載）
内服薬	□抗けいれん薬　□精神神経系薬　□気管支拡張薬　□循環器系薬 □利尿薬　□ステロイド　□内分泌系薬　□抗腫瘍薬 □抗凝固薬など　□抗血小板薬（服薬コンプライアンスに注意）
アレルギー歴	
生活歴	□喫煙　□飲酒　□アルコール離脱の可能性　□その他薬剤・嗜好品
社会歴	□職業　□生活環境　□ペット　□周囲に病人は　□旅行・外出 □食事　□家族との関係　□主治医の病状説明の内容 □患者・家族の理解度　□患者・家族の希望 □終末期医療に対する事前の考え
病前の神経・精神状態	□意識　□高次機能　□神経学的欠損　□病識　□性格　□慢性痛 □せん妄リスク
病前の身体機能状態	□駅の階段　□買い物　□平地歩行1km　□家事　□トイレ　□食事
主治医（前医）の評価と方針	
主治医（前医）の患者評価	□病態が悪化した原因
主治医（前医）の希望、予定	□原疾患の経過の見通し　□治療予定

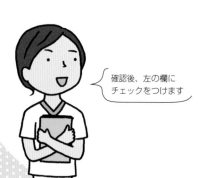

確認後、左の欄にチェックをつけます

▶ **見落としを防ぐために、チーム全員でリストを活用**

　患者の入室時に把握すべき事項は、多岐に及びます。持ち合わせの知識で確認を進めると、必ずもれが起きるため、下表のようなチェックリストを使用。医師とともに、現病歴の経過や背景要因を確実に把握していきます。

項目	キーワード、具体例
それまでの治療に関する情報	
気道	□換気・挿管困難の有無　□有害事象の有無[誤嚥、低酸素]
ルート	□何をいつどこに　□点滴の落ち具合　□写真確認の有無
イン：	□輸液量（晶質液、膠質液）　□輸血量（種類、単位）
アウト：	□尿量　□出血量　□ドレーン　□胃管
バランス	
検査データ	□ヘモグロビン　□動脈血ガス　□電解質　□血糖
持続静注薬の種類と速度	□鎮静薬　□鎮痛薬　□昇圧薬　□強心薬　□血管拡張薬
その他の使用薬剤	□中枢神経系薬　□気管支拡張薬　□循環系薬　□利尿薬 □ステロイド　□凝固・止血薬　□他
感染、抗菌薬	□抗菌薬処方　□培養提出の有無とタイミング　□特殊検査提出の有無
入院前の臓器系統別評価	
中枢神経	□意識レベル　□せん妄　□瞳孔所見　□麻痺　□疼痛
呼吸	□血ガス所見の評価　□換気障害の有無と種類（閉塞性、拘束性）
循環	□血圧　□脈拍　□リズム　□不整脈　□ST-T変化　□血管内容量 □末梢血管抵抗　□心収縮力　□心拍出量（尿量、乳酸など）
腎・泌尿器	□尿量　□尿の外観　□電解質異常
消化器	□胃管排液の性状と量
内分泌・代謝	□血糖の推移　□インスリン使用　□その他の内分泌異常
感染	□感染の有無　□感染臓器　□重症度　□抗菌薬投与歴
血液、凝固	□貧血　□凝固異常
その他	□DVT予防　□皮膚損傷　□他

術後入室患者では、以下の情報も共有

項目	チェックポイント
術後管理に不可欠な術前情報	
狭いところ、詰まるものはないか	□グラフト血管　□冠動脈　□脳動脈　□末梢動脈　□DVT　□腸管
破れるもの、裂けるものはないか	□縫合部位　□動脈瘤　□動脈解離　□ブラ
手術に関する情報	
術中の特記所見	□腫瘍の進展　□汚染　□出血量・部位　□培養提出の有無
予定と実際の違い	□つなげなかったバイパス　□完全に止められなかった逆流 □とりきれなかった腫瘍　□二期的手術
創の状態	□開放創　□減張縫合　□開放創　□陰圧閉鎖療法[VAC] □ガーゼパッキングなど
ドレーンの種類と位置	□位置　□性状
執刀医としての希望、予定	□血圧管理　□体位　□安静度　□消化管の使用 □再開創・洗浄・創の閉鎖

Ⅳ 命にかかわる「呼吸」「循環」を 最優先でモニタリング

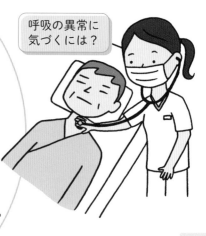

Part 1

呼吸のモニタリングとケア

「気道」「酸素化」「換気」の、
3つの視点でチェック

呼吸の異常に
気づくには？

酸素療法や人工呼吸器の
適応、管理法は？

多くの患者が人工呼吸器を使用し、なかにはECMOを使用する患者もいる。
苦手意識をもつ人の多い領域だが、基本の呼吸生理、フィジカルアセスメントの理解ができれば、急変のサインに気づいて落ち着いて対処できる。

⇒P17〜

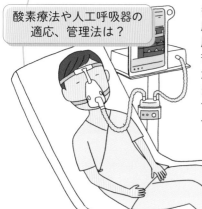

Part 2

循環のモニタリングとケア

MAP（平均動脈圧）や
身体所見でアセスメント

血圧の評価の
しかたは？

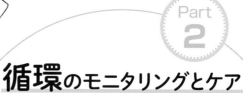

モニターに写るMAPの数値や波形、心拍出量などから、循環血液量に問題がないかをモニタリング。手足の冷感など、ここでも基本のフィジカルアセスメントが重要。ショック時に使う輸液やカテコラミンも覚えておこう。

⇒P79〜

輸液やカテコラミンの
使いかたは？

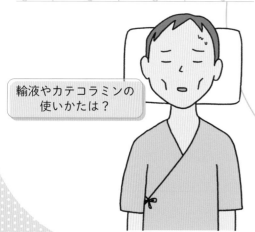

補助循環の
しくみとケアは？

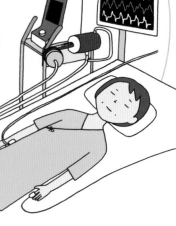

▶学ぶことが多くてパニック……そんなときは「呼吸」「循環」を！

　ICUの最大の目的は、死につながる危険な臓器障害を防ぎ、改善すること。そのためには、呼吸と循環の治療、モニタリング、ケアが不可欠です。目の前の患者の体で、いま何が起きているかを理解できるよう、呼吸と循環の基本から学んでいきましょう。

学んで実践、をくり返すうちにICUの魅力がわかるよ！

Part 3

臓器別のモニタリングとケア

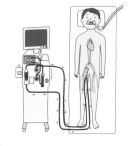
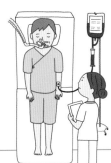

呼吸・循環以外も、「脳神経系」「腎・泌尿器」「消化器・栄養」と順にチェック

全身状態が不安定な患者ばかりだから、臓器系統別の評価は欠かせない。基本のアセスメントとケアから始め、CRRTなどの専門的な機器・治療法についても理解していこう。

⇒P135～

Part 4

ICUに多いプロブレムと初期対応

危険な敗血症や呼吸不全。
気づいたらどう動く⁉

新人にとってもっとも不安な急変、命にかかわる敗血症などの発症、嘔吐・下痢などのよくある異常で、どんな初期対応とアセスメントが必要かを身につけよう。

⇒P173～

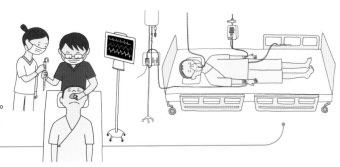

Part 5

PICSを防ぐ！　ICU滞在中の生活ケア

せん妄予防に努め、
退室後の後遺症を防ぐ

重症病態だからと、検査値や機器ばかり見ていてはダメ。つらい状況だからこそ、生活の維持、「快」の提供がより重要。PICS（集中治療後症候群）の予防に努める。

⇒P211～

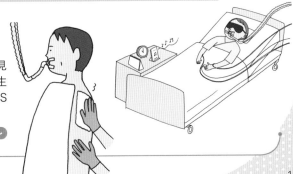

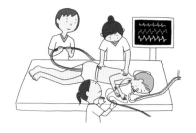

これならわかる！ **ICU看護の基本**

INDEX

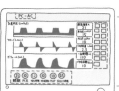

PART 2
リアルタイムの数値から、体内での変化を読みとる
循環のモニタリングとケア……79

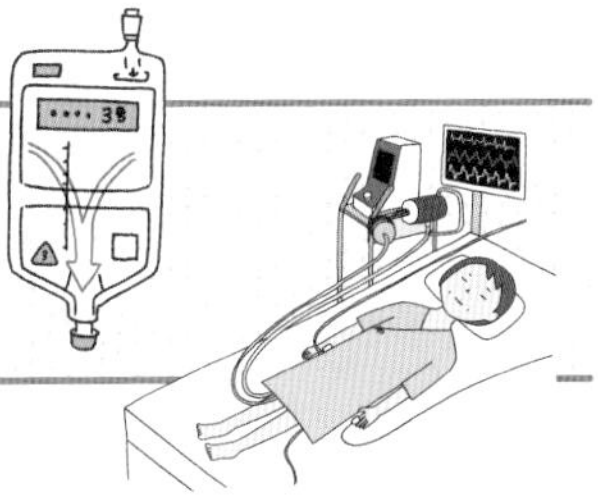

PART 3

血液検査の結果も含め、全身状態をモニタリング

臓器別のモニタリングとケア ･･････135

PART 5

"回復したら終わり"じゃない。退院後まで見据えたケアを

ICU滞在中の生活ケア ・・・・・ 211

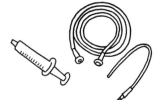

PART 1

人工呼吸器もECMOも、呼吸生理がわかれば安心

呼吸のモニタリングとケア

ICUに入室する患者の多くは、人工呼吸器での呼吸補助が必要な状態です。

呼吸機能悪化などのサインにいち早く気づき、対処するためにも、

呼吸生理と数値の見かた、フィジカルアセスメントを確実に身につけましょう。

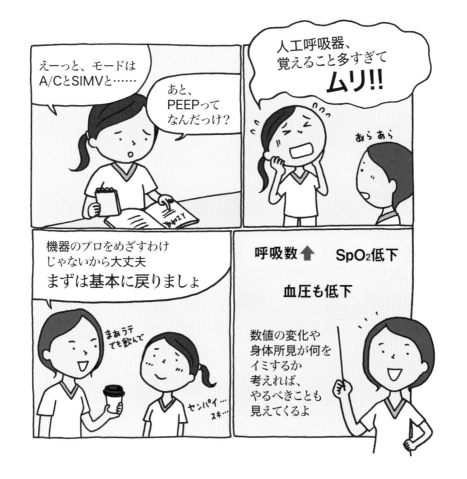

呼吸の目的は、酸素のとりこみと 二酸化炭素の吐き出し

まずは呼吸生理のおさらいから。「呼吸生理はむずかしいし面倒」と思う人もいるかもしれませんが、呼吸生理と目の前の患者の状態が結びつくようになると、ICU看護がより楽しくなります。

気道を経由して、肺でガス交換がおこなわれる

鼻腔〜肺胞までが「呼吸器」で、鼻腔〜細気管支までを「気道」という。

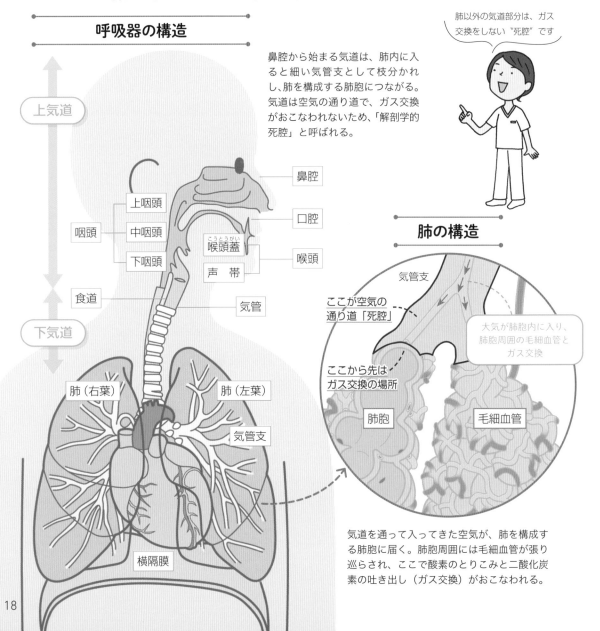

呼吸器の構造

上気道

鼻腔から始まる気道は、肺内に入ると細い気管支として枝分かれし、肺を構成する肺胞につながる。気道は空気の通り道で、ガス交換がおこなわれないため、「解剖学的死腔」と呼ばれる。

肺以外の気道部分は、ガス交換をしない"死腔"です

鼻腔

上咽頭
咽頭　中咽頭
下咽頭

口腔

喉頭蓋（こうとうがい）
声帯

喉頭

食道

気管

下気道

肺（右葉）　　　肺（左葉）

気管支

横隔膜

肺の構造

気管支

ここが空気の通り道「死腔」

ここから先はガス交換の場所

大気が肺胞内に入り、肺胞周囲の毛細血管とガス交換

肺胞　　　毛細血管

気道を通って入ってきた空気が、肺を構成する肺胞に届く。肺胞周囲には毛細血管が張り巡らされ、ここで酸素のとりこみと二酸化炭素の吐き出し（ガス交換）がおこなわれる。

∷まずは、呼吸生理の基本をおさらい

呼吸の異常に対し、原因を考えて適切に対処するために、まずは呼吸生理のおさらいから。

全身の細胞は、代謝のために、つねに酸素を必要としています。**そこで酸素豊富な空気を鼻腔からとりこみ、同時に、代謝で生じた二酸化炭素が蓄積しないよう、体外に吐き出す必要があります。**これが、呼吸の最大の目的である「ガス交換」です。

∷自発呼吸は陰圧、人工呼吸は陽圧でなりたつ

絶え間ない呼吸を可能にするのが、**横隔膜による「呼吸運動」。横隔膜が収縮すると胸腔が拡がり、胸腔内が陰圧になります。**これにより肺がふくらみ、大気がとりこまれます。一方、呼吸に異常のある患者では、横隔膜が十分働いていても、換気と酸素化が十分ではありません。**そこで人工呼吸器で陽圧をかけて、物理的に肺を押し拡げることで、換気をおこないます。**

陰圧で肺がふくらみ、空気が肺にとりこまれる

意識せずとも呼吸ができるのは、横隔膜の呼吸運動による。肋骨間の外肋間筋、内肋間筋も収縮と弛緩をくり返し、この運動をサポート。

吸気時

N₂(窒素) 79%
O₂(酸素) 20.9%
CO₂(二酸化炭素) 0.04%

呼気時

N₂(窒素) 79%
O₂(酸素) 16.4%
CO₂(二酸化炭素) 4.1%

陰圧で横隔膜が下がり、空気が入ってくる

横隔膜が弛緩して、胸腔内圧がもとに戻る

大気中の酸素をとりこみ、動脈血経由で全身に送る

横隔膜が収縮して胸腔内が拡がると、胸腔内が陰圧になり、「吸気」が起こる。
とりこまれた酸素は、肺胞周囲の毛細血管に移行し、動脈にのって全身に送られる。

静脈血経由で戻ってきた二酸化炭素を吐き出す

全身に送られた酸素は、代謝に使われる。このとき生じた二酸化炭素は、静脈血にのって肺に戻り、肺胞周囲の毛細血管から肺胞内に移行する。
これを吐き出すのが呼気で、横隔膜が弛緩して胸腔が狭くなり、肺が縮むことで起こる。

ガス交換の指標は？

$$V_E（分時換気量）$$
$$= V_T（1回換気量）×RR（呼吸回数）$$

吸気－呼気の繰り返しによる換気量は、1回換気量に呼吸回数をかけた「分時換気量」で算出する。ただしガス交換に換与するのは、肺胞に届いた換気量（死腔を除いた換気量）。この数値は、人工呼吸器管理で重要となる（→P23）。

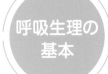

PaO₂とSaO₂、SpO₂の違いを理解する

PaO_2とSaO_2、SpO_2の違いを理解する

肺胞内に入った酸素は毛細血管中に移行し、全身の細胞に送られます。「PaO_2」などの指標で、血中の酸素を調べると、酸素が十分にとりこまれ、全身の組織に届いているかがわかります。

酸素は血液中のHbにのって、組織に運ばれる

肺に入った酸素が血液中に移行する「拡散」のしくみと、その後の流れを見てみよう。

肺胞から血管への酸素の移動

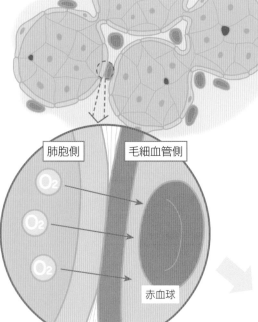

肺胞は上皮細胞というごく薄い細胞でできている。肺胞周囲や、肺胞と肺胞のあいだには、多くの毛細血管が走る。

肺胞側　毛細血管側

O_2
O_2
O_2

赤血球

肺胞と毛細血管のあいだには、ごく薄い基底膜がある。酸素や二酸化炭素はここを通過し、肺胞-毛細血管間を移動する。
これを拡散という。

血液中の酸素運搬

酸素は水に溶けにくいため、赤血球中のヘモグロビン（Hb）の一部である「ヘム鉄」と結合し、血液中に存在。1つのヘモグロビンに、最大4つの酸素分子が結合。

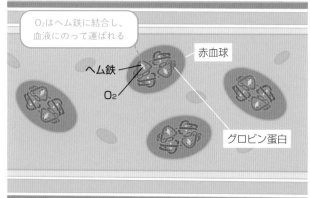

O_2はヘム鉄に結合し、血液にのって運ばれる

赤血球
ヘム鉄
O_2
グロビン蛋白

酸素が全身の細胞に届く

酸素が全身の組織に運ばれ、細胞の代謝に使われる。不要な二酸化炭素も細胞から回収され、血液にのって、心臓経由で肺に戻る。

PaO₂やSpO₂が、酸素供給量の指標となる

酸素をどのくらいとりこめているかの指標が「PO₂（酸素分圧）」。どこでどう測るかで数値が異なる。

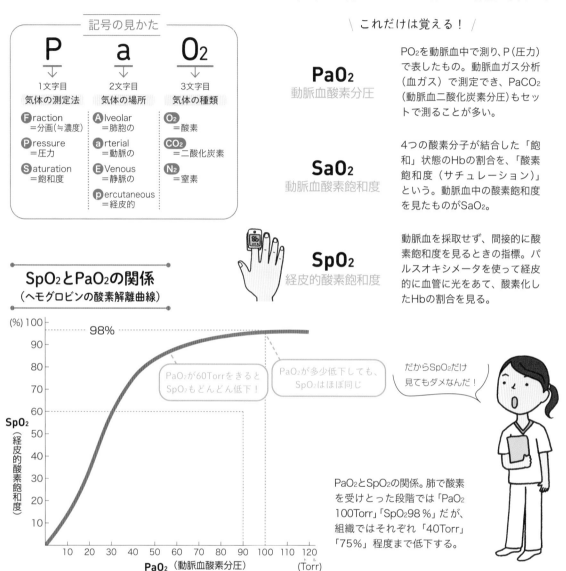

記号の見かた

P	a	O₂
↓	↓	↓
1文字目	2文字目	3文字目
気体の測定法	気体の場所	気体の種類
Fraction ＝分画（≒濃度）	**A**lveolar ＝肺胞の	**O₂** ＝酸素
Pressure ＝圧力	**a**rterial ＝動脈の	**CO₂** ＝二酸化炭素
Saturation ＝飽和度	**V**enous ＝静脈の	**N₂** ＝窒素
	percutaneous ＝経皮的	

＼これだけは覚える！／

PaO₂
動脈血酸素分圧

PO₂を動脈血中で測り、P（圧力）で表したもの。動脈血ガス分析（血ガス）で測定でき、PaCO₂（動脈血二酸化炭素分圧）もセットで測ることが多い。

SaO₂
動脈血酸素飽和度

4つの酸素分子が結合した「飽和」状態のHbの割合を、「酸素飽和度（サチュレーション）」という。動脈血中の酸素飽和度を見たものがSaO₂。

SpO₂
経皮的酸素飽和度

動脈血を採取せず、間接的に酸素飽和度を見るときの指標。パルスオキシメータを使って経皮的に血管に光をあて、酸素化したHbの割合を見る。

SpO₂とPaO₂の関係
（ヘモグロビンの酸素解離曲線）

PaO₂が60TorrをきるとSpO₂もどんどん低下！

PaO₂が多少低下しても、SpO₂はほぼ同じ

だからSpO₂だけ見てもダメなんだ！

PaO₂とSpO₂の関係。肺で酸素を受けとった段階では「PaO₂ 100Torr」「SpO₂ 98％」だが、組織ではそれぞれ「40Torr」「75％」程度まで低下する。

（縦軸）SpO₂（経皮的酸素飽和度）(%) 10〜100、98%
（横軸）PaO₂（動脈血酸素分圧）10〜120 (Torr)

⁂ 酸素供給量は「Hb」「SaO₂」「CO」で決まる

酸素が不足すると、全身の臓器が傷害され、生命が脅かされます。そのためICUでは、肺にとりこまれた酸素の量だけでなく、「全身の酸素消費量に見合った酸素供給量があるか」が重要です。**酸素供給量は、「Hb（ヘモグロビン）量」「SaO₂（動脈血酸素飽和度）」「CO（心拍出量）」の3つで決まります。**酸素化されたヘモグロビンが心臓から送り出され、血流にのって、組織に運ばれます。

⁂ SpO₂だけ見ていては、手遅れになることも

酸素が十分かを見るとき、一般病棟であれば、パルスオキシメータで簡便に測れるSpO₂を指標とします。しかしSpO₂には落とし穴があります。**上図の酸素解離曲線がS字カーブを描いているので、PaO₂が60Torr程度までは、SpO₂が比較的高く保たれてしまうのです。**

ICUでは酸素投与や人工呼吸で、PaO₂やSpO₂が人為的に高く維持されてしまいがち。酸素投与量にも気を配りましょう（→P22）。

PaO₂が悪くなる場合と、PaCO₂が悪くなる場合がある

呼吸状態がよくない場合、PaO₂が悪いのか、PaCO₂が悪いのかを、まず考えます。
PaO₂が低下しているなら「肺の酸素化」に、PaCO₂が上昇しているなら「換気」に問題があります。

動脈血の酸素化が不十分な「低酸素血症」では、PaO₂≦60に

低酸素症との
違いに注意！

空気呼吸でPaO₂60Torr以下なら低酸素血症。組織の酸素不足「低酸素症」との違いに注意して。

低酸素血症の基準（空気呼吸時）

PaO₂（動脈血酸素分圧）≦60Torr　または　SpO₂（経皮的酸素飽和度）≦90%

肺の酸素化能の評価には、P/F比が重要

P/F比＝PaO₂/FᵢO₂
正常値は300以上

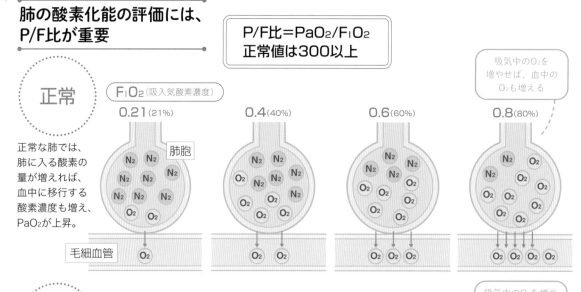

正常

正常な肺では、
肺に入る酸素の
量が増えれば、
血中に移行する
酸素濃度も増え、
PaO₂が上昇。

FᵢO₂（吸入気酸素濃度）

0.21（21%）　　0.4（40%）　　0.6（60%）　　0.8（80%）

吸気中のO₂を
増やせば、血中の
O₂も増える

肺胞

毛細血管

肺の
異常

肺に異常がある
と、酸素療法な
どで酸素濃度を
高めても血中に
移行せず、PaO₂
は低いまま。

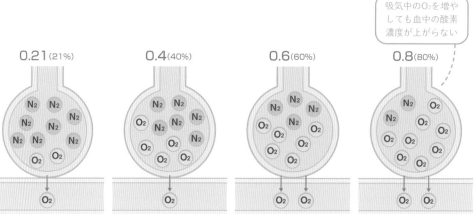

0.21（21%）　　0.4（40%）　　0.6（60%）　　0.8（80%）

吸気中のO₂を増や
しても血中の酸素
濃度が上がらない

∷PaO₂やSpO₂低下時は、P/F比をチェック

ICUでは、人工呼吸器を使用している患者が大半です。SpO₂だけでなく、ときにPaO₂、PaCO₂の評価も必要です。動脈血の酸素化、すなわちPaO₂が低下しているときは、肺の酸素化に問題があると考え、P/F比を確かめましょう。吸入気酸素濃度（F₁O₂）と、血中に移行した酸素（PaO₂）の割合を見るもので、正常値は300以上。これを下回るときは、酸素化に異常があると考えます。人工呼吸器使用例では、F₁O₂の設定値をモニターで確認するとすぐわかります。

∷換気に問題があれば、PaCO₂も異常値に

一方のPaCO₂が異常なら、換気不十分と判断。PaCO₂は、VA（肺胞換気量）とVCO₂（CO₂産生量）の割合で決まります。上昇時はこの規定因子のどれかに異常があるはずです。

肺胞換気量は、「1回換気量」「死腔量」「呼吸回数」で決まります。1回換気量や呼吸回数が減れば、PaCO₂はそれだけ上昇。死腔量が増えても肺胞換気量が減少し、PaCO₂が上昇します。敗血症その他の病態でVCO₂が増えたときも、それに比例してPaCO₂が上昇します。

換気不十分なときは、「高二酸化炭素血症」に陥る

換気の異常で、血中にCO_2が貯留増加。$PaCO_2 > 45$Torrなら高二酸化炭素血症。

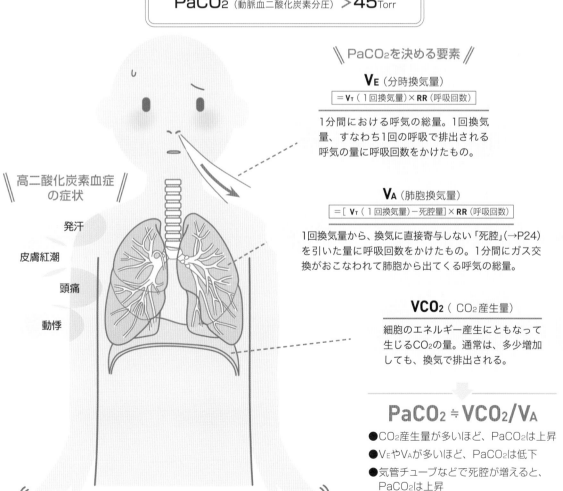

高二酸化炭素血症の基準
$PaCO_2$（動脈血二酸化炭素分圧）> 45Torr

╲╲ PaCO₂を決める要素 ╱╱

V$_E$（分時換気量）
$= V_T$（1回換気量）$× RR$（呼吸回数）

1分間における呼気の総量。1回換気量、すなわち1回の呼吸で排出される呼気の量に呼吸回数をかけたもの。

V$_A$（肺胞換気量）
$= [V_T$（1回換気量）$-$死腔量$] × RR$（呼吸回数）

1回換気量から、換気に直接寄与しない「死腔」（→P24）を引いた量に呼吸回数をかけたもの。1分間にガス交換がおこなわれて肺胞から出てくる呼気の総量。

VCO₂（CO₂産生量）

細胞のエネルギー産生にともなって生じるCO_2の量。通常は、多少増加しても、換気で排出される。

╲╲ 高二酸化炭素血症の症状 ╱╱

発汗
皮膚紅潮
頭痛
動悸

$$PaCO_2 ≒ VCO_2 / V_A$$

● CO_2産生量が多いほど、PaCO₂は上昇
● V$_E$やV$_A$が多いほど、PaCO₂は低下
● 気管チューブなどで死腔が増えると、PaCO₂は上昇

低酸素血症の原因は4つ。とくにV/Qミスマッチが多い

PaO$_2$が悪くなる「低酸素血症」の原因をくわしく見ていきましょう。原因は4つに大別され、ICUで多いのは、ARDS（急性呼吸窮迫症候群）などによる「V/Qミスマッチ（換気血流ミスマッチ）」です。

原因疾患によって、4パターンに分けられる

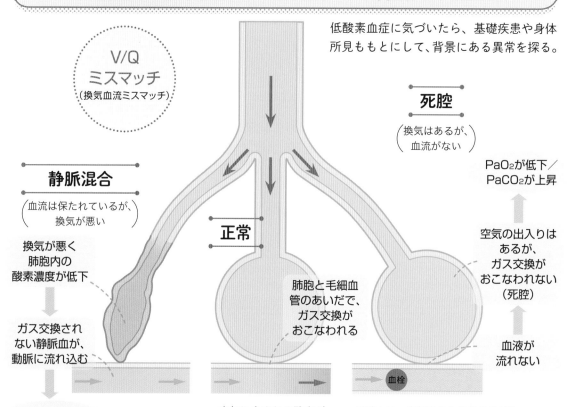

低酸素血症に気づいたら、基礎疾患や身体所見ももとにして、背景にある異常を探る。

V/Q ミスマッチ
（換気血流ミスマッチ）

死腔
（換気はあるが、
血流がない）

PaO$_2$が低下／
PaCO$_2$が上昇

静脈混合
（血流は保たれているが、
換気が悪い）

正常

空気の出入りは
あるが、
ガス交換が
おこなわれない
（死腔）

換気が悪く
肺胞内の
酸素濃度が低下

肺胞と毛細血
管のあいだで、
ガス交換が
おこなわれる

ガス交換され
ない静脈血が、
動脈に流れ込む

血液が
流れない

血栓

PaO$_2$ （動脈血酸素分圧）
が低下

空気に含まれる酸素が、肺胞をとりまく毛細血管内に移行。毛細血管中の二酸化炭素は、肺胞に排出され、体の外へ。これが正常なガス交換。

死腔とは、空気の出入りはあるが血流がなく、ガス交換がされない領域。正常でも鼻腔から気管支までは死腔。しかし肺内で毛細血管の血流が血栓などで途絶えると、正常なガス交換ができない領域が増える。

肺に病変があるとガス交換が適切におこなわれず、酸素を十分に含まない血液が動脈に流れ込む。

V/Q比の考えかた
（V＝ventilation 換気／Q＝perfusion 肺血液量）

1　　正常
1<　静脈混合（肺胞の異常でPaO$_2$低下）
1>　死腔（血流不足でPaO$_2$低下）

V/Qミスマッチが起こる病態

- 肺炎
- ARDS（急性呼吸窮迫症候群）
- 気管支喘息
- COPD
- 肺水腫
- 肺血栓塞栓症
- 心不全
- ショック

☷換気と血流、どちらかが不十分になる

PaO_2が低下する低酸素血症の原因は、おもに4つあります。

1つめがV/Qミスマッチ（換気血流ミスマッチ）。ICUではもっとも多いパターンで、「血流は十分だが換気不十分な領域」「換気は十分だが血流は不十分な領域」が、多く入り混じっています。その結果、ガス交換の効率が悪くなります。肺炎やARDS（急性呼吸窮迫症候群）、肺水腫、COPD、肺血栓塞栓症など、肺胞や肺血管に異常をきたすすべての病態で起こります。

☷疾患によっては、シャントなどの可能性も

V/Qミスマッチ以外の原因もあります。静脈血が動脈に多く流れ込む病態として、たとえば大きな無気肺があげられます。無気肺などの発症例では、「シャント」が原因で低酸素血症に陥る可能性があります。人工呼吸器での管理中はとくに背側に無気肺を生じやすく、シャントの原因に。間質性肺炎では、局所的に見ると、肺の線維化で間質がびまん性に分厚くなって起こる「拡散障害」が起きています。肺胞と血液間での酸素の受け渡しが遅くなった状態です。

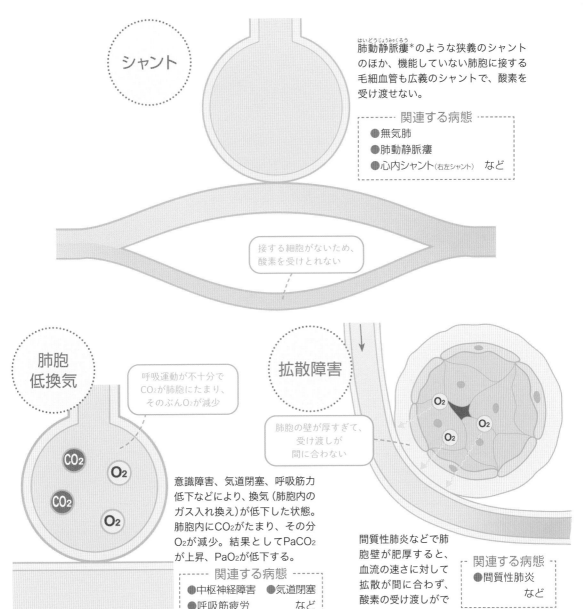

シャント

肺動静脈瘻*（はいどうじょうみゃくろう）のような狭義のシャントのほか、機能していない肺に接する毛細血管も広義のシャントで、酸素を受け渡せない。

関連する病態
- 無気肺
- 肺動静脈瘻
- 心内シャント（右左シャント）　など

接する細胞がないため、酸素を受けとれない

肺胞低換気

呼吸運動が不十分でCO_2が肺胞にたまり、そのぶんO_2が減少

意識障害、気道閉塞、呼吸筋力低下などにより、換気（肺胞内のガス入れ換え）が低下した状態。肺胞内にCO_2がたまり、その分O_2が減少。結果として$PaCO_2$が上昇、PaO_2が低下する。

関連する病態
- 中枢神経障害　● 気道閉塞
- 呼吸筋疲労　　　など

拡散障害

肺胞の壁が厚すぎて、受け渡しが間に合わない

間質性肺炎などで肺胞壁が肥厚すると、血流の速さに対して拡散が間に合わず、酸素の受け渡しができなくなる。

関連する病態
- 間質性肺炎
　など

＊肺動静脈瘻：肺動脈と肺静脈が直接つながっている病気。先天性のほか、二次性での発症もある。ガス交換がおこなわれないまま、動脈血と静脈血が混ざってしまう。

呼吸生理の基本

呼吸不全のパターンは、3つの視点で考える

空気呼吸で$PaO_2 \leqq 60Torr$なら低酸素血症、$PaCO_2 > 45Torr$なら高二酸化炭素血症。呼吸不全には、これらガス交換の異常のほか、気道の異常も含まれます。これらの組み合わせで計7つのパターンに分けられます。

3つの視点で、呼吸不全のパターンをチェック

「気道」「酸素化」「換気」の3要素で分類すると、呼吸不全は全部で7パターンとなる。

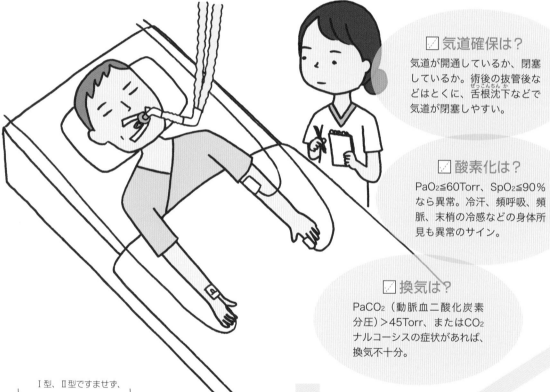

☑ 気道確保は？
気道が開通しているか、閉塞しているか。術後の抜管後などはとくに、舌根沈下(ぜっこんちんか)などで気道が閉塞しやすい。

☑ 酸素化は？
$PaO_2 \leqq 60Torr$、$SpO_2 \leqq 90\%$なら異常。冷汗、頻呼吸、頻脈、末梢の冷感などの身体所見も異常のサイン。

☑ 換気は？
$PaCO_2$（動脈血二酸化炭素分圧）$> 45Torr$、またはCO_2ナルコーシスの症状があれば、換気不十分。

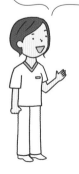

Ⅰ型、Ⅱ型ですますせず、何が起きているかよく見ましょう！

	不要	必要
気道確保は？		
酸素化は？	よい	悪い
換気は？	よい	悪い

「気道」「酸素化」「換気」3つの組み合わせで、計7パターンに分類できる。

「気道」「酸素化」「換気」の視点で評価する

呼吸不全は一般に、低酸素血症のみの場合（Ⅰ型呼吸不全）、高二酸化炭素血症もともなう場合（Ⅱ型呼吸不全）に大別されます。「Ⅰ型なら酸素を投与」「Ⅱ型なら人工呼吸器で換気を補助」と考える人が多いのではないでしょうか。

対処として間違いではありませんが、並行して原因を探ることが大事です。呼吸の異常は、数値と身体所見を見て、「気道確保」「酸素化」「換気」の3つの視点で捉えましょう。どこに問題があるかで、左下の表のように、計7パターンに分類されます。

低酸素症の可能性も、念頭に置いて

低酸素血症と似た用語に「低酸素症」があり、組織への酸素血流不足を意味します。**酸素供給は「動脈血酸素飽和度」「ヘモグロビン濃度」「心拍出量」で決まるので（→P21）、低酸素血症、心拍出量低下、貧血などが低酸素症の原因となります。** しばしば起こる身体所見が、手足の冷感、チアノーゼ、冷汗、CRT（→P89）延長、尿量の減少です。血清乳酸値も上昇します。低酸素血症が低酸素症を起こしていないかの確認が重要で、PaO_2やSpO_2の低下、$PaCO_2$の上昇に気づいたら、これらの徴候を必ず確認します。

呼吸不全の代表的な例

例1 気道確保に問題がある

頭蓋内出血などの脳外科疾患で意識障害がある場合。自発呼吸努力もあるが、舌根沈下が認められ、痰の喀出もできない。また、意識が保たれていても筋力が落ち、排痰がむずかしい場合もある。このようなときは気管挿管（→P52）が必要。ショックで低酸素症をきたしている場合も、早めの挿管で気道を確保し、心停止にあらかじめ備えておく。

例2 換気 気道確保に問題がある

脳の疾患、脳幹の損傷などの場合。酸素化は悪くないが、自発呼吸が十分でない。このようなときは気道確保とともに、IPPV（侵襲的陽圧換気 →P52）での調節換気が必要となる。

例3 酸素化に問題がある

意識清明で気道反射が保たれ、自分で気道確保でき、換気も保たれているときは、高流量鼻カニューラ（HFNC →P40）での酸素療法、NPPV（非侵襲的陽圧換気 →P44）などの非侵襲的方法が可能かを検討。

例4 酸素化 換気に問題がある

非侵襲的な方法（→例3）で酸素化は維持できるが、$PaCO_2$上昇、分時換気量低下などの徴候がある場合には、補助換気が必要になる。

例5 酸素化が非常に悪く、気道確保が必要

非侵襲的方法（→例3）による酸素化の改善効果には限界がある。気管挿管をおこない、確実なPEEP（呼気終末陽圧 →P58）が必要だが、換気は十分という場合がこれに該当する。

例6 酸素化 換気ともに悪く、気道確保が必要

非侵襲的な方法（→例4）では酸素化、換気が維持できない場合、深い鎮静が必要な場合などがこれに該当する。PEEPをかけるとともに調節換気が必要となる。

＼症状も必ずチェック／

低酸素血症の症状

意識の変化、不穏　頻呼吸　頻脈
血圧上昇（初期）　チアノーゼ
発汗　末梢の冷感　など

高二酸化炭素血症の症状

皮膚紅潮　発汗
頭痛　動悸　など

数値だけで判断しないように！

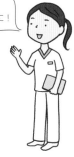

27

異常に気づいたら、呼びかけで意識と呼吸を確かめる

ICUでの呼吸のアセスメントは、一刻を争います。聴診器で音を聞くなど、一つひとつアセスメントしているうちに、手遅れになることも。まずは呼びかけへの反応で、迅速な評価をおこないます。

「何かおかしい!」と思ったら、まず呼びかける

急変に気づいたときは、一次救命処置（BLS）と同様、まず呼びかけて反応を見る。

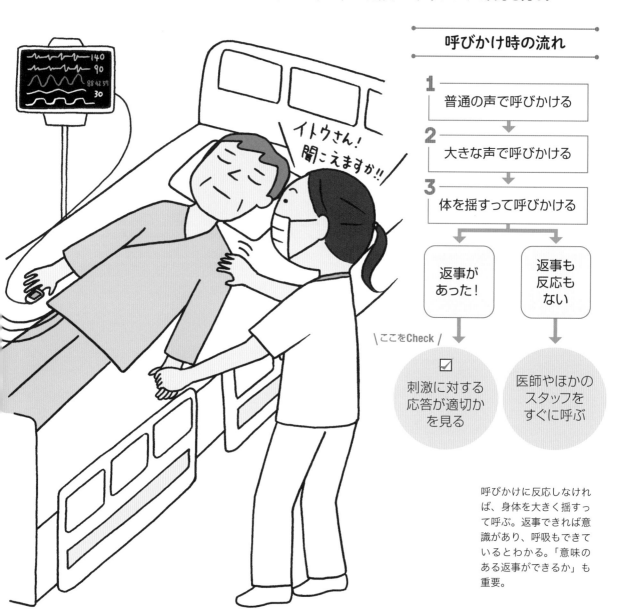

イトウさん!
聞こえますか!!

呼びかけ時の流れ

1 普通の声で呼びかける

2 大きな声で呼びかける

3 体を揺すって呼びかける

返事があった! / 返事も反応もない

＼ ここをCheck ／

☑ 刺激に対する応答が適切かを見る

医師やほかのスタッフをすぐに呼ぶ

呼びかけに反応しなければ、身体を大きく揺すって呼ぶ。返事できれば意識があり、呼吸もできているとわかる。「意味のある返事ができるか」も重要。

∵詳細なアセスメントの前に、まず迅速評価

ICUの患者は、全身状態が不安定。いつ急変してもおかしくないケースがほとんどです。術後管理で予定入室する患者も多くいますが、抜管後などはとくに、意識と呼吸の急変が懸念されます。

そのため呼吸のアセスメントでは、「意識があるか」「息をしているか」をまず確認します。**呼びかけに対し、声を出して返事ができれば、意識も呼吸もあり、気道が開通しているとわかります。**

気管挿管下で人工呼吸をしている場合は、声が出せないので、「目を開けてください」と指示したり、筆談で反応を見ます。

∵ABCの異常発見には、見た目が重要

呼びかけに反応して発語できるかは、救命の「ABC」の「A（気道）」にあたります。

ここで反応できなかったり、反応が不十分なら、周囲に応援を要請。気道を確保し、さらに「B（呼吸）」「C（循環）」も順に見ていきます。吸気時に胸部がへこみ、腹部だけふくらむ「シーソー呼吸」（→P30）も、気道閉塞・狭窄が起きているサインです。**呼吸や循環は、聴診などによる詳細な評価も重要ですが、見た目でわかる異常を見逃さないようにしましょう。**

循環では、皮膚の色、額の汗などが緊急のサインです。こうした異常から緊急性を判断し、初期対応を進めます。

会話が十分できないときは、「ABC」を順に見る

医師やほかの看護師を呼び、ABCを迅速に評価して対処する。

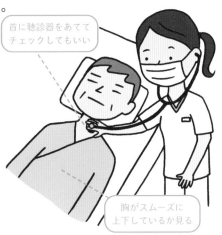

首に聴診器をあててチェックしてもいい

胸がスムーズに上下しているか見る

A irway 気道

気道が開通していて呼吸できているかをチェック

声を出して返事できれば、気道は開通している。気道閉塞なら、大至急応援を要請しつつ、下顎挙上法で気道を確保。バッグバルブマスクなどで酸素を供給し、医師の気管挿管を介助する（→P52）。ICUでは痰詰まりが比較的多いので、まず吸引してみたほうがよいことも。

B reathing 呼吸

呼吸数、呼吸パターンが大事。シーソー呼吸などを見逃さない！

徐呼吸（呼吸数10回/分以下）、頻呼吸（呼吸数25回/分以上）に陥っていないか、呼吸リズムの異常がないかをチェック。呼吸パターンでは、シーソー呼吸をはじめとする努力呼吸や、胸の動きの左右差に注意。会話の長さも、呼吸困難（息切れ）の判断基準に。ひと言話すのがやっとなのか、文単位で話せるかなどを見ておく。

詳細はP30〜

C irculation 循環

血圧や脈拍数はもちろん、額の汗など、見てわかる異常も大事

まずはパッと見で、顔面蒼白、チアノーゼ、冷汗などの有無を確認。異常があればすぐ応援を要請する。
同時に血圧や脈拍数も確かめる。脈拍数50回/分以下なら「徐脈」、100回/分以上は「頻脈」。モニター心電図で、不整脈とSTの変化の有無も見る。異常がありそうなら12誘導心電図で測定を（→P98）。

視診で呼吸数などをチェック。バイタルサインも重要

呼吸のアセスメントといえば、真っ先に聴診を思い浮かべる人も多いのでは？ でも、機器の作動音、アラーム音がいつも鳴っているICUで、正確な聴診は困難。いちばん頼りになるのは「視診」です。

見た目の異常は大事。シーソー呼吸などにも注意

いずれもパッと見でわかる呼吸の異常。これらに異常があれば、PaO_2、$PaCO_2$などを確認。

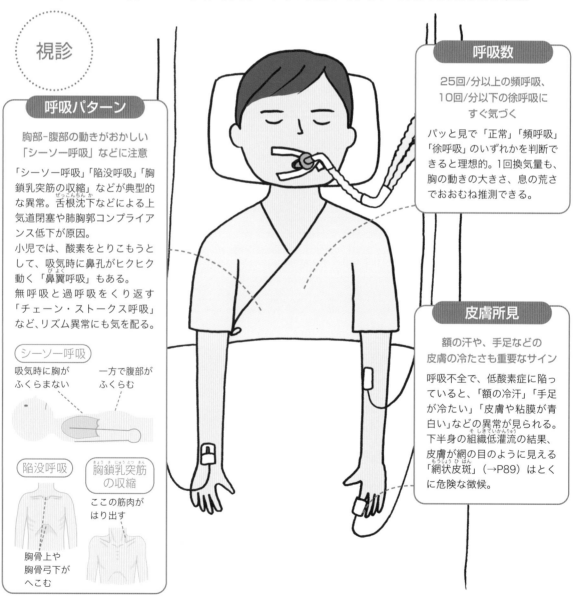

視診

呼吸パターン

胸部-腹部の動きがおかしい「シーソー呼吸」などに注意

「シーソー呼吸」「陥没呼吸」「胸鎖乳突筋の収縮」などが典型的な異常。舌根沈下（ぜっこんちんか）などによる上気道閉塞や肺胸郭コンプライアンス低下が原因。

小児では、酸素をとりこもうとして、吸気時に鼻孔がヒクヒク動く「鼻翼呼吸（びよく）」もある。

無呼吸と過呼吸をくり返す「チェーン・ストークス呼吸」など、リズム異常にも気を配る。

シーソー呼吸
吸気時に胸がふくらまない　一方で腹部がふくらむ

陥没呼吸
胸骨上や胸骨弓下がへこむ

胸鎖乳突筋の収縮（きょうさにゅうとつきん）
ここの筋肉がはり出す

呼吸数

25回/分以上の頻呼吸、10回/分以下の徐呼吸にすぐ気づく

パッと見で「正常」「頻呼吸」「徐呼吸」のいずれかを判断できると理想的。1回換気量も、胸の動きの大きさ、息の荒さでおおむね推測できる。

皮膚所見

額の汗や、手足などの皮膚の冷たさも重要なサイン

呼吸不全で、低酸素症に陥っていると、「額の冷汗」「手足が冷たい」「皮膚や粘膜が青白い」などの異常が見られる。下半身の組織低灌流（そしきていかんりゅう）の結果、皮膚が網の目のように見える「網状皮斑（もうじょうひはん）」（→P89）はとくに危険な徴候。

∷呼吸の異常の多くは、見るだけでもわかる

騒々しいICUで、呼吸音、肺音を的確に聞き分けるのはむずかしいもの。視診に重きを置き、見てわかる異常がないかをまず確認します。

まずは胸腹部を見て、呼吸数を数えながら、動きがおかしくないか確かめましょう。シーソー呼吸（奇異性呼吸）があれば、気道閉塞はないか、肺が重くなっていないかチェックします。皮膚の色が青白くなっていたり、額に冷汗がにじんでいるのも、末梢循環不全を示唆する重要な所見です。

∷呼吸窮迫の徴候にも、早期に気づける

呼吸数の変化も、呼吸音以上に重要な所見です。25回/分以上の頻呼吸で、ハアハアとあえぐように呼吸していたら、「呼吸窮迫」の徴候です。この状態で放置すると、低酸素症や、極度の呼吸筋疲労を起こし、最終的に呼吸が停止しかねません。

バイタルサインを確認し、頻脈や血圧低下などの所見がないかも確認。これらの所見が揃い、皮膚の色の変化などもあれば、ショックを疑ってすぐに初期対応をおこないます（→P94）。

バイタルサイン

呼吸数25回/分以上の「頻呼吸」、脈拍数100回/分以上の「頻脈」なら、呼吸窮迫の徴候。血圧低下、意識障害なども見られたら、ショックを疑って初期対応を。

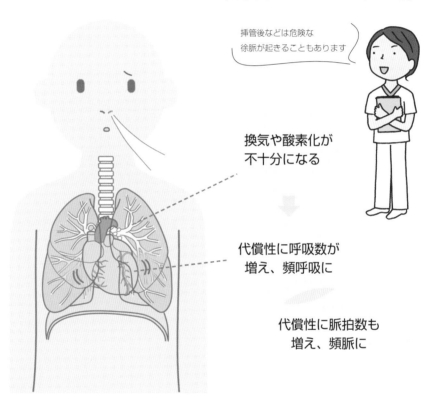

挿管後などは危険な徐脈が起きることもあります

換気や酸素化が不十分になる

代償性に呼吸数が増え、頻呼吸に

代償性に脈拍数も増え、頻脈に

呼吸音

音の性質や大きさだけでなく、左右差も確かめる。とくに緊急時には手ぎわよく聴診し、時間をかけすぎないのがコツ。

呼吸音			原因
呼吸音の減弱		➡	気胸、無気肺、胸水、腫瘍や異物、肥満 など
呼吸音の消失		➡	重症気管支喘息発作、異物による気道閉塞、気胸、無気肺 など
呼吸音の左右差		➡	気胸、無気肺、胸水、肺炎、腫瘍などによる片肺の換気障害 など
副雑音	連続性ラ音	rhonchi（いびき音） ➡	太い気管支の狭窄や痰の貯留 など
		wheeze（笛声音） ➡	気管支喘息による細い気管支の狭窄 など
	断続性ラ音	fine cracle（捻髪音） ➡	間質性肺疾患、肺線維症、肺炎や肺水腫の初期 など
		coarse cracle（水泡音） ➡	心不全や肺水腫、肺炎、気管支拡張症 など

動脈血ガス分析のデータを
最大限活用する

動脈血ガス分析の結果からは、「酸素化」「換気」「酸塩基平衡」の異常の有無がわかります。
数値の見かたを覚えると、呼吸と代謝のどちらの問題が先に起きたかも評価できるようになります。

「酸素化」「換気」「酸塩基平衡」を評価する

血ガスの結果は、pHなどを順に見て判断。呼吸と代謝のどちらに問題があるかなどを見ていく。

I PaO₂、PaCO₂をチェック

PaO₂（動脈血酸素分圧）
正常値は80〜100Torr
動脈血中に溶けている酸素の量。空気呼吸で60Torr以下なら低酸素血症。高すぎるときは酸素投与が過剰と考えられる。

PaCO₂（動脈血二酸化炭素分圧）
正常値は35〜45Torr
動脈血中の二酸化炭素の量で、分時換気量に反比例する。>45Torrなら低換気、<35Torrなら過換気とわかる。

P/F比（PaO₂/FiO₂比）
正常値は300以上
息を吸ってとりこんだ酸素が動脈血にどれだけ移行しているか見る、肺の酸素化能の指標。<300なら酸素化に問題がある。

II pHをチェック

$$pH = \frac{HCO_3^-（代謝性因子）}{PaCO_2（呼吸性因子）} = \frac{腎で産生}{肺で排出}$$

pH<7.4 ← | → PH>7.4

アシデミア
PaCO₂の増加またはHCO₃⁻（重炭酸イオン）の減少でpHが低下し、血液が酸性に傾いた状態。酸性側に傾こうとしている状態は「アシドーシス」という。

アルカレミア
PaCO₂の減少またはHCO₃⁻の増加でpHが上昇し、血液がアルカリ性に傾いた状態。アルカリ性に傾こうとしている状態は「アルカローシス」という。

血ガスはむやみにとらず、必要時に！

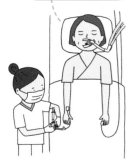

III HCO₃⁻、BEをチェック（どちらを使ってもOK）

HCO₃⁻（重炭酸イオン）
正常値は22〜26mEq/L
腎臓でつくられるイオン。余分な酸（H⁺）と結びついてpHを調整。上昇時は代謝性アルカローシス、低下時は代謝性アシドーシスを意味する。

BE（塩基過剰）
正常値は0±2mEq/L
PaCO₂が正常な血液を、正常なpHに戻すのに必要な酸の量。PaCO₂、pHともに正常ならゼロ。−なら代謝性アシドーシス、＋なら代謝性アルカローシス。

❖アシデミアかアルカレミアかをまず確かめる

人工呼吸器管理中の患者で欠かせない検査のひとつが、動脈血ガス分析です。動脈血に含まれる酸素や二酸化炭素の濃度、pH（水素イオン指数）などを測定し、「動脈血の酸素化」「換気」「酸塩基平衡」に異常がないかを確かめます。

pHが7.4より低下していれば、血液が酸性に傾いた「アシデミア」。上昇時は、アルカリ性に傾いた「アルカレミア」とわかります。pHは、代謝性因子の「HCO_3^-」と、呼吸性因子の「$PaCO_2$」で決まりますから、どちらかに異常があると考えます。

❖次に呼吸性と代謝性、最初に起きた変化を評価

次に、最初に「アシデミア」「アルカレミア」を起こしたのは、「呼吸性」「代謝性」のどちらかを考えます。pH<7.4（アシデミア）があり、$PaCO_2$>40Torrであれば、最初に起きたのは呼吸性アシドーシス、HCO_3^-<24mEq/Lであれば代謝性アシドーシス。一方、pH>7.4（アルカレミア）があり、$PaCO_2$<40Torrであれば、最初に起きたのは呼吸性アルカローシス、HCO_3^->24mEq/Lであれば代謝性アルカローシス。呼吸性、代謝性の変化とも過剰にならないように代謝反応が働くので、上記のように「最初に起こったのはどちら？」とまず考えましょう。

評価

呼吸性アシドーシス

中枢神経系の抑制や神経筋疾患、COPDなどで起こる

CO_2を適切に排出できていない状態。呼吸中枢の異常、COPDのような閉塞性呼吸器疾患、ARDS（急性呼吸窮迫症候群）などが原因。
HCO_3^-による代償反応には数時間〜数日かかる。

$PaCO_2$が上昇して酸性に／HCO_3^-が増えて正常値に戻そうとする

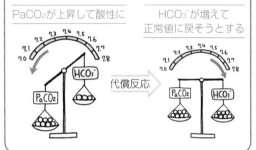

代償反応

呼吸性アルカローシス

敗血症、頭蓋内圧亢進、過換気症候群などが原因

CO_2産生量に対し、必要以上の換気がおこなわれている。過換気症候群や、敗血症などの重症病態で呼吸数が増えると起こる。肝疾患による高アンモニア血症なども、過換気の誘因に。
HCO_3^-による代償反応には数時間〜数日かかる。

$PaCO_2$が低下してアルカリ性に／HCO_3^-が減って正常値に戻そうとする

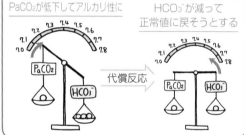

代償反応

代謝性アシドーシス

下痢や敗血症などが原因。AG（アニオンギャップ）もあわせて見る

敗血症による乳酸増加、下痢、腎不全などで酸が増え、HCO_3^-が減った状態。換気による代償が数分以内に起こり、$PaCO_2$が低下する。AGが正常値の12±2mEq/Lより上昇していれば、酸の増加が原因。AG正常ならHCO_3^-の喪失が原因。

HCO_3^-が減って酸性に／$PaCO_2$が低下して正常値に戻そうとする

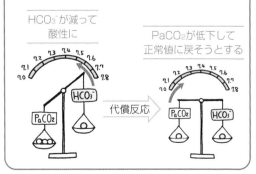

代償反応

代謝性アルカローシス

胃液の喪失、低K血症、利尿薬などの影響で起こる

嘔吐による胃液の喪失、体液量減少、利尿薬の使用、低K血症などが原因で、HCO_3^-が蓄積した状態。数分以内に換気が抑制され、$PaCO_2$が上昇する。

HCO_3^-が増えてアルカリ性に／$PaCO_2$が低下して正常値に戻そうとする

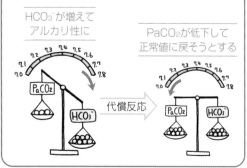

代償反応

ポータブルX線画像で、重大な変化とチューブ類の位置を確認

呼吸の異常に気づいたら、画像による原因検索も重要です。ポータブルX線で、気胸や無気肺がないかチェックしたり、気管チューブやCVカテーテルなどの位置確認をおこないます。

ポータブルでの正常像、代表的な異常像を覚えておく

重症患者が多いため、ポータブルX線を使い、ICUのベッド上で撮影。方法を覚えておこう。

撮像法

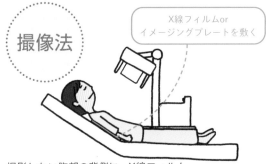

X線フィルムor
イメージングプレートを敷く

撮影したい胸部の背側に、X線フィルムかイメージングプレートを敷き込む。胸部に平行にX線発生器をセットし、撮影。

正常像

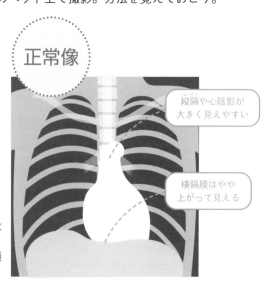

縦隔や心陰影が
大きく見えやすい

横隔膜はやや
上がって見える

立位より、縦隔などが大きく見える傾向があり、臥位(がい)での基本形をまず頭に入れる。

異常所見

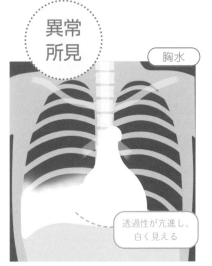

胸水

透過性が亢進し、
白く見える

肺底部の血管影や横隔膜上縁が見えない。胸水の分布領域も確認。

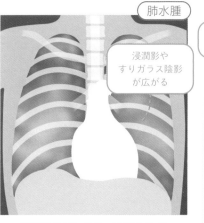

肺水腫

浸潤影や
すりガラス陰影
が広がる

肺胞に水がたまり、両肺全体が、すりガラス状に白く見える。

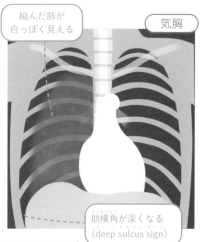

縮んだ肺が
白っぽく見える

気胸

肋横角が深くなる
(deep sulcus sign)

末梢側の皮膚に近い側の血管影が見えない。肋横角が深くなってシャープに見える。

胸水や無気肺などの発見に役立つ

ポータブルX線撮影は、胸水や無気肺、大葉性の肺炎などの発見に有効です。

胸水では、胸水の貯留部が白くなり、肺底部の血管影や横隔膜上縁が見えなくなります。肺水腫の場合は、肺胞内に水がたまるため、全体がすりガラス状に白っぽく写ります。気胸の場合は、末梢側の血管影が見えなくなったり、もれた空気が胸腔内の横隔膜上にたまり、肋横角が深く見えるなどの特徴があります。

ただし、ポータブルX線だけで診断をつけるのは困難です。診断がつかないときは、胸部CT検査をおこないます。気胸の除外には肺エコー検査も有効で、病室内で簡便にできるという利点もあります。

カテーテルやチューブの位置を確かめる

ICU患者のほとんどは、中心静脈圧を測るCVカテーテル、胃管など、何らかのカテーテルやチューブ類が留置されています。目に見える抜去がなくても、逸脱しているおそれがあり、挿入直後は必ず、適切な位置に留置されているかを確かめます。

以降も、異常を疑うときには適宜撮影をおこないます。X線画像で見たときに、どの位置にあれば適切かを覚えておきましょう。

たとえば胃管挿入長のめやすは、男性では先端から55cm以上、女性では45cm以上とされています。X線画像でどのように見えると位置が最適か、典型的な画像を見て覚えておいてください。

ライン類の位置確認にも、X線が欠かせない

体位変換や体動などで逸脱する危険もある。正しい位置に入っているか確認を。

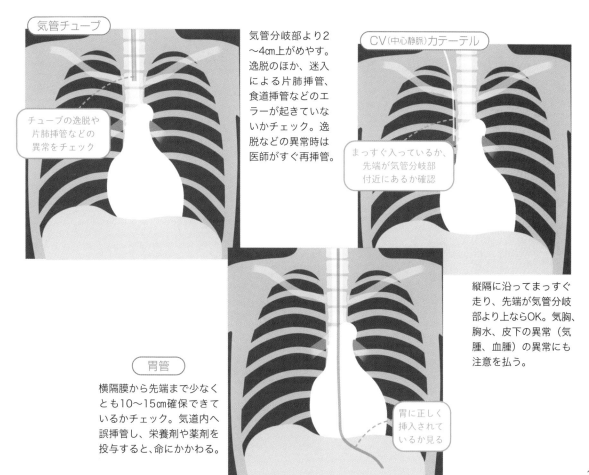

気管チューブ

チューブの逸脱や片肺挿管などの異常をチェック

気管分岐部より2〜4cm上がめやす。逸脱のほか、迷入による片肺挿管、食道挿管などのエラーが起きていないかチェック。逸脱などの異常時は医師がすぐ再挿管。

CV（中心静脈）カテーテル

まっすぐ入っているか、先端が気管分岐部付近にあるか確認

縦隔に沿ってまっすぐ走り、先端が気管分岐部より上ならOK。気胸、胸水、皮下の異常（気腫、血腫）の異常にも注意を払う。

胃管

横隔膜から先端まで少なくとも10〜15cm確保できているかチェック。気道内へ誤挿管し、栄養剤や薬剤を投与すると、命にかかわる。

胃に正しく挿入されているか見る

低流量システム
簡便だが、息の吸いかたに左右される

呼吸生理の基本とアセスメントのしかたを理解したら、実際に低酸素血症に陥ったときの酸素療法を学びましょう。低流量システムは、簡易マスクなどですぐ使え、急変時の初期対応にも適しています。

❖ 酸素投与のデバイスは2種類に大別できる

酸素投与の方法は、低流量システム、高流量システムの2種類に分けられます。**低流量システムは、鼻カニューラ、単純酸素マスク、リザーバー付きマスクのいずれかのデバイスで、15Lまでの比較的低流量で投与する方法です。**

ただ、人間の最大吸気流量は、安静時で20〜30L/分ほど。急性呼吸不全患者では60L/分以上もあり、100L/分を超えることもあります。低流量システムの流量は最大でも15L/分程度であり、デバイス（マスク）の横から室内の空気を吸わなくてはなりません。**結果としてF_IO_2（吸入気酸素濃度）が一定せず、患者の吸気努力に左右されるため、F_IO_2を厳密に管理しなくてはならない患者には向きません。**

❖ SpO₂に応じ、3つのデバイスを使い分ける

3つのデバイスごとの流量、F_IO_2の違いも理解しておきましょう。

鼻カニューラでは流量5L/分以下、$F_IO_2$30〜40％がめやす。単純酸素マスクでは流量10L/分以下で、F_IO_2は40〜60％程度です。流量が少なすぎると、呼気を再度吸い込んでしまうため、最低でも4L/分以上で使用します。

リザーバー付きマスクは流量がもっとも多く、15L/分程度まで可能です。一方弁付きなら、$F_IO_2$100％まで上げることも可能。一方弁は、マスク外からリザーバー内、マスク内への空気の流入や、呼気のリザーバー内への流入を防ぐもの。外さず使用してください。リザーバーバッグがしっかりふくらんでいるかも確かめます。

状態に応じて、「低流量」「高流量」を使い分ける

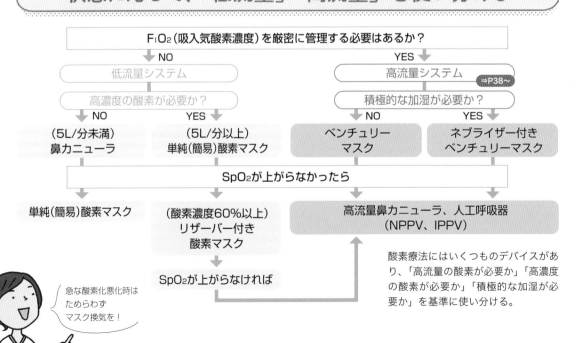

F_IO_2（吸入気酸素濃度）を厳密に管理する必要はあるか？

NO → 低流量システム

高濃度の酸素が必要か？
- NO →（5L/分未満）鼻カニューラ
- YES →（5L/分以上）単純（簡易）酸素マスク

YES → 高流量システム ⇒P38〜

積極的な加湿が必要か？
- NO → ベンチュリーマスク
- YES → ネブライザー付きベンチュリーマスク

SpO₂が上がらなかったら

- 単純（簡易）酸素マスク
- （酸素濃度60％以上）リザーバー付き酸素マスク
  - SpO₂が上がらなければ
- 高流量鼻カニューラ、人工呼吸器（NPPV、IPPV）

酸素療法にはいくつものデバイスがあり、「高流量の酸素が必要か」「高濃度の酸素が必要か」「積極的な加湿が必要か」を基準に使い分ける。

急な酸素化悪化時はためらわずマスク換気を！

デバイスの特性にあわせた流量で投与する

デバイスごとに、推奨される酸素流量の範囲がある。
リザーバー付きマスクなら、高濃度酸素の投与も可能。

デバイスの種類

鼻カニューラ

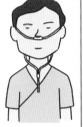

特徴
- ≦5L/分で使う
- 鼻呼吸が望ましい
- F_IO_2は30〜40%程度まで

流量は5L/分までで、通常は3L/分以下。F_IO_2は患者の1回換気量に依存。口呼吸の患者には不向き。

単純（簡易）酸素マスク

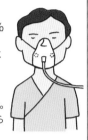

特徴
- ≦10L/分で使う
- F_IO_2は40〜60%程度
- 位置が低すぎると再呼吸に

再呼吸を防ぐため、4L/分以上の流量で。鼻カニューラをきらう患者に。

リザーバー付きマスク

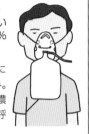

特徴
- ≦15L/分で使う
- 一方弁が機能していれば、$F_IO_2$100%も可能

リザーバーバッグに酸素をためるしくみ。一方弁付きなら高濃度で投与でき、再呼吸も防げる。

デバイスごとのF_IO_2のめやす

酸素流量 (L/分)	F_IO_2（吸入気酸素濃度）（%）		
	鼻カニューラ	酸素マスク	リザーバー付きマスク
1	24		
2	28		
3	32		
4	36	36	
5〜6	40	40	
6〜7		50	60
7〜8			70
8〜10		50〜60	80
10〜			90〜

患者の吸気努力によっても異なるが、F_IO_2のめやすは左記のとおり。
5L/分以上の流量では加湿が必要。

使用中の注意とケア

\ ここをCheck /

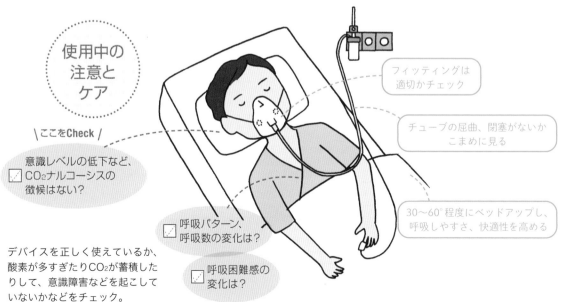

□ 意識レベルの低下など、CO_2ナルコーシスの徴候はない?

□ 呼吸パターン、呼吸数の変化は?

□ 呼吸困難感の変化は?

フィッティングは適切かチェック

チューブの屈曲、閉塞がないかこまめに見る

30〜60°程度にベッドアップし、呼吸しやすさ、快適性を高める

デバイスを正しく使えているか、酸素が多すぎたりCO_2が蓄積したりして、意識障害などを起こしていないかなどをチェック。

高流量システム

呼吸に影響されず、一定流速で投与できる

酸素濃度を厳密に管理しなくてはならない患者には、高流量システムを用います。ただ、使いかたを間違えると、低流量システムと変わらなくなってしまうので、正しく設定して使いましょう。

ベンチュリーマスクを使用。加湿できるタイプもある

通常のベンチュリーマスクと、加湿機能付きのベンチュリーマスクがある。

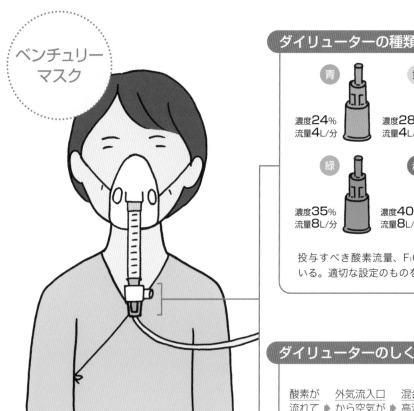

ベンチュリーマスク

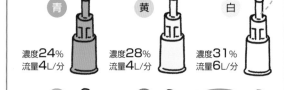

ダイリューターの種類

6段階で調節可能

青	黄	白
濃度24% 流量4L/分	濃度28% 流量4L/分	濃度31% 流量6L/分

緑	赤	オレンジ
濃度35% 流量8L/分	濃度40% 流量8L/分	濃度50% 流量10L/分

投与すべき酸素流量、F_IO_2が記され、色分けされている。適切な設定のものを選んではめこむ。

ダイリューターのしくみ

酸素が流れてくる ➡ 外気流入口から空気が入る ➡ 混合ガスが高流量で流れる ➡ O_2の割合が一定の混合ガスがマスクへ流入

空気

空気

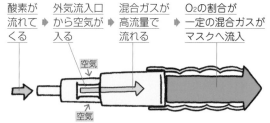

酸素チューブから流れてきた酸素に、外気流入口から入る空気が加わることで、高流量の混合ガスがマスクに流入する。

特徴

● F_IO_2が設定されたアダプタを使用
● $F_IO_2$24〜50%まで、調整可能
● 既定流量を流せば、得たいF_IO_2が得られる

最大50%のF_IO_2を保てる。ダイリューターで調節する製品と、ダイヤルで調節する製品がある。低流量システム同様、マスクのずれなどには注意（→P37）。

❖「ベンチュリー効果」で、総流量を多くする

高流量システムは、ベンチュリー効果を利用して酸素と空気を混合し、高い流量を達成する方法です。

ベンチュリー効果とは、細い管に気体や液体を流すと流速が増し、圧が低くなる現象のこと。ベンチュリーマスクではこの原理を利用し、酸素の流入口を絞ることで、外気から空気を引き込みます。酸素マスク内には、酸素と空気の混合ガスが高流量で送られ、最大で50%のF_IO_2を保つことができます。

❖排痰困難なときは、ネブライザー付きを

これに加湿機能を加えたものが、ネブライザー付きベンチュリーマスクです。ネブライザーの酸素吹き出し口に回路を接続し、加湿された酸素を気道に流します。ヒーターで加湿できるタイプが主流です。

ネブライザー付きベンチュリーマスクは、術後で排痰が困難な患者、とくに上腹部手術や開胸術後に適しています。ほかにもCOPDなどで気道が狭窄（きょうさく）していたり、痰が粘稠（ねんちゅう）でなかなか出せない患者に使うと、排痰しやすくなります。

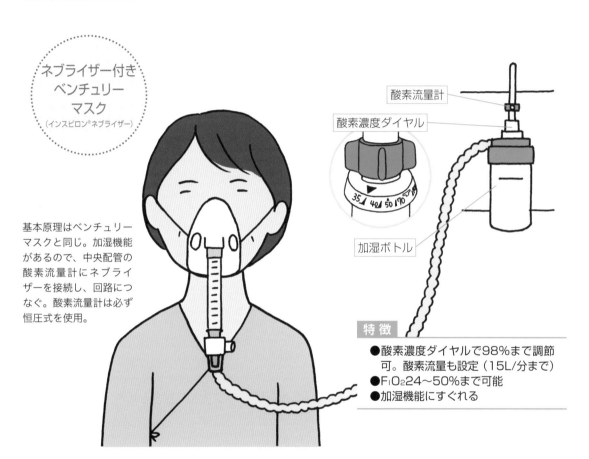

ネブライザー付きベンチュリーマスク
（インスピロン®ネブライザー）

基本原理はベンチュリーマスクと同じ。加湿機能があるので、中央配管の酸素流量計にネブライザーを接続し、回路につなぐ。酸素流量計は必ず恒圧式を使用。

酸素流量計
酸素濃度ダイヤル
加湿ボトル

特徴
- 酸素濃度ダイヤルで98%まで調節可。酸素流量も設定（15L/分まで）
- $F_IO_2$24〜50%まで可能
- 加湿機能にすぐれる

ネブライザー付きベンチュリーマスクの流量＆濃度のめやす

酸素流量（L/分）	4	5	6	7	8	9	10	11	12	13	14	15
100%	4.0	5.0	6.0	7.0	8.0	9.0	10.0	11.0	12.0	13.0	14.0	15.0
70%	6.4	8.1	9.7	11.3	12.9	14.5	16.1	17.7	19.3	21.0	22.6	24.2
50%	10.9	13.6	16.3	19.1	21.8	24.5	27.2	30.0	32.7	35.4	38.1	40.9
40%	16.6	20.8	24.9	29.1	33.3	37.4	41.6	45.7	49.9	54.1	58.2	62.4
35%	22.6	28.2	33.9	39.5	45.1	50.8	56.4	62.1	67.7	73.4	79.0	84.6

F_IO_2を上げようとしすぎると、流量が減る。青で示した範囲（流量30L/分以上）のように、$F_IO_2$60%以下、流量6L/分以上での使用が望ましい。

一定のF$_I$O$_2$で投与。PEEPもかかる

高流量鼻カニューラは、NPPV（→P44〜）と同様、酸素投与だけでなく、低レベルのPEEPをかけることができます。NPPVよりも快適に過ごせますが、NPPVほどの換気補助効果はありません。

加温加湿した酸素を高流量で投与できる

　高流量鼻カニューラ（HFNC）は、特殊な鼻カニューラを使って、高流量の酸素を投与する方法。加温加湿した酸素を30〜60Lの高流量で、一定のF$_I$O$_2$で投与できます。低いレベルですが、陽圧もかけられます。リザーバーマスクではSpO$_2$が十分上がらない場合に使用します。

　低いレベルのPEEPにより、換気血流ミスマッチを改善し、高流量による呼気洗い流し効果によって、換気を補助する効果もあります。加湿性能も良好で、排痰を促す作用もあります。気管挿管をしない人工呼吸「NPPV（非侵襲的陽圧換気）」と、ほぼ同じ位置づけになります。

　ただ、HFNCはあくまで酸素療法であり、NPPVのような確実な換気補助効果は期待できません。また、自身で気道を確保できない意識障害の患者、ショックの患者では禁忌です。

不快感が少なく、会話や食事も可能

　HFNCの最大の利点は、会話や飲食、排痰が可能で、マスクによる閉塞感もないことです。

　ただ、高流量で酸素を流すため、圧迫感は少なくありません。不快感が強いようなら、ときどき休憩時間を設け、無理なく続けられるよう配慮を。口腔内の乾燥にも注意。口渇感が強く、かつ経口で飲水できない場合は、氷で口腔内を湿らせるなどのケアでやわらげます。口腔内に保湿ジェルを塗ったり、口唇にワセリンを塗るのも効果的です。鼻腔・口腔内の粘膜損傷や出血、潰瘍などがないかも、視診で確かめます。

　長期間の使用ではとくに、カニューラにあたる顔面の皮膚損傷にも注意してください。鼻腔のすぐ下などをドレッシング材で保護すると、MDRPU（医療機器関連圧迫創傷）予防になり、圧迫感や不快感も軽減できます。

死腔の「洗い流し」効果で、弱いながら換気補助効果も

気道内圧の軽度上昇（PEEP様効果）、粘膜絨毛クリアランスを高め、排痰を促す効果もある。

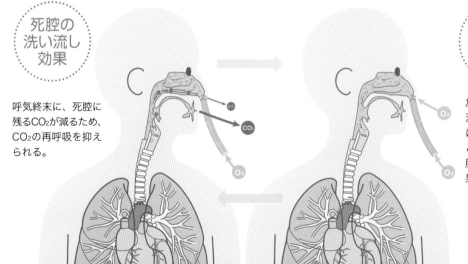

死腔の洗い流し効果

呼気終末に、死腔に残るCO$_2$が減るため、CO$_2$の再呼吸を抑えられる。

PEEP様効果

加温・加湿された高流量ガスが、呼気時にも一定に流れることで、陽圧をかけ、肺胞を開存させる効果がある。

汎用性が高く、使用例は年々増えている

近年著しく普及し、適応も広がっている。ただし換気補助効果は限定的であることを忘れずに。

例 1
低酸素血症の改善
COPD増悪時などの
低酸素血症に有効

COPDやその増悪時、肺炎、肺水腫、ARDS、急性肺損傷（ALI）、気管支喘息、急性心不全などに。

例 2
抜管後の呼吸不全の改善
再挿管リスクの低下が
期待できる

術後の抜管直後などに使用することで、急性呼吸不全による再挿管リスクが減少したという報告も。

例 3
NPPVの不快感を軽減
NPPVで苦痛なとき、
代替的に使うことも

NPPVを導入したものの、マスク換気に強い苦痛を訴える場合に、HFNCで代替することがある。

病態の悪化を見逃し、挿管が遅れないよう注意！

回路の接続〜使用開始までの手順を覚えておこう

下図のタイプのほか、酸素と空気の配管が必要ない「Airvo®」のような製品も普及している。

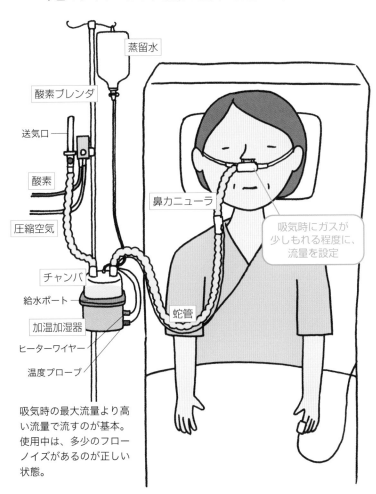

蒸留水
酸素ブレンダ
送気口
酸素
鼻カニューラ
圧縮空気
吸気時にガスが少しもれる程度に、流量を設定
チャンバ
給水ポート
加温加湿器
蛇管
ヒーターワイヤー
温度プローブ

吸気時の最大流量より高い流量で流すのが基本。使用中は、多少のフローノイズがあるのが正しい状態。

╲╲ 使用開始時の注意 ╱╱

1 加温加湿器にチャンバを接続。加温加湿器の電源を必ずオンにし、加温加湿器が働くようにする

2 機器に蛇管（じゃかん）を接続

3 温度管理のための温度プローブ、加熱のためのヒーターワイヤーを加温加湿器に接続

4 加温加湿器の給水ポートと、蒸留水のボトルをつなぐ

5 酸素ブレンダを、中央配管の酸素、圧縮空気とつなげる。機器に応じて、F_IO_2と流量、温度を設定する

流量・濃度・温度を設定
使用中は適切な加温加湿のため、蒸留水の量をチェックし、きらさないように。F_IO_2や流量、温度が適切かもチェック。

鼻カニューラ装着
患者に装着。装着直後は20〜30L/分で流すと抵抗感が少ない。

COPD患者ではとくに、高濃度酸素に注意

低流量システム、高流量システムともに、酸素療法実施時の注意点を覚えておきましょう。
「SpO₂が上がってよかった」と油断していると、呼吸不全の根本原因を見逃してしまうことがあります。

酸素投与は、薬にも毒にもなる

酸素療法は、低酸素血症時にすぐ実施でき、SpO₂を改善できる有益な手段。重要臓器に十分な酸素を届け、低酸素症で多臓器不全に陥ることを防ぎます。しかし、過剰な酸素は有害であることも、知っておかなくてはいけません。高濃度酸素による肺傷害、CO₂ナルコーシス、吸収性無気肺が、その代表です。

酸素投与によって、数値を高く維持できてしまうのも問題です。高濃度の酸素を投与すれば、SpO₂が高く保たれ、呼吸不全が改善したように見えますが、酸素療法はあくまで対処療法。根本治療ではありません。見かけ上の「正常な数値」の裏で、肺炎やARDS（急性呼吸窮迫症候群）などの原疾患が悪化しているかもしれません。本来はIPPV（侵襲的陽圧換気）が必要な患者に対し、酸素療法で様子を見続けてしまうと、命を落とす危険もあります。

高濃度の酸素で容態が悪化。低酸素血症を見逃すことも

「SpO₂がまだ不十分だから、濃度を上げよう」と安易に考えると、病態が悪化する可能性がある。

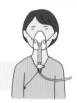

高濃度の酸素を投与

病態の悪化

肺胞傷害やV/Qミスマッチが進み、肺機能が悪くなる

肺胞傷害によりVILI（→P64）が増悪。COPD患者ではCO₂ナルコーシスで意識障害などをきたすことも。

- 肺胞傷害によるVILI（人工呼吸器誘発性肺傷害）の増悪 （例）
- COPD患者での高二酸化炭素血症
- 吸収性無気肺

など

原疾患がさらに悪化

肺炎、心不全、ARDS、COPDなどの原疾患がさらに増悪する。

低酸素血症のマスキング

SaO₂が高く維持され、原疾患の悪化に気づきにくい

空気呼吸なら低酸素血症を示す患者に必要以上の酸素を投与すると、SaO₂が人為的に100%に保たれてしまう。

高いSaO₂が人為的に保たれてしまう！

（縦軸）SaO₂ (%) 100 / 80 / 60 / 40 / 20
（横軸）PaO₂ 20 40 60 80 100 150 (Torr)

挿管などの対応の遅れ

酸素化や換気の悪化に気づけず、気管挿管し、IPPVを導入するタイミングが遅れやすい。

∴SpO₂は94〜98%を目標に

PaO_2は動脈血を採血して測定する値ですから、血中の酸素が増えるほど、その値も高くなります。

一方のSO_2は、上限が100%です。酸素解離曲線でも、100%以上はフラットな状態が続いています（左下の図参照）。血中の酸素量が低下し、PaO_2が60Torrをきるころには、SO_2が90%以下になり、そこから急激に低下していきます。

酸素濃度は、高いほどよいと考えないようにしてください。SpO₂94〜98%を目標に調節しましょう。

∴COPDやARDS患者では、目標値を下げる

COPD患者では、88〜92%というより低い値を許容し、酸素濃度を調節します。CO_2蓄積による「CO_2ナルコーシス」を防ぐためです。

COPDの患者に高濃度酸素を投与すると、換気血流比（V/Q）比を正常に保つための「低酸素性肺血管攣縮（HPV）」が抑制されます。その結果、V/Qミスマッチ（→P24）が悪化したり、死腔換気が増大し、ガス交換の効率が低下します。そのため、CO_2ナルコーシスが起こり、意識障害などをきたす可能性があります。**高濃度酸素による肺胞傷害が問題となるARDSも同様で、88〜92%までは許容とし、肺を保護します。**

COPD増悪時は、SpO₂88〜92%を目標に投与

COPD増悪で入室した患者への対応。酸素療法で効果不十分なら、NPPVかIPPVに移行を。

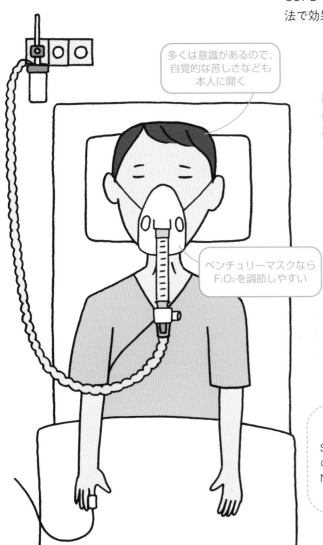

多くは意識があるので、自覚的な苦しさなども本人に聞く

ベンチュリーマスクならF₁O₂を調節しやすい

病態のアセスメント

 治療歴と、急性増悪までの経過は？
☑ 血ガスの数値は？（pH、$PaCO_2$、HCO_3^-など）
☑ 呼吸パターン、呼吸数、呼吸困難感は？　など

酸素療法開始

HFNCの場合、開始後約30分もすれば効果が出る。投与前と比較して、変化をよく見て。

数値と全身モニタリング

 SpO₂88〜92%に保たれている？
☑ 意識と呼吸状態の変化は？
☑ 呼吸困難感は改善している？
☑ CO_2ナルコーシスの症状はない？　など

NPPVの導入を検討

SpO₂低下、呼吸困難感などが改善せず、より高濃度の酸素を必要とするようなら、効果不十分と判断。NPPVかIPPVへの切り替えを検討し、早期に導入する。
⇒P44〜

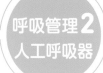

呼吸管理2
人工呼吸器

NPPV（非侵襲的陽圧換気）

挿管の必要がなく、侵襲が小さい

気管挿管をせず、マスクを使って換気を助けるのがNPPV。意識がしっかりしていて、気道が確保されている患者では、IPPVよりも侵襲が小さく、よい適応といえます。

換気に異常があるときは、まずNPPVを検討

意識障害や気道閉塞などがなければ、まずは侵襲の小さいNPPVが選択肢となる。

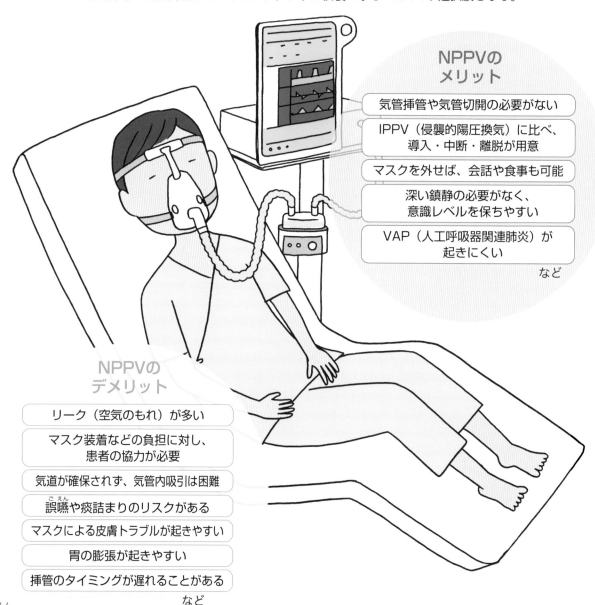

**NPPVの
メリット**

気管挿管や気管切開の必要がない

IPPV（侵襲的陽圧換気）に比べ、
導入・中断・離脱が用意

マスクを外せば、会話や食事も可能

深い鎮静の必要がなく、
意識レベルを保ちやすい

VAP（人工呼吸器関連肺炎）が
起きにくい

など

**NPPVの
デメリット**

リーク（空気のもれ）が多い

マスク装着などの負担に対し、
患者の協力が必要

気道が確保されず、気管内吸引は困難

誤嚥や痰詰まりのリスクがある

マスクによる皮膚トラブルが起きやすい

胃の膨張が起きやすい

挿管のタイミングが遅れることがある

など

∴ 人工呼吸にはIPPVとNPPVがある

呼吸不全は、「酸素化」「換気」「気道」の3つの視点で考えます（→P26）。このうち、酸素化や換気に異常があって、気道が患者自身によって安全に確保されている場合に適応となるのが、NPPV（非侵襲的陽圧換気）です。

IPPV（侵襲的陽圧換気）と同じく、回路を使って陽圧をかけ、肺胞をふくらませて換気を補助します。**マスク装着のみでできるので、侵襲が小さく、COPDや肺水腫、ARDSなどの幅広い疾患で使われています。**呼吸運動を助けるだけでなく、心負荷軽減効果もあることから、心原性肺水腫や心不全の患者にも適しています。

NPPV専用機のほか、NPPVモードを搭載した人工呼吸器でおこないます。

∴ 開始のハードルが低く、生活も保たれる

NPPVは、高流量鼻カニューラ（HFNC）と同様、侵襲が小さく、開始のハードルが低いのが最大のメリットです。会話や食事ができ、日常生活が保たれることから、在宅の慢性呼吸不全患者にも、広く用いられています。

ただしHFNCと同様、漫然と使用していると、見かけの数値にだまされて、原疾患の悪化を見逃してしまうことも。SpO_2に頼らず、PaO_2や$PaCO_2$の推移をよく確認。視診でも呼吸と全身状態をアセスメントし、NPPVによって改善しているかを確かめます。不十分なら、ためらわずにIPPVに移行する必要があります。

また、IPPVと異なり、意識障害や気道閉塞などの患者には使用できません。

意識障害、誤嚥の可能性がある場合、ショックでは禁忌

もっともよい適応は、COPDの急性増悪、急性左心不全。現在はほかの多くの疾患でも使われている。

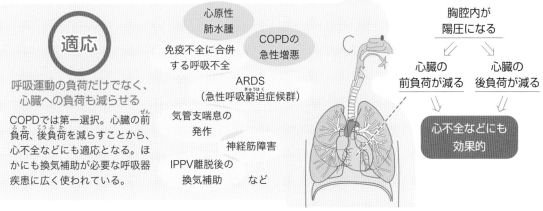

適応

心原性肺水腫

COPDの急性増悪

免疫不全に合併する呼吸不全

ARDS（急性呼吸窮迫症候群）

気管支喘息の発作

神経筋障害

IPPV離脱後の換気補助　など

呼吸運動の負荷だけでなく、心臓への負荷も減らせる

COPDでは第一選択。心臓の前負荷、後負荷を減らすことから、心不全などにも適応となる。ほかにも換気補助が必要な呼吸器疾患に広く使われている。

胸腔内が陽圧になる

心臓の前負荷が減る　　心臓の後負荷が減る

心不全などにも効果的

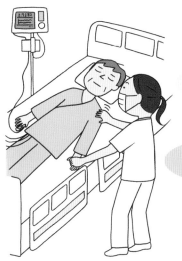

自発呼吸がない　　意識障害が認められる

禁忌

興奮状態などで、治療に非協力的

顔面の外傷、熱傷でマスクを装着できない

嘔吐や喀血、吐血を認める

嚥下障害などで誤嚥のおそれがある

自力で排痰できない

消化管閉塞、狭窄がある

ショックに陥っている

粘稠の痰、大量の痰がたまっている　　など

意識や自発呼吸がない患者には、おこなえない

自発呼吸のない患者、意識障害や気道閉塞には禁忌。せん妄などで協力が得られない場合もNG。

NPPV（非侵襲的陽圧換気）
回路を確認し、マスクを正しく装着

非侵襲的といっても、回路を使って陽圧をかけ、換気を助ける点では、IPPVと同じ。
機器のしくみを理解して、効果が適切に得られるように、管理とケアをおこないましょう。

⸭CEが接続した回路を使用前に確認

ICUにおける医療機器の組み立ては、通常、CE（臨床工学技士）がおこないます。モードその他の設定をおこなうのは医師です。ただ、**看護師もしくみを理解していないと、「機器に異常がないか」「設定が適切か」の確認ができません。**

使用前に、機器が正しく接続されているかを必ず点検し、異常があればCEや医師に報告を。使用中に生じた異常も、同様に対処します。

⸭一度は自分で試し、使用感を理解する

気管挿管が不要といっても、高い流量で酸素を流すため、圧迫感はかなりのもの。患者にとってはストレスで、「もう耐えられない」という人も、なかにはいます。

病院の研修などで機会があれば、自分で装着して使用感を確かめてみましょう。**どの程度の流速か、口渇感はどうかなどを体感し、患者が少しでも心地よく過ごせるようなケアの工夫につなげます。**

回路の構造と、換気開始までの手順を覚える

下図は組み立て後の状態。蒸留水を入れ、マスクを回路につなぎ、モードの設定をしてから装着。

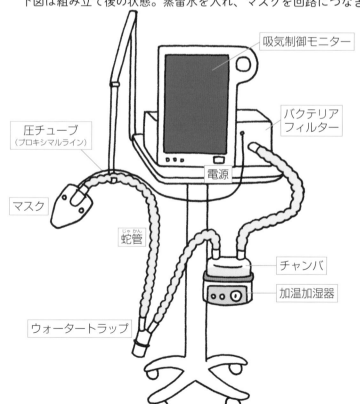

吸気制御モニター
バクテリアフィルター
圧チューブ（プロキシマルライン）
マスク
蛇管（じゃかん）
電源
チャンバ
加温加湿器
ウォータートラップ

1 回路が正しく接続されているか確認し、電源を入れる

2 チャンバに蒸留水を入れて、加温加湿器にセットする

3 マスクを選択し、フィッティングテストをする

4 患者に装着したマスクをいったん外し、回路に接続

5 設定画面で、換気モードや各種パラメータ、アラームを設定 ⇒P48

6 マスクを患者に装着する

効果的な換気の決め手は、マスク選びとフィッティング

マスクは下の4タイプ。病態だけでなく、顔の大きさや形、使用感、快適性を考えて選択する。

マスクの種類

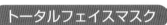

ネーザルマスク

適応
- 慢性呼吸不全
- 睡眠時無呼吸症候群　など

長所
- 鼻だけ覆うので、閉塞感が少ない
- 会話や食事ができる

短所
- 高い圧はかけられない
- リークが増えるため、口呼吸の患者には使えない

フルフェイスマスク

適応
- 急性or慢性呼吸不全

長所
- 高い圧をかけられる
- リークが比較的少ない
- 呼気ポートがついている

短所
- 頬のくぼみが大きい患者や、体位変換でずれやすい
- 皮膚トラブルが生じやすい

トータルフェイスマスク

適応
- 急性呼吸不全　など

長所
- 高い圧をかけられる
- リークしにくい
- サイズが一種で、緊急時に便利

短所
- 閉塞感、圧迫感が大きい
- 顔が小さすぎると合わない

ヘルメット型マスク

適応
- 急性呼吸不全　など

長所
- 高い圧をかけられる
- リークしにくい
- サイズが一種で、緊急時に便利

短所
- 閉塞感、圧迫感が大きい
- 死腔が大きく、呼気の再呼吸をすることがある

フィッティングの手順

マスクを見せて説明し、理解を得る

↓

未接続の状態で顔にあて、サイズを選択

↓

回路に接続して顔にあて、ゆっくり呼吸してもらう

↓

呼吸が安定してきたら、ストラップをつけ、マスクを固定

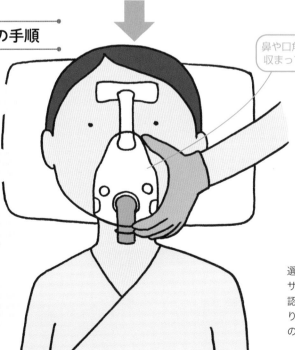

鼻や口角がマスクに収まっていればOK

あきらかなリークがないかもチェック

選んだマスクを顔にあて、サイズがあっているか確認。回路につないでゆっくり呼吸してもらい、リークの有無や程度をチェック。

NPPV（非侵襲的陽圧換気）

病態と快適性でモードを選択

NPPVには、おもにふたつのモードがあり、病態と快適性によって使い分けます。
IPPVと同じく、流量や気道内圧、換気量が表示されるため、その見かたも覚えておきましょう。

NPPVモニターの、基本の見かたを覚えておこう

上部には、呼吸数や1回換気量などが数値で表示される。
中央がグラフィックで、その下は設定画面。

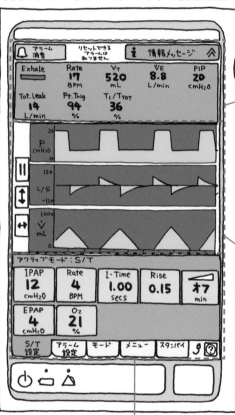

患者データ

トリガーインジゲーター（左上のランプ）
　緑…Spont（患者がトリガーした呼吸）
　オレンジ…Timed（強制換気した呼気）
　青…Exhale（呼気相）

Rate…呼吸回数（回/分）
V_T…1回換気量（mL）
V_E…分時換気量（L/分）
PIP…最高気道内圧（cmH₂O）
Tot.Leak…呼気ポート＆マスクからの
　　　　　総リーク量（L/分）
Pt.Trig…過去30分間の自発呼吸の割合（%）
T_I/T_{TOT}…吸気の割合（吸気時間/呼吸時間）

換気パターン

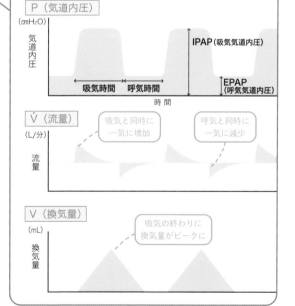

P（気道内圧）
（cmH₂O）
気道内圧
IPAP（吸気気道内圧）
吸気時間　呼気時間
EPAP（呼気気道内圧）
時間

$\dot{V}$（流量）
（L/分）
流量
吸気と同時に一気に増加
呼気と同時に一気に減少

V（換気量）
（mL）
換気量
吸気の終わりに換気量がピークに

設定タブ

換気モード…「S/T」「CPAP」から選択（⇒P49）
Rate…呼吸回数（回/分）
I-Time…吸気時間（秒）
Rise…立ち上がり時間（秒）
EPAP…呼気時に加える圧（cmH₂O）
O₂…酸素濃度（%）

⁝⁝波形の凹凸は、IPAPとEPAPのくり返し

NPPVの管理ではまず、グラフィックの見かたを覚える必要があります。原理は単純で、吸気時に加える強い圧「IPAP（吸気気道内圧）」と、呼気時に気道に加える弱い圧「EPAP（呼気気道内圧）」からなります。

モード選択で見ると、「Bi-level PAP」なら両者のくり返し、「CPAP」ならEPAPのみで一定の圧をかけ続けます。

⁝⁝強制換気が苦しいときは、モードを調整

Bi-level PAPでとくに頻用されるのが、S/Tモード。使いやすいモードですが、機器からの送気に呼吸をうまく同期できなかったり、苦痛に感じる人もいます。**とくに非同調には注意。**息の吸い始めと送気開始のタイミングがずれていないか、グラフィックと胸腹部の動きで観察しましょう。問題があればモードを変え、少しでも快適に過ごせるようにします。

Bi-level PAPのS/Tモード、CPAPの2つが中心

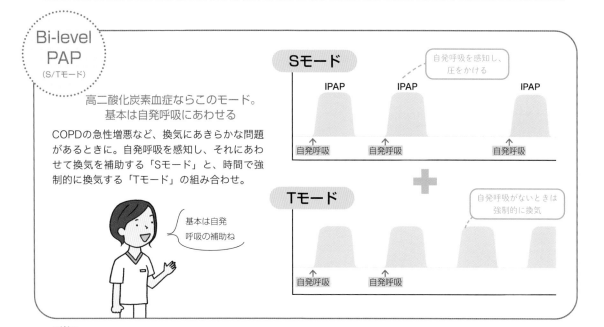

Bi-level PAP
（S/Tモード）

高二酸化炭素血症ならこのモード。
基本は自発呼吸にあわせる

COPDの急性増悪など、換気にあきらかな問題があるときに。自発呼吸を感知し、それにあわせて換気を補助する「Sモード」と、時間で強制的に換気する「Tモード」の組み合わせ。

基本は自発
呼吸の補助ね

Sモード

自発呼吸を感知し、
圧をかける

IPAP　IPAP　IPAP

自発呼吸　自発呼吸　自発呼吸

Tモード

自発呼吸がないときは
強制的に換気

自発呼吸　自発呼吸

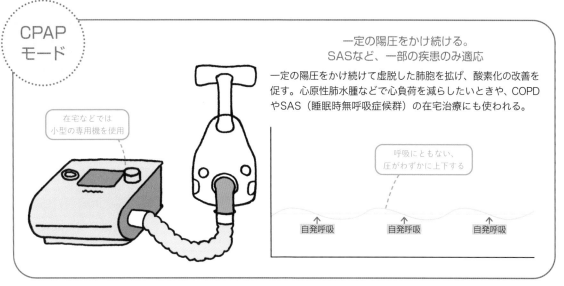

**CPAP
モード**

一定の陽圧をかけ続ける。
SASなど、一部の疾患のみ適応

一定の陽圧をかけ続けて虚脱した肺胞を拡げ、酸素化の改善を促す。心原性肺水腫などで心負荷を減らしたいときや、COPDやSAS（睡眠時無呼吸症候群）の在宅治療にも使われる。

在宅などでは
小型の専用機を使用

呼吸にともない、
圧がわずかに上下する

自発呼吸　自発呼吸　自発呼吸

NPPV（非侵襲的陽圧換気）

使用中は、患者の「快」に配慮したケアを

NPPV使用中は患者の苦痛を理解し、思いを傾聴することも、重要なケアです。呼吸状態が改善しているか、機器は正確に作動しているかも毎日確認し、アラーム作動時は早急に対処します。

:::ケアと傾聴で、苦痛をできるだけ軽減

　種類にもよりますが、NPPVのマスクは圧迫感が大きいもの。これを24時間装着し、呼吸を同調させ続けるのは大変なストレスです。

　ICUではより重症な患者、生命維持装置をつけている患者も多く、つい見慣れてしまいがちですが、一人ひとりの苦痛に目を向け、寄り添うことが大切です。「上手に呼吸できていますね」など、ねぎらいの言葉を忘れずに。気管挿管と違い、つけ外しできるのも利点ですから、ときどきは外して休憩してもらいましょう。

　マスクのずれがないか、リークが多すぎないか、マスクがあたる部分の皮膚が損傷していないかなども、訪室のたびに確認します。

全身のアセスメントとケア、心のケアのどちらも大事

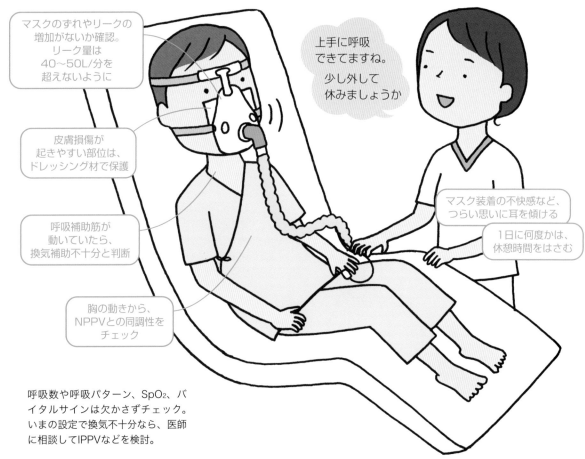

マスクのずれやリークの増加がないか確認。リーク量は40〜50L/分を超えないように

上手に呼吸できてますね。少し外して休みましょうか

皮膚損傷が起きやすい部位は、ドレッシング材で保護

マスク装着の不快感など、つらい思いに耳を傾ける

1日に何度かは、休憩時間をはさむ

呼吸補助筋が動いていたら、換気補助不十分と判断

胸の動きから、NPPVとの同調性をチェック

呼吸数や呼吸パターン、SpO$_2$、バイタルサインは欠かさずチェック。いまの設定で換気不十分なら、医師に相談してIPPVなどを検討。

代表的なアラームの原因は4つ。表示の意味を覚えておく

アラームは通常、医師が設定するが、どんなときに作動する設定かは必ず確認しておこう。

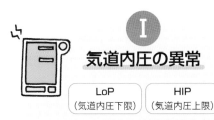

I 気道内圧の異常

LoP	HIP
（気道内圧下限）	（気道内圧上限）

⇒ LoPなら、回路外れや
大量のリークをまずチェック

下限値を下回るときは、回路外れかリークの増加が原因。上限を超える場合は多くないが、咳や、機器と自発呼吸の非同調などが原因となる。

II 回路接続の異常

Disconnect
（回路接続不良）

⇒ まず回路をチェック。
マスク外れや大量リークのことも

原因としては回路外れが最多で、接続し直せば直る。患者がマスクを外したり、体動時にずれるなどして大量にリークしていることもある。

III 分時換気量の異常

Lo Min Vent
（分時換気量下限）

⇒ 1回換気量や呼吸回数を確認。
回路外れやリークの可能性も

1回換気量、呼吸回数、呼吸器と患者の呼吸の同調、などをチェックする。回路外れやリークがないかも確かめる。

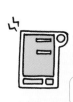

IV 呼吸回数の異常

Hi Rate	Lo Rate	Apnea
（呼吸回数上限）	（呼吸回数下限）	（無呼吸）

⇒ 無呼吸なら危険！
意識と呼吸をすぐ確かめる

無呼吸の表示なら、機器の前に、意識や呼吸を確かめる。機器側の原因は自発呼吸のトリガー不良や、回路外れ、マスクからのリークが多い。

::: アラーム作動時はまず、呼吸に異常がないかを疑う

経験の浅いICU看護師にとって、アラームは不安なもの。でも、アラームチェックの手順はいつも決まっています。1回換気量、呼吸回数、患者-呼吸器の同調性をチェックします。呼吸器が空気を送り出したときに、実際に胸が上がっているかどうかを確認。そしてバイタルサイン、意識に異常がないことをまず確かめます。

ただしNPPVでは、回路外れやマスクからのリークによるアラームが多く、その場合は、回路を接続し直したり、マスクのずれを正すことで解決します。リーク量は、モニター表示で40～50L/分以下であれば適切です。

::: 呼吸状態が改善したら、離脱を試みる

酸素投与も換気補助も、長期におこなうほど、肺損傷のリスクが高まります。**改善後はNPPV休止時間を増やし、離脱可能かを評価します。**休止中はSpO2をめやすに、酸素投与を継続。呼吸回数や呼吸パターン、胸の動き、SpO2、そのほかのバイタルサイン、患者の呼吸困難感をチェックします。これらに悪化が見られなければ、休止時間をさらに増やし、離脱を試みます。

反対に、**NPPVを導入して1、2時間たっても、呼吸にあきらかな改善が認められない場合も、やみくもに続けないことが大事。**医師に報告し、IPPVへの移行などをすぐに検討します。

IPPV（侵襲的陽圧換気）

気道に不安があるときは、気管挿管下で管理

IPPVは、挿管または気管切開下でおこなう人工呼吸。侵襲的ですが、気道を確実に確保し、高い陽圧をかけることができます。IPPVのしくみの前に、まずは気管挿管の準備と介助について学びましょう。

物品の準備などをテキパキ進め、挿管介助に入る

急を要する処置だからこそ、準備は確実に。物品は気管挿管セットとしてまとめておくと便利。

挿管の準備

つい忘れがちな
3Sに注意！

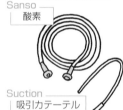

Sanso
酸素

Suction
吸引カテーテル

Syringe
シリンジ

物品の準備

- ☑ マスク、手袋
- ☑ バッグバルブマスク
- ☑ 酸素チューブ
- ☑ 吸引カテーテル（口腔用、気管用）
- ☑ 滅菌蒸留水
- ☑ 挿管用枕
- ☑ パルスオキシメータ
- ☑ 心電図
- ☑ 血圧計
- ☑ 救急カート

- ☑ 喉頭鏡（またはビデオ喉頭鏡、気管支ファイバースコープ）
- ☑ 気管チューブ（男性8～8.5mm、女性7～7.5mm）
- ☑ カフ用シリンジ（10cc）
- ☑ スタイレット
- ☑ 潤滑剤
- ☑ 聴診器
- ☑ 呼気CO_2検出器
- ☑ 人工呼吸器
- ☑ 固定テープ

+

必要に応じて
使うもの

- バイトブロック
- 専用チューブホルダー
- 鎮静薬、筋弛緩薬
- 急速輸液のための輸液ライン、輸液製剤
- ノルアドレナリンなどの昇圧薬

手技の流れを思い出し、忘れ物がないかチェック。万一の心肺停止時などに備え、救急カートも用意。

患者の評価

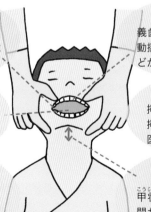

開口の程度
指2本入る程度に開口できれば、喉頭鏡を挿入できる。

舌の大きさ
厳密な判断はむずかしいので、パッと見でチェック。

頸部伸展の程度
挿管時は頸部を伸展させるため、可動域を見ておく。

歯の状態
義歯は外しておき、動揺歯や歯の欠けなどがないかも確認。

嗄声の有無
挿管で悪化するため、挿管前に一度評価し、医師に報告。

オトガイ舌骨間距離
甲状切痕-オトガイ間が6cm未満など、短いほど危険。

準備中の処置

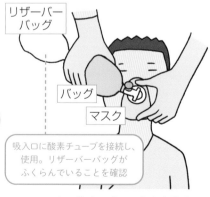

リザーバーバッグ

バッグ

マスク

吸入口に酸素チューブを接続し、使用。リザーバーバッグがふくらんでいることを確認

バッグバルブマスクを密着させ、患者の吸気にあわせてバッグを押して、空気を入れる。

::: 自発呼吸で、十分に換気できないときに

　重度の意識障害やショック時は、すぐ気道確保する必要があります。呼吸不全がひどく、HFNCやNPPVをおこなっても、SpO_2が90％を下回る場合も同じ。呼吸回数が5、6回/分程度の徐呼吸や、40回/分以上の頻呼吸、あるいは努力呼吸が改善しない場合も同様です。

　頸椎に問題がなければ後頭部に枕を入れ、スニッフィングポジション（においをかぐ頭部の位置）にします。

::: 口腔内の評価、物品の準備を進める

　看護師2、3人で手分けし、バッグバルブマスクで用手的に換気しながら、気管挿管のための物品の準備、口腔内評価などをすみやかに進めます。

　挿管時に筋弛緩薬や鎮痛薬・鎮静薬を使うと、急激な血圧低下や心停止のリスクがあり、十分注意します。とくに挿管困難の患者では覚醒のまま挿管し、その後に鎮静する場合があるので、その必要性を十分に説明します。

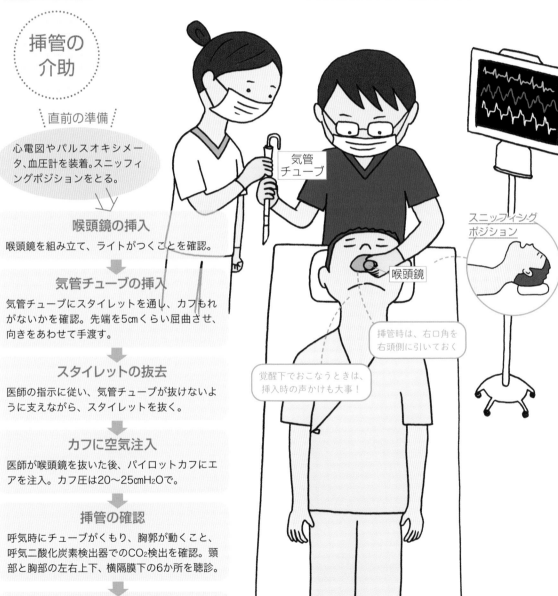

挿管の介助

:直前の準備:

心電図やパルスオキシメータ、血圧計を装着。スニッフィングポジションをとる。

喉頭鏡の挿入

喉頭鏡を組み立て、ライトがつくことを確認。

気管チューブの挿入

気管チューブにスタイレットを通し、カフもれがないかを確認。先端を5cmくらい屈曲させ、向きをあわせて手渡す。

スタイレットの抜去

医師の指示に従い、気管チューブが抜けないように支えながら、スタイレットを抜く。

カフに空気注入

医師が喉頭鏡を抜いた後、パイロットカフにエアを注入。カフ圧は20〜25cmH$_2$Oで。

挿管の確認

呼気時にチューブがくもり、胸郭が動くこと、呼気二酸化炭素検出器でのCO_2検出を確認。頸部と胸部の左右上下、横隔膜下の6か所を聴診。

人工呼吸器と接続

挿管下で呼吸できていると確認できたら、準備しておいた人工呼吸器回路（→P56）に接続。

気管チューブ

喉頭鏡

スニッフィングポジション

挿管時は、右口角を右頭側に引いておく

覚醒下でおこなうときは、挿入時の声かけも大事！

IPPV（侵襲的陽圧換気）

長期の人工呼吸なら、気管切開が必要

気管挿管下でのIPPVが長期に及びそうなときは、気管切開をおこないます。経口気管挿管が
困難な場合には、緊急時の外科的気道確保として、輪状甲状間膜切開をすることもあります。

：2週間以上のIPPVなら、気管切開を

気管挿管下での人工呼吸が長期に及ぶと、喉頭損傷などの合併症が起きやすくなり、予後に影響するおそれもあります。さらに人工呼吸器の離脱失敗率、ICU死亡率も高くなります。そのため2～3週間を超えてIPPVをおこなわなくてはならないときは、気管切開の適応です。

気管挿管後1～2週間の段階で、今後の経過を予測しておこなうのが理想的。ショックなどで全身状態が悪いときや、酸素化が著しく悪いとき、抗凝固療法を中止できないときなどを避け、容態が比較的安定しているときにおこないます。

気管切開のメリットは、死腔の減少により呼吸仕事量が減ること、鎮静薬の必要量が減ることです。患者にとっての快適性が高まり、離脱に向けた準備を進めやすくなります。経口摂取ができたり、場合によっては、スピーチカニューレを使って会話も可能になります。

：挿管困難で、緊急気道確保をすることも

IPPVの長期実施例とは別に、緊急気道確保のため、輪状甲状間膜切開をおこなうこともあります。実施頻度は高くありませんが、高度の上気道閉塞で経口挿管ができない場合などです。

まずは喉頭鏡を用いた意識下での経口挿管を試みて、困難な場合は、ビデオ喉頭鏡、気管支ファイバースコープ、声門上器具などを用いて経口挿管します。それでもできないときの外科的気道確保として、輪状甲状間膜切開（第一選択）、気管切開が推奨されています。

長期IPPV患者に対する外科的気管切開は通常、オペ室でおこないますが、経皮的気管切開はICUでもおこないます。準備と流れは必ず頭に入れておきましょう。

気管挿管と同様、3人前後の看護師で手分けし、物品をすみやかに準備します。万一のための救急カートも、必ず近くに置いておきます。

緊急気道確保の流れも知っておこう

用手的に気道確保
頭部後屈顎先挙上法または下顎挙上法で気道を確保。バッグバルブマスクまたはジャクソンリース回路に接続したマスクで気道を補助。カプノメータで呼気中のCO_2含有量もモニタリング。

⬇ 換気不十分、不能

2人法で用手換気
1人がマスクを両手であて、もう1人のスタッフが用手換気をおこなう。

⬇ 不能

気管挿管、声門上器具
経口気管挿管を試みる。困難ならラリンジアルマスクなどの声門上器具を使用。

⬇ 不能

輪状甲状間膜切開
輪状甲状間膜が同定できれば、切開して気道確保する。

挿管困難時、輪状甲状間膜切開をおこなうことも。

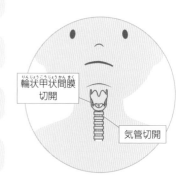

輪状甲状間膜切開

気管切開

ICUでおこなうときの、準備と介助も覚えておこう

ICUで気管切開や輪状甲状間膜切開をおこなう場合の準備と方法。急変にもしっかり備えて。

物品の準備

気管挿管と異なる点は、麻酔薬の使用、感染対策のレベルなど。これらの物品も、気管切開セットとして袋などにまとめておくと確実。

感染対策	☑ガウン ☑手袋 ☑マスク ☑覆布（滅菌ドレープ）
麻酔	☑局所麻酔薬 ☑注射器 ☑注射針
手術器具	☑メス ☑鑷子（ピンセット） ☑鉗子
挿管器具	☑気管切開チューブ ☑シリンジ（10cc） ☑吸引カテーテル ☑ガイドワイヤー
縫合器具	☑縫合針 ☑縫合糸 ☑持針器 ☑滅菌ガーゼ
アセスメント機器	☑パルスオキシメータ ☑心電図 ☑血圧計
その他	☑固定用ひも ☑救急カート ☑気管支ファイバー（経皮的気管切開時）

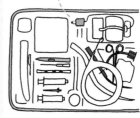

直接の手技に必要な物品が入ったキットもある

切開時の介助

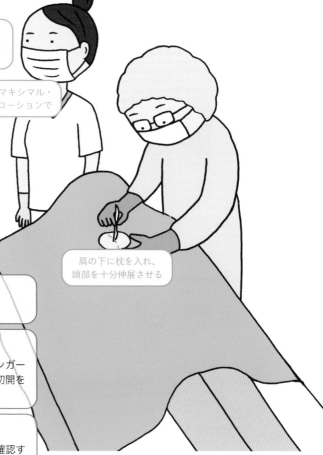

モニターの数値の変動に、目を光らせる

感染対策は、マキシマル・バリア・プリコーションで

肩の下に枕を入れ、頭部を十分伸展させる

直前の準備

肩の下に枕などを入れ、前頸部を伸展させる。切開または穿刺部位周囲に太い血管がないことを、エコーで確認。切開または穿刺部位をマーキング後、術野を消毒し、局所麻酔。

気管切開、気管前面の露出
皮膚切開をおこない、剥離を進め、気管前面に到達。

気管チューブの挿入
経皮的気管切開の場合、ガイドワイヤーを用いてセルジンガー法で挿入。外科的気管切開では気管前面を露出し、気管切開をおこない、直接挿入。

換気の確認
気管チューブが気管内にあることをカプノメータなどで確認する（→P53「挿管の確認」）。

IPPV（侵襲的陽圧換気）
IPPVのおもな設定項目を理解する

気管挿管を終えたら、すぐ人工呼吸器を接続し、換気を補助します。基本のしくみと設定項目を理解しておきましょう。設定項目は、「1回換気の決めかた」「モード」に分けられます。

∴呼吸器管理はICUナースに必須のスキル

ICUには、人工呼吸器を装着している患者がたくさんいます。原理としくみをまず覚えましょう。

駆動源は中央配管の圧縮空気と酸素で、これが人工呼吸器本体に届きます。これを混ぜ合わせたガスが、吸気口から加温加湿器、吸気回路を通り、患者の肺に送られます。

一方、患者から排出された呼気は、呼気回路、呼気口経由で人工呼吸器に入り、排気口から排出されます。

人工呼吸器が患者の呼吸をサポートする方式はさまざまですが、「1回換気をどのように決めるか」「決まった1回換気をどのように配置するか（＝モード）」に分けて考えると、わかりやすいでしょう。

基本原理はNPPVと同じ。挿管により高い圧をかけられる

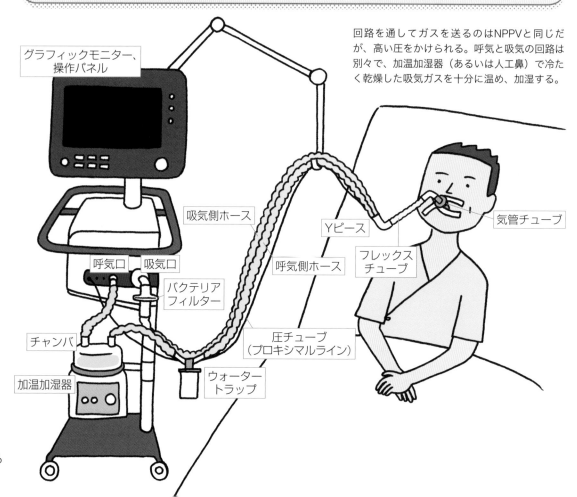

グラフィックモニター、操作パネル

回路を通してガスを送るのはNPPVと同じだが、高い圧をかけられる。呼気と吸気の回路は別々で、加温加湿器（あるいは人工鼻）で冷たく乾燥した吸気ガスを十分に温め、加湿する。

吸気側ホース

Yピース

気管チューブ

呼気口　吸気口

呼気側ホース

フレックスチューブ

バクテリアフィルター

チャンバ

圧チューブ（プロキシマルライン）

加温加湿器

ウォータートラップ

1回換気の決めかたと、モードを理解する

「1回換気の決めかた」「モード」を、病態にあわせてまず決める。

1回換気の決めかた

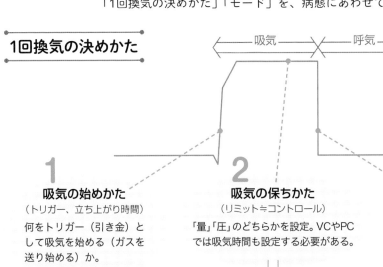

←―――― 吸気 ――――→←―――― 呼気 ――――→

1 吸気の始めかた
（トリガー、立ち上がり時間）

何をトリガー（引き金）として吸気を始める（ガスを送り始める）か。

フロートリガー
吸気と呼気側の流量の差で自発呼吸を感知し、ガスを流す。

圧トリガー
患者の吸気で回路内圧が低下したときに、自発呼吸を認識

2 吸気の保ちかた
（リミット≒コントロール）

「量」「圧」のどちらかを設定。VCやPCでは吸気時間も設定する必要がある。

VC volume control **従量式換気**
肺に送るガスの「量」を一定にする。気道内圧は、患者の肺の硬さや胸の重さによって変わる。

PC pressure control **従圧式換気**
吸気中の「気道内圧」が一定になるようにガスを肺に送る。肺の硬さ、胸の重さによって換気量が変わる。

PS pressure support
プレッシャーサポート換気
自発呼吸がある患者が対象。吸気時に一定の陽圧（サポート圧）をかけ、自発呼吸を補助。

3 吸気の終わりかた
（サイクル）

一定時間経過すると吸気を終えるか、ガスを送るスピートの低下を感知して終えるか。

時間サイクル
吸気時間、あるいは吸気：呼気時間の比（I：E比）を設定することで決まる。VCやPCで設定する必要あり。呼吸不全患者では、1秒未満に設定することが多い。

フローサイクル
PSで使われている吸気終了方法。サイクルオフ値（％）、つまり「流量が最大の何％まで低下したら送気を終了するか」を設定する。通常は25％。

モード

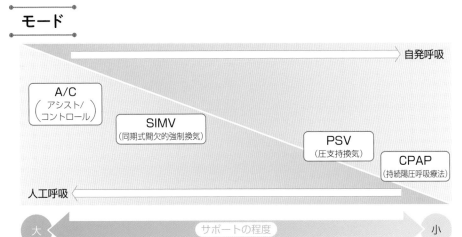

モードを選択し、「1回換気の決めかた」で決まった1回換気をどのように配置するか、すなわちどの程度自発呼吸をサポートするかを決める。

IPPV（侵襲的陽圧換気）

グラフィックと身体所見を、よく観察

人工呼吸器では、回路内の圧やガスの流量が経時的に測定されていて、グラフィックモニター上の波形として表示されます。モニタリングのために、波形の基本の成り立ちを覚えましょう。

「モニタリング値」「波形」を確認する

機種ごとの違いはあるが、基本の見かたは同じ。どんな設定での換気かをまず把握する。

モード
モードが表示されている。1回換気の決めかた（PCまたはVC）も表示されていることも。

グラフィックの波形
「気道内圧」「フロー（流量）」「ボリューム（換気量）」の3つの波形。

現在のモニタリング値
換気にかかわる主要項目の測定値。分時換気量がとくに重要。

設定ボタン
画面構成やアラームなどを設定。これまでの推移も出せる。

設定項目と設定値
どのように換気をおこなうか、医師が決めて入力した設定値。

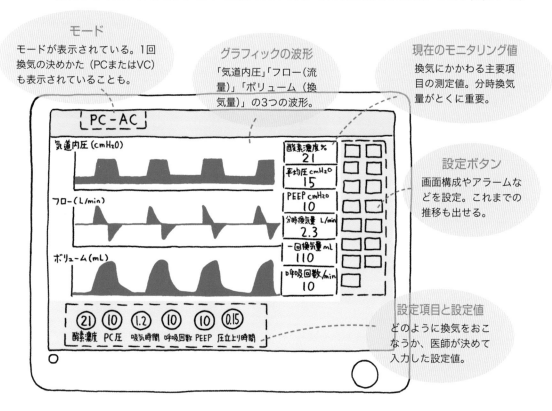

:::正常波形を知り、異常に気づけるように

異常波形に気づくには、基本の波形を知っておく必要があります。慣れないうちは、ひとまず右ページの波形を、形として覚えましょう。この波形に乱れが生じれば、患者ー呼吸器非同調を意味します。

また、すべてのモードで設定する必要があるのが、F_IO_2（吸入気酸素濃度）とPEEP（呼気終末陽圧）です。PEEPは、呼気の終了時に気道内圧が0にならないよう、一定の陽圧をかける機能です。肺胞の虚脱を防ぎ、VILI（人工呼吸器誘発性肺傷害）の予防にもつながります（→P64）。ただし高くしすぎると、循環が抑制されたり、脳圧が上昇したり、肺損傷がかえって起きやすくなるという副作用も。正常な肺では5〜10cmH2Oを付加します。モニターを見るときはこの数値を確認し、身体所見も必ず確かめるようにします（→P30）。

モードごとの、基本波形を覚えておこう

吸気の保ちかたや、自発呼吸をどのように補助するかなどで、形が変わる。

A/C*1
アシスト／
コントロール

自発呼吸がなければ設定換気回数分を送気。
自発呼吸があればすべてトリガーして送気
人工呼吸開始時、呼吸仕事量が大きいとき、
呼吸筋疲労が強いときによく使われる。すべ
ての1回換気を同じパターンでおこなうのが
特徴。PC（別名PCV、BIPAPアシスト）と、VC
（別名VCV、IPPV）で、波形が大きく異なる。

自発呼吸がなければA/Cと同じ。
あれば設定回数分だけトリガーして送気
A/Cと同じく、1回換気はPCまたはVCでお
こなうが、サポートは設定回数のみに限定さ
れる。自発呼吸が強制換気の回数より多い場
合には、通常、PSを付加する。そのため2種
類の異なる波形が混在する。

SIMV*2
同期式間欠的
強制換気

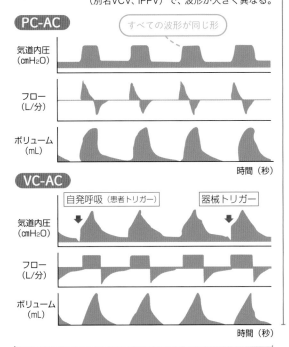

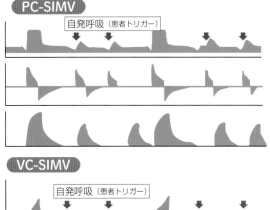

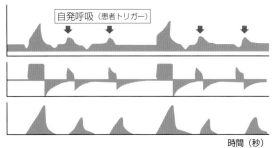

PSV*3
プレッシャー
サポート換気

フローも量も患者しだい。
自由度が高いタイプのモード
自発吸気努力を感知し、設定圧（PS圧）を
上乗せすることで、換気を補助。吸気終了は
フローサイクル（→P57）。呼吸仕事量や呼
吸筋疲労を軽減でき、自発呼吸ベースなので
同調性にもすぐれる。

吸気時に陽圧をかけない、
もっともサポート度の低いモード
一定の陽圧をかけ続けることで、気道閉塞、
肺胞の虚脱を防ぐ。原則として吸気時の補助
はおこなわないが、5cmH₂O程度の低いPS（プ
レッシャーサポート）を付加すると、気道チ
ューブの気道抵抗が打ち消され、呼吸時の負
荷を軽減できる。

CPAP*4
持続気道陽圧

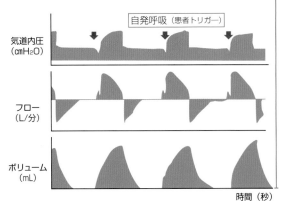

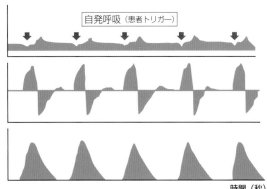

＊1…Assist Control ＊2…Synchronized Intermittent Mandatory Ventilation
＊3…Pressure Support Ventilation ＊4…Continuous Positive Airway Pressure

IPPV（侵襲的陽圧換気）

よくある異常波形、アラームの原因を覚える

グラフィックを理解する目的のひとつが、異常波形に早期に気づき、病態の悪化や合併症の徴候を捉えること。代表的な異常とともに、アラーム作動の原因も理解しておきましょう。

「波形がきたない」のは、あきらかな異常サイン

代表的なのが、以下のような異常波形。何が起きているか考え、すみやかに対処を。

原因Ⅰ ファイティング

自発呼吸とタイミングがあわず、波形が乱れる

ファイティングとは、自発呼吸と補助換気のタイミングがあわないこと。呼吸数が増えたり、気道内圧が上昇し、呼吸困難に陥ってしまう。気管チューブの痰詰まりが代表的な原因だが、体動や興奮・不穏が原因のことも。

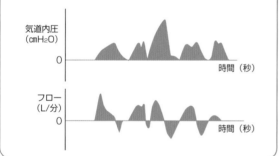

原因Ⅱ 分泌物の貯留、結露

気道内圧や流量の波形が、こまかいギザギザに

痰の貯留、回路内にたまった水、大量の結露で起こる異常。気道内圧や流量の波形にこまかいギザギザの振動が見られる。これが不適切なトリガーとなり、必要以上に換気されてしまうおそれもある。

気管チューブ内に目に見える痰づまりがあれば、吸引し、波形が正常に戻ったか確かめる。回路内に水がたまっている場合は、すみやかに除去し、その後の波形を確認。

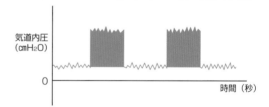

原因Ⅲ 非同調

呼吸器の動作が患者の要求にあっていない

「患者が息を吸いたいと思っても機械から送られない、呼吸器のフローが足りない」「息を吐きたいのにタイミングがうまくあわない」などの、患者-呼吸器非同調が原因。胸郭の動きなどを見ながら、適切なトリガー感度に調節する＊。

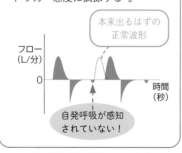

本来出るはずの正常波形

自発呼吸が感知されていない！

原因Ⅳ リーク（もれ）

呼気終了時に、波形が基線上に戻らない

呼気終了時に、波形が基線に戻らないのは、リークのサイン。リーク量が多いと、換気量不足に陥ってしまう。回路の接続や破損、気管チューブの位置のずれ、カフ圧不足がないかをすみやかに点検。

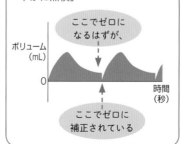

ここでゼロになるはずが、

ここでゼロに補正されている

原因Ⅴ auto PEEP

呼気を最後まで吐き出せず、PEEP過剰に

呼気終了前に次の吸気が送られてきて、呼気を最後まで吐き出しきれず、肺胞内に過剰なPEEPがかかる。「気道に抵抗がある」「換気量が大きい」「呼吸回数が多い」「呼気時間が短い」場合などに起こる。呼気時間を十分とれるよう、PEEPの設定を変更。

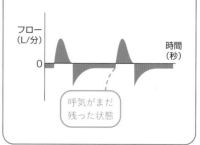

呼気がまだ残った状態

＊トリガー感度の設定、調節のしかたは、『これならわかる！ 人工呼吸器の使い方』（讃井將満監修）を参照。

∷波形が変なときは、まず身体所見を確認

代表的な波形異常を覚えておくと確実ですが、とりあえずの判断基準は「波形がきたない」「何か変」「いつもと違う」で十分。その場でできることから、すみやかに対処していきます。

まずは、1回換気量や分時換気量が適切かどうかを確かめます。同時に胸の動きや頸部に聴診器をあてて、息の出入りがあるかどうかを確認します。不安があれば、用手換気や気管吸引を試みてください。F_IO_2、気道内圧などの、人工呼吸器の設定値やモニター値と、生体情報モニターのSpO_2、血圧、脈拍などの数値も必ず確かめます。SpO_2が低下していれば、すぐF_IO_2を上げます。分時換気量が低下しているなら、換気回数を上げて対処します。

∷痰やリークが、よくあるアラームの原因

アラーム作動時は、何の異常かが表示されます。ただ、そこだけ見ていては重大な急変に対処できません。波形異常に気づいたときと同様に、人工呼吸器のモニターと生体情報モニターの数値、身体所見にあきらかな異常がないかを確かめましょう。目に見える異常に急いで対処しながら、原因検索を進めます。もっとも急を要する原因は、気管レベルの痰詰まりとリークの増加。気管チューブ内に痰がたまっていたら、すぐ吸引してとり除きましょう（→P67）。気管チューブの抜けやずれによるリークなら、すぐ医師を呼びます。回路外れや接続部からのリークの可能性もあり、接続部に1か所ずつふれて確認。外れていたらすぐ再接続します。

アラーム作動時は表示を確認し、原因を考える

アラームの設定範囲が適切かどうかも確認。分時換気量下限アラーム、呼吸回数下限アラーム、無呼吸アラームなどの設定がきびしすぎると、呼吸器離脱の妨げに。

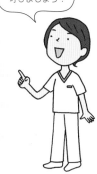

迷ったらすぐ、先輩や医師を呼びましょう！

Ⅰ 気道内圧の異常

気道内圧上限アラーム	気道内圧下限アラーム

気道内圧下限アラームでは、1回換気量低下、呼吸回数減少など、状態の悪化を疑う。
上限アラームの場合は、咳や痰でも起こる。機器側の要因では、リークや回路外れなどを確認。

Ⅱ 分時換気量の異常

分時換気量上限アラーム	分時換気量下限アラーム

下限アラームがとくに重要。1回換気量の低下、呼吸回数減少を疑う。機器側の要因では、リークや回路外れ、呼気弁の破損などの異常が考えられる。上限アラームは患者側の要因のことが多い。

Ⅲ 1回換気量の異常

1回換気量上限アラーム	1回換気量下限アラーム

分時換気量のアラームと同様、患者側の要因ではないか、人工呼吸器モニターと生体情報モニターの数値、身体所見を確認。正常ならリークや回路外れがないか見る。

Ⅳ 呼吸回数の異常

呼吸回数上限アラーム	呼吸回数下限アラーム

1分間あたりの換気回数が上限値を超えているか、下限値を下回っている場合に作動。敗血症のなり始めなどに頻呼吸となりやすく、呼吸状態、全身状態をよく見る。

Ⅴ 呼吸停止

無呼吸アラーム

初期設定の無呼吸時間である15〜20秒のあいだに、呼吸がなかったことを示す。胸の動きなどで、息をしているかすぐ確認。呼吸があれば回路外れなどを疑う。

IPPV（侵襲的陽圧換気）

呼吸器装着中も、快適に過ごせるケアを

人工呼吸器での管理は、体だけでなく、精神的にも大きな負担。早期に離脱できるのが理想ですが、それまでのあいだ、少しでも快適に過ごせるよう、痛みのケア、身の回りのケアをおこないます。

機器ばかり見ず患者を見て、安楽のためのケアを提供

病態の治療と管理ばかりに目を向けず、「全人的に見て、ケアする」視点を大切に。

鎮静度の評価

RASS[*1]でチェック

鎮静をしている場合は、RASSスケールで鎮静の深さを確認。−2〜0に保ちたい。

スコア	用語	説明	
+4	好戦的な	あきらかに好戦的な、暴力的な、スタッフに対する差し迫った危険	
+3	非常に興奮した	チューブ類またはカテーテル類を自己抜去：攻撃的な	
+2	興奮した	頻繁な非意図的な運動、人工呼吸器ファイティング	
+1	落ち着きのない	不安で絶えずそわそわしている、しかし動きは攻撃的でも活発でもない	
0	意識清明な	落ち着いている	
−1	傾眠状態	完全に清明ではないが、呼びかけに10秒以上の開眼およびアイ・コンタクトで応答する	呼びかけ刺激
−2	軽い鎮静状態	呼びかけに10秒未満のアイ・コンタクトで応答	呼びかけ刺激
−3	中等度鎮静	呼びかけに動きまたは開眼で応答するがアイ・コンタクトなし	呼びかけ刺激
−4	深い鎮静状態	呼びかけに無反応、しかし、身体刺激で動きまたは開眼	身体刺激
−5	昏睡	呼びかけにも身体刺激にも無反応	身体刺激

痛みの評価

CPOT[*2]スケールを活用

通常は10段階評価などで尋ねるが、鎮静下ではCPOTスケールで評価。＞2なら介入が必要。

指標	状態	説明	点
表情	筋の緊張がまったくない	リラックスした状態	0
	しかめ面、眉が下がる、眼球の固定、まぶたや口角の筋肉が萎縮する	緊張状態	1
	上記の顔の動き、眼をぎゅっとするのに加え、固く閉じる	顔をゆがめている状態	2
身体運動	全く動かない（必ずしも無痛を意味していない）	動きの欠如	0
	緩慢かつ慎重な運動、疼痛部位を触ったりさすったりする動作、体動時注意を払う	保護	1
	チューブを引っ張る、起き上がろうとする、手足を動かす、ばたつく、指示に従わない、医療スタッフをたたく、ベッドから出ようとする	落ち着かない状態	2
筋緊張 （上肢の他動的屈曲と伸展による評価）	他動運動に対する抵抗がない	リラックスした	0
	他動運動に対する抵抗がある	緊張状態、硬直状態	1
	他動運動に対する強い抵抗があり、最後までおこなうことができない	極度の緊張状態あるいは硬直状態	2
人工呼吸器の順応性 （挿管患者）	アラームの作動がなく、人工呼吸器と同調した状態	人工呼吸器または運動に許容している	0
	アラームが自然に止まる	咳き込むが許容している	1
	非同調性：人工呼吸の妨げ、頻回にアラームが作動する	人工呼吸器に抵抗している	2
または発声 （抜管された患者）	普通の調子で話すか、無音	普通の声で話すか、無音	0
	ため息、うめき声	ため息、うめき声	1
	泣き叫ぶ、すすり泣く	泣き叫ぶ、すすり泣く	2

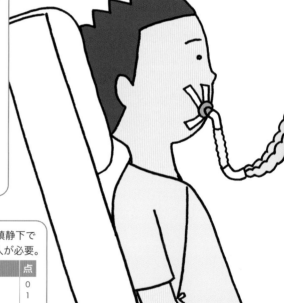

　＊1…Richmond Agitation-Sedation Scale　＊2…Critical Care Pain Observation Tool

◈鎮静はしないか、浅くするのが望ましい

　痛みがあると、ICUでの治療のつらさは増すばかり。スケールで毎日評価し、フェンタニルなどを使って、痛みを確実にやわらげます。

　深い鎮静も、回復を遅らせ、せん妄などの原因に。PICS（→Part5）予防のためにも、「しなくてすむならしない」が基本です。する場合も、RASSで－2〜0程度の浅い鎮静が原則で、鎮静度をRASSで評価します。

◈栄養や排泄など、基本のケアもていねいに

　清潔ケアや排泄のケア、こまめな体位変換など、身の回りのケアも、「快」を支える重要な要素。不快なところがないかなどを筆談で尋ねながら、安楽のためのケアを工夫します。

　拘縮を防ぐため、リハビリは早期から始めます。全身状態が安定していれば、車椅子に機器を積んで院内や庭を散歩するなど、気分転換を兼ねたリハビリもとり入れてみましょう。

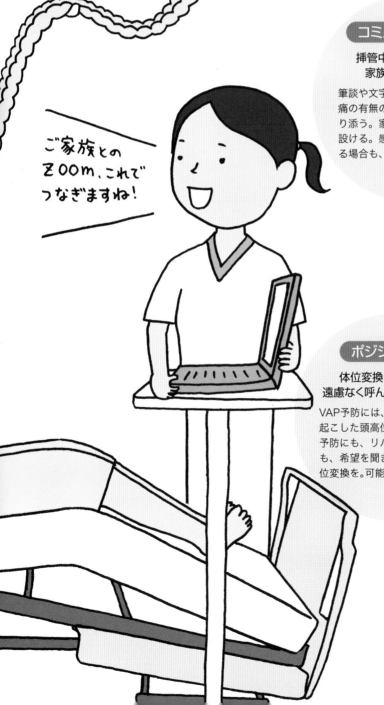

ご家族との
Zoom、これで
つなぎますね！

コミュニケーション

**挿管中でも筆談は可能。
家族との面会調整も**

筆談や文字盤で会話し、痛みや苦痛の有無のほか、思いを聞いて寄り添う。家族との面会機会も多く設ける。感染対策などで制限がある場合も、オンラインで実施。

口腔ケア

**誤嚥(ごえん)に注意しながら、
口渇感を少しでもやわらげる**

食事は経腸栄養だが、人工呼吸器関連肺炎（VAP）予防のためにも、1日3回の口腔ケアを徹底。口渇感が強ければ、氷を口に含ませたり、保湿ジェルなどを活用。

ポジショニング

**体位変換したいときは、
遠慮なく呼んでもらえるように**

VAP予防には、上体を30〜45°に起こした頭高位が基本だが、褥瘡(じょくそう)予防にも、リハビリや気分転換にも、希望を聞きながらこまめに体位変換を。可能なら端座位(たんざい)もいい。

清潔ケア

**清拭のほか、足浴なども
とり入れ、リラックスしてもらう**

毎日の清拭、着替えのほか、希望に応じてシャンプーや足浴をしたりするのもいい。同一体位で苦痛なら、マッサージなどのケアも有効。ケア内容は患者と相談して決める。

IPPV（侵襲的陽圧換気）
人工呼吸による肺損傷「VILI」を防ぐ

人工呼吸器は呼吸状態を改善し、全身への酸素供給を維持するために使うもの。しかし弊害もあり、その代表が「VILI」で、圧損傷、容量損傷、無気肺損傷、生物学的損傷の4つに分けられます。

肺胞への過大な負荷で、肺がダメージを受ける

臓器不全を防ぐための人工呼吸器が、肺胞にダメージを与え、ほかの臓器にも損傷を引き起こす。

ARDS患者の肺

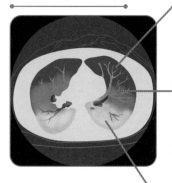

traumaは損傷、外傷のこと。肺の外傷と考えて

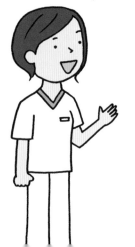

腹側
肺胞が 過伸展 する
肺胞が引き伸ばされる

重力の影響で水は背側、空気は腹側に行きやすい。背側無気肺が生じて換気できる領域が腹側に偏り、通常の1回換気量でも肺胞が過伸展しやすい。

中間
肺胞が 開放-虚脱 をくり返す
開放-虚脱を繰り返す

吸気時に圧がかかると開放され、ガスが入るが、呼気時に圧が下がると虚脱してしまう領域。

背側
肺胞が 完全に虚脱 している
肺水腫によって空気が入りにくくなる

肺水腫によって肺が重くなり、空気が入りにくくなって虚脱し、無気肺になる。この領域を通過する静脈血は、酸素化されずに動脈側に流れ込み（シャント →P24）、低酸素血症を起こす。背側が無気肺になるため、1回換気量を腹側で受け止めなければならず、過伸展が起きやすい。

圧損傷
Barotrauma

高い気道内圧で肺胞が損傷し、気胸、縦隔気腫、皮下気腫、心嚢気腫の原因に。通常はないところに空気が貯留してしまう。

容量損傷
Volutrauma

肺胞の過伸展によって起こる損傷。予防には、1回換気量の制限が重要。

無気肺損傷
Atelectrauma

開放-虚脱をくり返すことにより、肺胞に引き裂く力が働いて起こる。背側の虚脱肺を再開通させるための適切なPEEP設定が重要。

生物学的損傷
Biotrauma

容量損傷、無気肺損傷によって起こる肺の強い損傷のために、炎症性サイトカインが産生され、全身の損傷や他臓器障害の原因に。

他臓器傷害

人工呼吸器は、「必要悪」と理解して

酸素療法以上に、人工呼吸器は「必要悪」です。高い圧、大きい容量を送り込むことで肺胞が損傷し、VILI[*2]（人工呼吸器誘発性肺傷害）の引き金となります。

正常な肺の場合も、高い圧や容量により肺胞が傷つきますが、ARDS（急性呼吸窮迫症候群）のように換気できる肺領域がかぎられている病態では、とくにVILIの影響が大きいとされます。そのため現在はどの病態でも、肺をなるべく傷つけずに呼吸を管理する「肺保護戦略」が推奨されています。

負荷の少ない設定で、肺へのダメージを減らす

肺保護戦略の要点は、3つあります。

1つめは、1回換気量を制限し、肺の過伸展を防ぐことです。予測体重[*1]換算で、おおおそ6mL/kgを目標値とします。

2つめは、F_IO_2をできるだけ低く抑えること。高濃度酸素にさらされ続けることは、肺損傷の一因。VILIを増悪させてしまいます。$F_IO_2$50%以下をめやすに設定します。

そして3つめは、高すぎず、低すぎないPEEPを付加し、無気肺損傷を防ぐことです。通常は5〜20cmH2Oのあいだで調節します。

ARDS以外でも、「肺保護戦略」が有効

もとはARDSの呼吸器管理のために考案された方法だが、現在はどの疾患でも推奨される。

目標1
肺にやさしい酸素化

| 肺に問題がないとき | PaO_2 70〜100Torr、SpO_2 95〜98% |
| 肺に問題があるとき | PaO_2 60〜70Torr、SpO_2 90〜92% |

酸素化の目標値が高すぎると、F_IO_2も高く設定せざるをえなくなる。肺に問題のない術後患者では通常の目標値でよいが、ARDSや重症肺炎、COPD、気管支喘息のように、肺に問題がある患者では、PaO_2もSpO_2も低い目標値で管理。

目標2
肺にやさしい換気

| 肺に問題がないとき | $PaCO_2$ 40±5Torr |
| 肺に問題があるとき | $PaCO_2$ 60±5Torr |

CO_2をしっかり排出しようとするほど、高い圧と容量での換気が必要に。ARDS、重症肺炎、COPD、気管支喘息などの患者では、60±5Torrでよい。なお、脳圧亢進の心配のある患者などは、$PaCO_2$35±5Torrに（→P201）。

やりすぎもやらなさすぎも、心肺に悪影響！

具体的な肺保護戦略

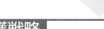

1回換気量制限
予測体重1kgあたり6〜7mLにとどめる
成人女性で、予測体重[*1]が45kgなら、250〜300mL。男性では300〜450mLがめやす。大きい1回換気量が放置されがちなので注意する。

低いF_IO_2
（吸入気酸素濃度）
高濃度酸素はVILIを増悪させる。F_IO_2≦50%までに
高いと肺損傷の一因に。重度の呼吸不全では、50%より高くしなければならない場合もあるが、病態改善とともにすみやかに下げる努力をする。

適切なPEEP
5〜20cmH2Oの範囲で病態に応じて調整
5〜20cmH2Oのあいだで肺の病態やPaO_2に応じて調節。10cmH2Oを超えるPEEPは、心拍出量が低下し、酸素化能が低下する可能性もあるので注意。

[*1] 予測体重：肺の大きさは身長に比例するとされ、身長から予測体重を求め、人工呼吸器の設定に活用する。
男性：50+0.91×[身長(cm)−152.4]　女性：45.5+0.91×[身長(cm)−152.4]　[*2] Ventilation-induced Lung Injury

カフ圧調整、気管吸引で、気道を最適に

気管チューブのカフが、気管内壁に密着するよう一定の圧を保つことも、人工呼吸管理のひとつ。
痰の貯留も酸素化、換気の妨げとなるため、たまっていたら吸引で除去します。

カフ圧は20〜30cmH₂Oに保つ。カフ脱出にも注意！

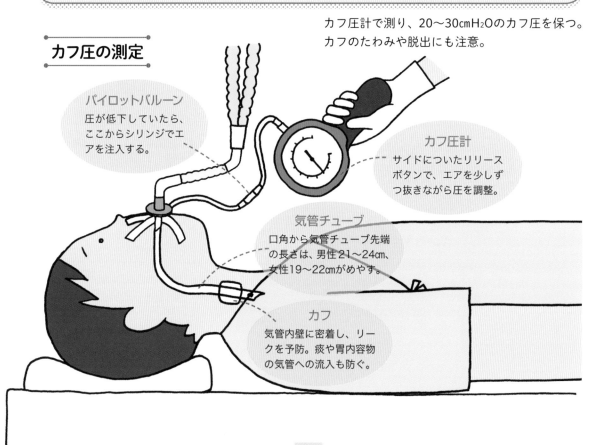

カフ圧の測定

カフ圧計で測り、20〜30cmH₂Oのカフ圧を保つ。
カフのたわみや脱出にも注意。

パイロットバルーン
圧が低下していたら、ここからシリンジでエアを注入する。

カフ圧計
サイドについたリリースボタンで、エアを少しずつ抜きながら圧を調整。

気管チューブ
口角から気管チューブ先端の長さは、男性21〜24cm、女性19〜22cmがめやす。

カフ
気管内壁に密着し、リークを予防。痰や胃内容物の気管への流入も防ぐ。

カフ圧の異常

高すぎるカフ圧
>30cmH₂Oでは気道粘膜の血流が阻害され、出血、壊死、肉芽・潰瘍、穿孔のリスクが増す。

低すぎるカフ圧
<20cmH₂Oだと、リークにより換気量が低下したり、分泌物が下気道へ流入してVAP（人工呼吸器関連肺炎）が起こりやくなる。

気管チューブの抜けによる影響

気管チューブのたわみ
気管チューブが口腔内でたわみ、カフの位置が浅く（声門に近く）なる。口角の固定位置は変わらないため、気づきにくい。

カフの脱出
カフのヘルニアともいう。声門より高い位置にカフが出てきてしまい、リークをくり返す。カフが完全に声門から脱出する前に修正が必要。

∴ モニターだけでなく、カフ脱出にも注意する

人工呼吸器管理中は、SpO₂やモニタリング値、グラフィック波形をこまめにチェック。胸の動きなども見て、視診でも、呼吸の異常がないかを確認します。「挿管しているから大丈夫」と思われがちですが、カフの脱出で気管チューブが抜けてしまうことがあり、非常に危険です。**頻回のカフリーク時は、カフの脱出を疑わなければなりません。**すぐ医師に相談しましょう。

∴ 吸引は、本当に必要なときに実施する

気管チューブの痰の吸引も重要です。ただし気道粘膜の損傷、脈拍・血圧の変動など、さまざまな合併症の可能性もあります。末梢気道に貯留している痰も吸引できません。**ルーティンでの実施は避け、痰が上がってきたとき、痰の貯留を疑うときだけ実施します。**酸素化の維持、虚脱予防の観点から、人工呼吸器を外さずにおこなう「閉鎖式気管内吸引」が推奨されます。

痰の貯留で呼吸が悪化していたら、気管吸引を

スリーブをたぐりよせながら、カテーテルを気管チューブに挿入。吸引は1回10秒以内に。

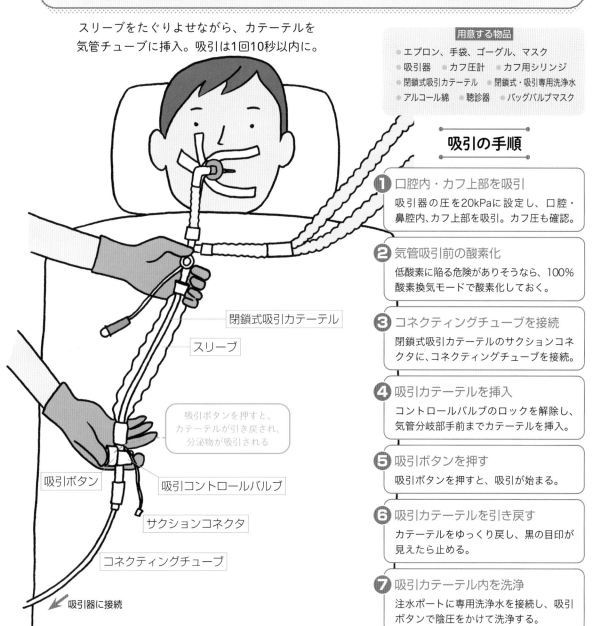

用意する物品
● エプロン、手袋、ゴーグル、マスク ● 吸引器 ● カフ圧計 ● カフ用シリンジ ● 閉鎖式吸引カテーテル ● 閉鎖式・吸引専用洗浄水 ● アルコール綿 ● 聴診器 ● バッグバルブマスク

閉鎖式吸引カテーテル
スリーブ

吸引ボタンを押すと、カテーテルが引き戻され、分泌物が吸引される

吸引ボタン
吸引コントロールバルブ
サクションコネクタ
コネクティングチューブ

← 吸引器に接続

吸引の手順

❶ 口腔内・カフ上部を吸引
吸引器の圧を20kPaに設定し、口腔・鼻腔内、カフ上部を吸引。カフ圧も確認。

❷ 気管吸引前の酸素化
低酸素に陥る危険がありそうなら、100%酸素換気モードで酸素化しておく。

❸ コネクティングチューブを接続
閉鎖式吸引カテーテルのサクションコネクタに、コネクティングチューブを接続。

❹ 吸引カテーテルを挿入
コントロールバルブのロックを解除し、気管分岐部手前までカテーテルを挿入。

❺ 吸引ボタンを押す
吸引ボタンを押すと、吸引が始まる。

❻ 吸引カテーテルを引き戻す
カテーテルをゆっくり戻し、黒の目印が見えたら止める。

❼ 吸引カテーテル内を洗浄
注水ポートに専用洗浄水を接続し、吸引ボタンで陰圧をかけて洗浄する。

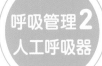

IPPV（侵襲的陽圧換気）
プロトコルに沿って、早期の離脱を

人工呼吸器の使用期間が短いほど、VAP、VILI、PICSのリスクが下がります。酸素化、換気が改善したら、SAT（自発覚醒トライアル）、SBT（自発呼吸トライアル）を。成功すれば抜管を考えます。

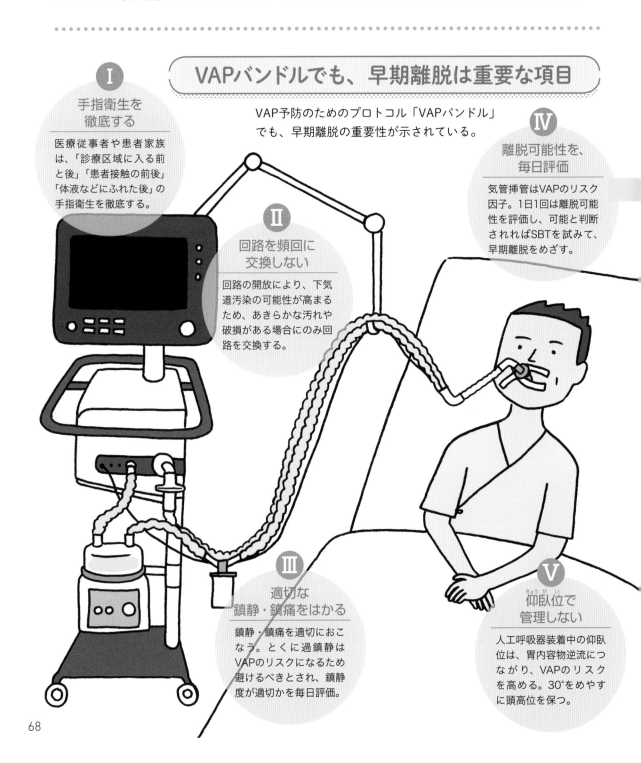

VAPバンドルでも、早期離脱は重要な項目

I 手指衛生を徹底する

医療従事者や患者家族は、「診療区域に入る前と後」「患者接触の前後」「体液などにふれた後」の手指衛生を徹底する。

VAP予防のためのプロトコル「VAPバンドル」でも、早期離脱の重要性が示されている。

II 回路を頻回に交換しない

回路の開放により、下気道汚染の可能性が高まるため、あきらかな汚れや破損がある場合にのみ回路を交換する。

IV 離脱可能性を、毎日評価

気管挿管はVAPのリスク因子。1日1回は離脱可能性を評価し、可能と判断されればSBTを試みて、早期離脱をめざす。

III 適切な鎮静・鎮痛をはかる

鎮静・鎮痛を適切におこなう。とくに過鎮静はVAPのリスクになるため避けるべきとされ、鎮静度が適切かを毎日評価。

V 仰臥位（ぎょうがい）で管理しない

人工呼吸器装着中の仰臥位は、胃内容物逆流につながり、VAPのリスクを高める。30°をめやすに頭高位を保つ。

∴VAP予防のためにも、早期離脱をめざす

　長期の人工呼吸では、VILI（人工呼吸器誘発性肺傷害）やVAP（人工呼吸器関連肺炎）だけでなく、せん妄リスクも高まります。安静臥床による廃用萎縮、褥瘡などのリスクも問題。PICS（→P212～）も起きやすくなります。**原疾患や呼吸状態に改善が見られたらすぐ人工呼吸器から離脱し、可能なら抜管もできるのが理想です。**一方で、抜管後に再挿管が必要になる患者では、予後が悪いことも知られています。離脱可能性を毎日アセスメントし、安全に、もっとも早く離脱できるタイミングを探ります。

∴抜管後1時間は、つねに観察を

　下記の基準を満たし、離脱可能と判断されれば、SBT（自発呼吸トライアル）を実施。失敗したときは、何が問題かを十分考察し、修正して次回のSBT成功につなげます。**失敗原因として頻度が高いのは、水分バランス過剰と感染症です。**

　離脱に成功したら、喉頭浮腫による上気道狭窄、痰のクリアランス、筋力などを評価し、抜管可能か検討。抜管後1時間以内は気道閉塞、狭窄の危険が高く、目を離さず見守ります。抜管前後に頻脈、高血圧を認めることも多いですが、通常は一時的なもの。続く場合は医師を呼びます。

離脱の条件を満たせば、SAT→SBTの順に実施

気道が開通していて、排痰可能なことが大前提。以下のプロトコルに沿って進める。

SAT（自発覚醒トライアル）

SAT開始安全基準

以下の状態でないことを確認する。基準に該当する場合は、SATを見合わせる
- ☑興奮状態が持続し、鎮静薬の投与量が増加している
- ☑筋弛緩薬を使用している
- ☑24時間以内の新たな不整脈や心筋虚血の徴候
- ☑けいれん、アルコール離脱症状のため鎮静薬を持続投与中
- ☑頭蓋内圧の上昇　　☑医師の判断

SAT成功基準

①②ともにクリアできた場合を「成功」、できない場合は「不適合」として、翌日再評価とする
①RASS：－1～0
　口頭指示で開眼や動作が容易に可能である
②鎮静薬を中止して30分以上過ぎても、以下の状態とならない
- ☑興奮状態　　☑持続的な不安状態
- ☑鎮痛薬を投与しても痛みをコントロールできない
- ☑頻呼吸（呼吸数≧35回/分 5分間以上）
- ☑SpO₂＜90％が持続し対応が必要　☑新たな不整脈

SBT（自発呼吸トライアル）

SBT 開始安全基準

原疾患の改善を認め、①～⑤をすべてクリアした場合、SBTをおこなう。それ以外はSBTをおこなう準備ができていないと判断し、その原因を同定し対策を講じたうえで、翌日再度の評価をおこなう。
①**酸素化が十分である**
- ☑F_IO_2≦0.5かつPEEP≦8cmH₂Oのもとで SpO₂＞90％
②**血行動態が安定している**
- ☑急性の心筋虚血、重篤な不整脈がない
- ☑心拍数≦140bpm
- ☑昇圧薬の使用について少量は容認する（ドパミン≦5μg/kg/分、ドブタミン≦ 5μg/kg/分、ノルアドレナリン≦ 0.05μg/kg/分）
③**十分な吸気努力がある**
- ☑1回換気量＞5mL/kg
- ☑分時換気量＜15L/分
- ☑Rapid shallow breathing index （1分間の呼吸回数/1回換気量[L]）＜105回/分/L
- ☑呼吸性アシドーシスがない（pH＞7.25）
④**異常呼吸パターンを認めない**
- ☑呼吸補助筋の過剰な使用がない
- ☑シーソー呼吸（奇異性呼吸）がない
⑤**全身状態が安定している**
- ☑発熱がない　☑重篤な電解質異常を認めない
- ☑重篤な貧血を認めない
- ☑重篤な体液過剰を認めない

SBTの方法

患者が以下の条件に耐えられるかどうかを1日1回、評価する。
条件： 吸入酸素濃度50％以下の設定で、CPAP≦5㎝H₂O（PS≦5cmH₂O）またはTピース30分間継続し、以下の基準で評価する（120分以上は継続しない）。
耐えられなければ、SBT前の条件設定に戻し、不適合の原因について検討し、対策を講じる。

SBT 成功基準

- ☑呼吸数＜30 回/分
- ☑開始前と比べてあきらかな低下がない
  （たとえばSpO₂≧94％、PaO₂≧70mmHg）
- ☑心拍数＜140bpm、新たな不整脈や心筋虚血の徴候を認めない
- ☑過度の血圧上昇を認めない
- ☑以下の呼吸促迫の徴候を認めない（SBT前の状態と比較する）
  1. 呼吸補助筋の過剰な使用がない
  2. シーソー呼吸（奇異性呼吸）
  3. 冷汗
  4. 重度の呼吸困難感、不安感、不穏状態

（「人工呼吸器離脱に関する3学会合同プロトコル」日本集中治療医学会・日本呼吸療法医学会・日本クリティカルケア看護学会 3学会合同人工呼吸器離脱ワーキング編，2015より引用）

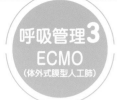

脱血した血液を人工肺で酸素化し、二酸化炭素を除去して送血

COVID-19の報道で、広く知られるようになった「ECMO」。重症のARDSなど、急激に進行する呼吸不全で用いられ、血液を人工肺で酸素化し、二酸化炭素を除去することで、患者自身の肺を休めます。

∴人工肺でガス交換。肺を休めて時間を稼ぐ

ECMO（体外式膜型人工肺）は、体外補助循環装置の一種。血液を体外に出し、膜型人工肺で酸素化したのち、体内に戻すしくみです。

肺機能が著しく低下したときに使う「VV-ECMO」と、循環不全に陥ったときの「VA-ECMO」に分けられます。V（vein）は静脈、A（artery）は動脈で、前者は静脈から脱血し、静脈に戻す方法。後者は静脈から脱血し、動脈に送血する方法で、日本では「PCPS（経皮的心肺補助装置）」の名で知られています。

ここで紹介するVV-ECMOは、ARDS（急性呼吸窮迫症候群）などの急性呼吸不全で、人工呼吸器でも換気と酸素化が保てないときに使うもの。目的は「Lung Rest（ラングレスト）」で、人工呼吸による肺損傷（VILI →P64）の進行を止め、その間に基礎疾患の治療を進めます。

∴静脈から脱血し、静脈へ送血する

VV-ECMOでは、大腿静脈に脱血回路用のカニューラを、内頸静脈に送血回路用のカニューラを留置し、遠心ポンプ（右図参照）を回して管理します。逆に内頸静脈から脱血し、大腿静脈から送血することもあります。

膜型人工肺は、ストロー状の中空糸型ガス交換膜を数千本束ねたような構造です。内側に酸素混合ガス、外側に血液を流すことで、不要なCO_2をストローの内腔部分から排出します。人工肺では高濃度酸素の付加もおこない、酸素豊富な血液を送血回路に送り出します。

VV-ECMOは、機能を果たせなくなった肺の代わりにその機能を担いながら、VILIの進行を止め、その間に患者自身の肺機能回復を待つための機械です。原則として、回復する可能性がある場合のみ適応になります。

人工呼吸のみではP/F比が低く、換気が維持できない場合に使う

以下の表の1～5のどれかにあてはまるケースが、VV-ECMOの適応。

1	低酸素性呼吸不全で、原因を問わず、予測死亡率50%以上なら導入を考慮。80%以上なら、その時点で導入適応 a．F_IO_2＞90%で、P/F比＜150かつまたはMLIS（Murray Lung Injury Score）2～3点なら、予測死亡率50% b．F_IO_2＞90%で、P/F比＜100かつまたは6時間以上の適切な治療にもかかわらずMLIS3～4点なら、予測死亡率80%
2	非代償性高二酸化炭素血症 人工呼吸器設定（プラトー圧＞30cmH₂O）にもかかわらず、CO_2が貯留する
3	重度のエアリーク症候群
4	肺移植待機患者で、気管挿管が必要な患者
5	心・肺機能の突然の破綻（肺塞栓症、気道閉塞などによる）

MLIS (Murray Lung Injury Score)

胸部レントゲン		点	低酸素 P/F比	点	PEEP (cmH₂O)	点	コンプライアンス (mL/cmH₂O)	点
肺陰影なし		0	≧300	0	≦5	0	≧80	0
肺水腫	全体の25%	1	225～299	1	6～8	1	60～79	1
	全体の50%	2	175～224	2	9～11	2	40～59	2
	全体の75%	3	100～174	3	12～14	3	20～39	3
	全肺野	4	＜100	4	≧15	4	≦19	4
合計点÷4を点数とする		0点⇒肺傷害なし		0.1～2.5点未満⇒軽度～中等度肺障害		2.5点以上⇒重度肺傷害		

（「Extracorporeal Life Support Organization (ELSO) guidelines for adult respiratory failure.」Extracorporeal Life Support Organization, 2017より引用）

呼吸管理に使うのは、「V（静脈）-V（静脈）」のECMO

CO_2を多く含む静脈血を、大腿静脈から脱血し、酸素化して内頸静脈に戻す。

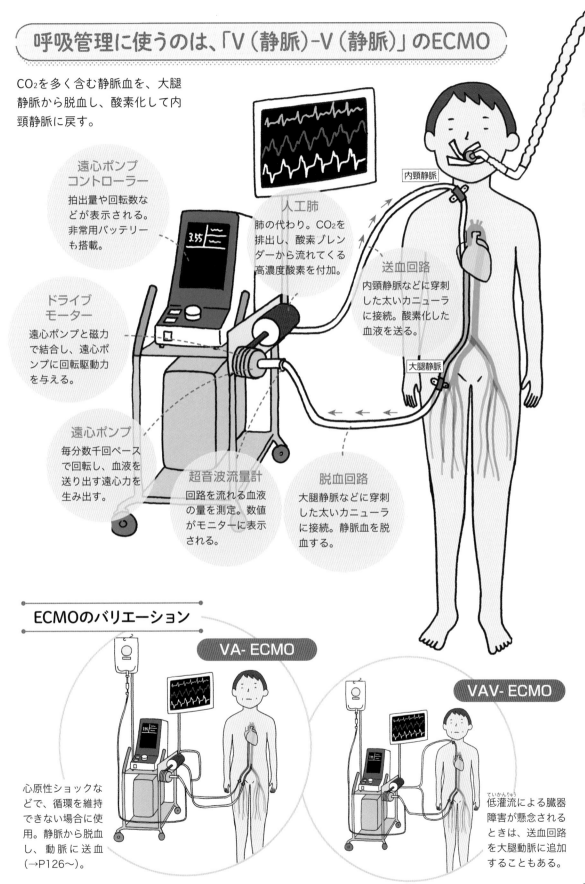

遠心ポンプコントローラー
拍出量や回転数などが表示される。非常用バッテリーも搭載。

ドライブモーター
遠心ポンプと磁力で結合し、遠心ポンプに回転駆動力を与える。

遠心ポンプ
毎分数千回ペースで回転し、血液を送り出す遠心力を生み出す。

超音波流量計
回路を流れる血液の量を測定。数値がモニターに表示される。

人工肺
肺の代わり。CO_2を排出し、酸素ブレンダーから流れてくる高濃度酸素を付加。

送血回路
内頸静脈などに穿刺した太いカニューラに接続。酸素化した血液を送る。

脱血回路
大腿静脈などに穿刺した太いカニューラに接続。静脈血を脱血する。

内頸静脈

大腿静脈

ECMOのバリエーション

VA- ECMO

心原性ショックなどで、循環を維持できない場合に使用。静脈から脱血し、動脈に送血（→P126〜）。

VAV- ECMO

低灌流（ていかんりゅう）による臓器障害が懸念されるときは、送血回路を大腿動脈に追加することもある。

SaO₂と身体所見から、 酸素供給が適切かチェック

ECMOでの管理中は、傷害された肺の代わりにきちんと酸素化できているか、全身に酸素が届いているかを、つねにアセスメントし、十分でなければ設定を調整する必要があります。

VV-ECMO中の目標SaO₂は、85〜90％がめやす

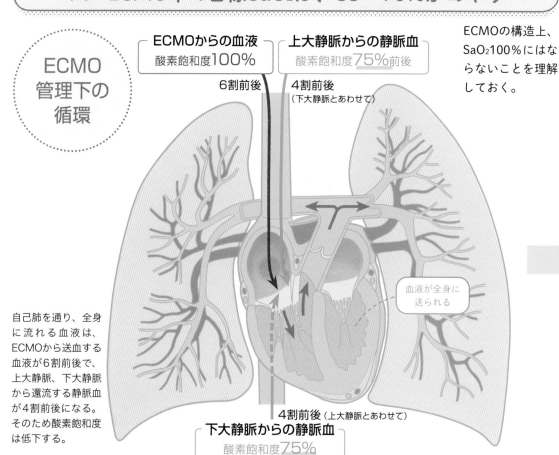

ECMO管理下の循環

ECMOからの血液
酸素飽和度100％
6割前後

上大静脈からの静脈血
酸素飽和度75％前後
4割前後（下大静脈とあわせて）

ECMOの構造上、SaO₂100％にはならないことを理解しておく。

血液が全身に送られる

自己肺を通り、全身に流れる血液は、ECMOから送血する血液が6割前後で、上大静脈、下大静脈から還流する静脈血が4割前後になる。そのため酸素飽和度は低下する。

4割前後（上大静脈とあわせて）
下大静脈からの静脈血
酸素飽和度75％

全身の酸素供給量DO₂を高く保つには、 フロー Hb SvO₂ を高くする！

1　Hb濃度が高くなれば、酸素供給量が上がる
2　ECMOフローを高くすることで、より多くの血液が酸素化され、それが左心系へと向かう（上図）
3　SvO₂（静脈血酸素飽和度）を上昇させる。それが左心系へと向かう（上図）

$$DO_2（酸素供給量）= 1.34 \times [Hb（ヘモグロビン濃度）(g/dL) \times SaO_2（動脈血酸素飽和度）(\%)] \times CO（心拍出量）(L/分) \times 10$$

①輸血でHbを増やす
②心拍出量に占めるECMOフローの割合を増やすことによって、SaO₂が上昇する。フローは最大4〜6L程度

送血した血液と、全身から戻る静脈血が混ざる

VV- ECMOの目的のひとつは、機能を果たせなくなった患者肺の代わりに酸素供給量を保つこと。ただ、人工肺で酸素化された血液は右房に入り、全身から環流した静脈血と混ざります。そのためSaO_2は80〜90％程度に下がります。またECMO中は、一定の割合（>15％）で送血された血液がECMO回路に戻る「リサーキュレーション（再循環）」も起こります。SaO_2を高く保つには、「Hb濃度」「ECMOから右心室へ向かうフロー」を高く保つ（≒リサーキュレーションを減らす）ことが肝心。SvO_2（静脈血酸素飽和度）が下がらないよう、興奮や不安を抑えることも有用です。日々のアセスメントでは、脱血回路から採血した血液のSaO_2とともに、Hb濃度とフローを必ず見ます。

身体所見からも、酸素供給量をチェック

十分な酸素が全身に供給されているか、各臓器の機能や末梢循環の指標で確認することも大切です。臓器の機能評価としては、脳神経系なら意識がよい指標ですし、腎・肝機能は血液検査で確認できます。

乳酸値や尿量は、全身の血液循環の指標となり、手足の冷感、皮膚の色、CRT（毛細血管再充満時間）からは、末梢まで酸素が十分届いているかがわかります。

日々のアセスメントでは、このように全身を見て、酸素需給バランスが維持されているかを評価します。

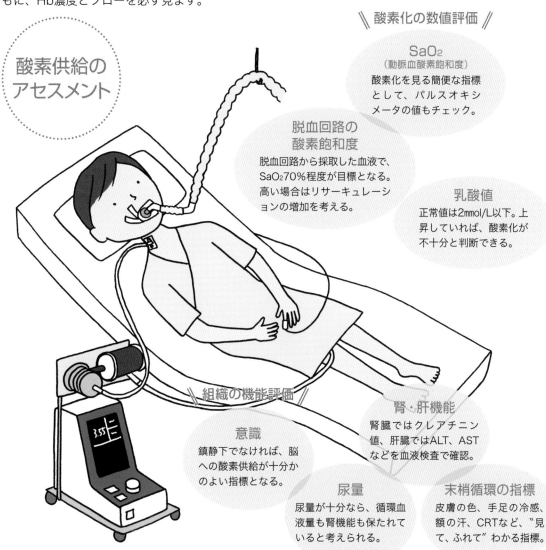

酸素供給のアセスメント

\\ 酸素化の数値評価 //

SaO_2
（動脈血酸素飽和度）
酸素化を見る簡便な指標として、パルスオキシメータの値もチェック。

脱血回路の酸素飽和度
脱血回路から採取した血液で、$SaO_2$70％程度が目標となる。高い場合はリサーキュレーションの増加を考える。

乳酸値
正常値は2mmol/L以下。上昇していれば、酸素化が不十分と判断できる。

\\ 組織の機能評価 //

意識
鎮静下でなければ、脳への酸素供給が十分かのよい指標となる。

腎・肝機能
腎臓ではクレアチニン値、肝臓ではALT、ASTなどを血液検査で確認。

尿量
尿量が十分なら、循環血液量も腎機能も保たれていると考えられる。

末梢循環の指標
皮膚の色、手足の冷感、額の汗、CRTなど、"見て、ふれて"わかる指標。

F_IO_2やPEEPを低くして肺を保護し、休ませる

ECMO導入例は、急性の重症呼吸不全の患者です。ほぼ全員が人工呼吸器も装着しています。
VILIの進行を防ぐために、1回換気量を低くしたり、F_IO_2を低くする「肺保護戦略」で肺を守ります。

∷肺保護戦略と同じく、1回換気量を抑える

VV-ECMOの第一の目的は、機能を果たせなくなった患者肺の代わりにガス交換をおこない、酸素供給を維持すること。第二の目的は、損傷した肺を休ませる「Lung Rest」です。ECMO自体が患者肺を治すわけではありませんが、人工呼吸で生じる肺傷害（VILI）の進行をくい止める力をもっているのです。そのため人工呼吸器は、P65の肺保護戦略にもとづく設定とします（下図）。

肺を守るためには、循環血液量をむやみに増やさないことも大切です。肺に水がたまると負担になり、水を引くのにも時間がかかります。輸液管理も含め、水分過剰に注意しましょう。

∷腹臥位療法も、Lung Restに役立つ

ARDSなどの重症呼吸不全で有効とされるのが、「腹臥位療法」です。目的は、不均一になった肺の換気-血流分布を均一に近づけ、酸素化を改善し、肺の負担を均一化させること。ECMOや肺保護戦略との併用効果も高く、VILIの軽減効果、生命予後の改善が期待できます。

実際の管理では、ドレッシング材やクッションなどを用意し、皮膚損傷、褥瘡対策を十分におこなったうえで、5人以上のスタッフで腹臥位に体位変換します。1セッション16時間をめやすにおこない、その間は、カニューラの抜去やずれ、その他の合併症、バイタルサインの変動がないかをベッドサイドで見守ります。

人工呼吸器は「Lung Rest」設定で管理

ECMO導入中は、肺保護戦略で肺を休ませ、VILI（人工呼吸器誘発性肺傷害）などを防ぐ。

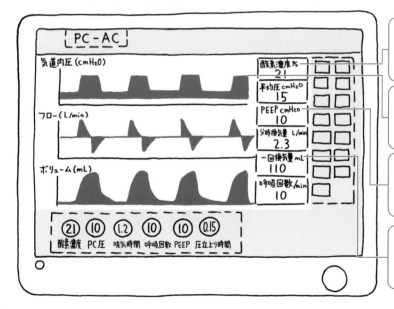

F_IO_2（吸入気酸素濃度）
酸素濃度は、高すぎると肺の負担に。$F_IO_2 ≦ 0.5$(50%)をめやすに設定する。

PC圧（吸気時PEEPに上乗せする圧）
過剰な肺胞の伸展を防ぎ、容量損傷と圧損傷を予防。めやすは$10cmH_2O$。

PEEP（呼気終末陽圧）
$10cmH_2O$程度で付加し、虚脱を防ぎながら、肺胞の傷害も防ぐ。

RR（呼吸回数）
10回/分に設定し、肺を保護。深い鎮静や筋弛緩が必要なことも。

COVID-19 も、人工呼吸器やECMOで管理

2020年から、世界的な感染拡大が起きているCOVID-19（新型コロナウイルス感染症）。
急激に悪化することから、人工呼吸器のみならず、ECMOを導入する例も少なくありません。

∴サイトカインで、全身状態が急激に悪化

この感染症の怖さは、診断段階では軽症で、あっても、急激に重症化が進むことです。

低酸素血症に陥っているのに呼吸困難感はあまりない、「ハッピーハイポキシア（幸せな低酸素血症）」のことも。しかし自覚的な呼吸困難感が出始めると、分単位で悪化し、人工呼吸器が必要な状態に陥ることがあります。

急速な重症化の背景で起きているのが、感染を起こした肺で、炎症性サイトカインが次々に産生される「サイトカインストーム」です。免疫応答の暴走で、IL-1、IL-2、IL-6などのインターロイキンに加え、インターフェロンなども放出されます。すると血管透過性が亢進し、肺炎からARDSへ。

炎症反応は全身にも波及するため、そのまま多臓器障害に陥ってしまわないよう、人工呼吸器やECMOで管理します。

∴挿管のタイミングが遅れないよう注意！

とはいえ大半の患者は軽症ですし、感染しても無症状の人も少なくありません。

また、低酸素血症を示す患者の多くは、HFNC、NPPVで対応可能です。

ここで大切なのが、「もしかしたら、ここから分刻みで重症化し、ARDSに陥る危険がある」という意識と備えです。変化が起きたときには、ためらわず挿管し、人工呼吸器で呼吸管理します。この状態でHFNCやNPPVを継続していると、さらに肺傷害を増悪させるおそれがあります。「HFNCやNPPVで様子見」を続けることだけは避けましょう。

重症化が進むときは、VV- ECMOで肺の機能を肩代わりし、多臓器不全への進行を防ぎます。気管挿管前からの早期の腹臥位療法も有効です。酸素化を改善し、肺の負担を均一化させることで、肺を休ませて回復を促します。

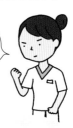

最初から挿管が必要なことも。
重症度に応じた治療を！

酸素療法

酸素化が早期に悪化するが、肺がまだ軽い。低流量か高流量システムで酸素を投与。肺が軽いので、1回換気量が多少大きくなっても肺傷害はさほど進行しない。

HFNC/NPPV

通常の酸素療法でSpO_2が維持できなければ考慮する。改善しないときは様子見とせず、すぐ気管挿管して、IPPVをおこなう。

IPPV

人工呼吸を開始した場合は、十分な鎮静と、必要なら筋弛緩によって、低い1回換気量、低いPEEP、F_IO_2を達成できるような設定に。

VV-ECMO

人工呼吸器でも酸素化や換気に改善が見られず、VILIの進行を止められない場合、VV-ECMOを併用し、肺を保護する。

重 症 化

アラーム作動時は、カニューラ閉塞などの原因を探る

ECMOは生命維持装置です。得られる利益が多い一方で、リスクも多くあります。出血などの合併症に注意するとともに、アラームにも迅速に対応し、適切な酸素供給量を維持できるようにします。

∴ 脱血・送血不良や合併症の徴候を見る

ECMO管理中は通常、動脈血ガス分析をおこない、送血、脱血が滞りなくできているか、酸素化は十分かの評価を続けます。

$PaCO_2$が高い場合には、ECMO肺に吹送する酸素流量（sweep gas）を増やします。一方、SpO_2が低下した場合には、ブレンダーのF_iO_2を高くします。

ただ、人工肺そのものが時間とともに劣化することもあり、これらの変化が患者の変化によるものか、人工肺の劣化によるものか、両方の評価が必要です。

合併症にも、細心の注意が必要。ECMO管理中は血栓を防ぐため、ヘパリンを使います。そのため出血しやすく、かつ止まりにくい状態といえます。脳や筋肉など、体の深部の出血が多く、神経学的所見やHb値の推移、輸液必要性の増加にも注意を払いましょう。

∴ 緊急事態にも落ち着いて対処する

SpO_2の低下、フローや回路内圧のアラームなど、緊急の対処が必要な場面に出くわすこともまれではありません。ECMOの最終的なゴールは酸素供給の維持ですが、SpO_2が目標値（85〜90%）に達しない場合には対処が必要になります。医師に連絡をとりつつ、ECMOのF_iO_2を上げる、流量を増やす、人工呼吸器の設定を上げる、動脈血液ガス・送脱血血液ガスの採取、胸部X線検査など、緊急の対処をします。

脱血・送血回路内の圧を1〜8時間おきに確認しますが、脱血圧が−100〜300mmHg未満なら脱血不良を疑います。人工肺前後の圧力勾配異常があれば、チューブの屈曲、人工肺内の血栓を疑います。送血圧のめやすは400mmHgで、上昇時は送血回路の閉塞、低下時は脱血不良や人工肺の閉塞を疑います。異常に気づいたらすぐ報告しましょう。

フローと圧を見て、異常がないかをチェック

アラームの多くは、フローの異常か圧の異常。フロー（ECMO流量）と、脱血圧、肺前後の圧、sweep gasの圧をチェックすると、その組み合わせから原因を絞り込むことが可能。

	ECMO流量	脱血圧	肺前圧	肺後圧	ガス圧	考えられる原因
脱血不良	減少	低下	低下	低下	―	脱血カニューレ血栓・位置不良、脱血回路キンク（屈曲）など
送血不良	減少	上昇	上昇	上昇	―	送血カニューレ血栓・位置不良、送血回路キンク（屈曲）など
ポンプ不全	減少	上昇	低下	低下	―	血液ポンプ内血栓、血液ポンプ異常
人工肺不全	減少	上昇	上昇	低下	―	人工肺血栓
送気ガス不全	―	―	―	―	低下	供給ガス残量不足、供給ガス停止、ガス接続部の脱落

（「重症呼吸不全に対するVV ECMO管理と患者アセスメント」佐藤 望, Clinical Engineering vol.28（11）：855-861, 2017より引用、一部改変）

設定や機器、回路が正常か、チーム全員でリストで管理

ECMO チャート

確認項目が多いため、各医療機関でチェックリストをつくって点検する。

		0	1	2	3	4	5	6	7	8	9	10	11	12	13	14
設定	遠心ポンプ回転数（rpm）															
	ECMO流量（L/分）															
	sweep gas流量（L/分）															
	sweep gasのF_iO_2（%）															
	熱交換器設定温度（℃）															
アラーム設定	ECMO流量・下限（L/分）															
	P1下限															
	P2上限															
	G-PRESS															
	指示医サイン															
看護師記録	遠心ポンプ回転数（rpm）															
	ECMO流量（L/分）															
	脱血圧P1															
	肺前圧P2															
	脱血SvO_2															
	O_2フラッシュ															
	記入Nsサイン															
回路内採血（CE定時＋測定時）	pH															
	PaCO_2															
	PaO_2															
	CEサイン															

ECMO流量 sweep gas アラーム設定

回路内圧

送血／脱血のガス

設定に異常がないか、フローや圧、酸素化の指標となる数値は正常かを確認。少なくとも1日3回は点検し、記入者がサインしてチーム全員で管理。

人工肺や回路、カニューラ、配線などの異常も命取り。少なくとも1日3回は点検。CEや医師主体のことも多いが、看護師も理解しておきたい。

安全管理チェックリスト

		/ 6時	14時	22時	/ 6時	14時	22時	/ 6時	14時	22時
配線	電源は単独使用である（赤コンセント使用）									
	酸素・圧縮空気の配管の接続に緩みはない									
	ガスチューブの接続が適切である									
カニューラ	カニューラ刺入部に変化はない（線のズレ）									
	カニューラ刺入部に出血、腫脹、発赤はない									
ECMO回路	回路が屈曲していない									
	回路の各接続部に緩みはない									
	回路内に血栓・フィブリンはない									
	回路内に気泡はない									
	回路内に破損はない									
側枝	三方活栓の向きは正しい（開放になっていない）									
	側枝部分に血栓・フィブリンはない									
ポンプ	遠心ポンプに異音はない									
	遠心ポンプに血栓・フィブリンはない									
人工肺	人工肺から血漿リークはない									
	人工肺に血栓・フィブリンはない									
	人工肺に破損はない									
アラーム	低流量アラーム設定は指示どおりである									
	圧アラーム設定は指示どおりである									
	熱交換器の温度設定は指示どおりである									
その他	血尿は見られていない									
	足背動脈は触知できる									
	脱血管より送血管の血液が明るい色か									
サイン（担当看護師）										
サイン（医師・担当CE）										

おかしいなと思ったらすぐ、CEか医師に相談を！

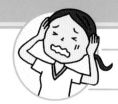

ICUの「困った！」を解決

「アラームが鳴るたびにドキドキして、パニクってしまいます……」

慣れてくると、音の違いも聞きとれる

新人のうちは、ICU中で鳴り響くアラーム音に驚き、緊張を感じるもの。でもアラームの目的は、異変を早期に察知し、早急に対処することです。きちんと対処すれば一大事にはなりません。慣れてくると、生体情報モニターのアラーム音、人工呼吸器の音、循環動態モニターのアラーム音も聞き分けられるようになります。内容ごとに違う音に設定できますから、緊急性も、音である程度判断できるはずです。

アラームが鳴ったときは、すぐベッドサイドに行き、緊急性を知らせる色の表示と、異常の内容を知らせる文字の表示を確認しましょう。

「落ち着いて急ぐ」が、対応の原則

アラーム確認後は、ほかのアラームを聞き逃さないよう消音ボタンを押して。人工呼吸器であれば、チューブ逸脱や痰詰まりの確認など、急変時の対処法に則って対処します（→P61）。

アラーム音のたびにパニックになっていると、見落としやミスが出ることも。「わからなければ、先輩や医師を呼べば大丈夫」と考えて、落ち着いて対処してください。**一方で、頻回のアラームに慣れすぎて、無視するクセがつかないよう注意。**アラーム認識とその介入を最適化するには、こまめに医師と相談し、アラーム設定範囲を病態や経過に応じて変更することが大切です。

アラーム作動時の **3** ステップ

Step I 何の機器？ 何を知らせるアラーム？

どの機器からどんな異常を知らせるアラームが鳴っているかを見て先輩に相談し、消音ボタンを押す。急変ではないのに頻回に鳴るときは、医師と相談して、作動基準を下げることも対応。

Step II すぐできる対処は？

原因を検索し、その場でできる対処をおこなう。たとえば気管チューブの逸脱なら、酸素マスクで酸素を流し、用手換気に切り替えるなど、全身状態を悪化させないための初期対応を。

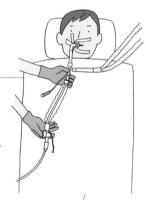

Step III Drコールは必要？

蘇生や再挿管、不整脈の治療が必要な場合などは、至急Drコール。それ以外でも、先輩とともに原因検索してみて、原因が同定できないときなどは、Drコールで指示を仰ぐ。

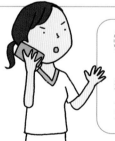

リアルタイムの数値から、
体内での変化を読みとる

循環の
モニタリングとケア

全身に酸素を供給する循環は、呼吸と並び、臓器機能を維持する重要な機能。

基本となる循環生理、フィジカルアセスメントとともに、心拍出量モニターや

心電図の見かた、循環作動薬の使いかたなども理解しておきましょう。

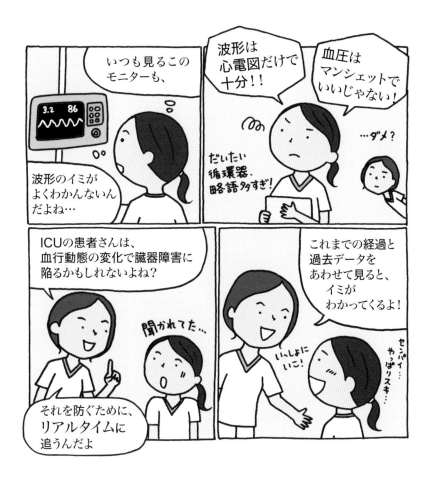

心拍出量は、「前負荷」「後負荷」など5つの因子で決まる

循環管理の目的は、脳をはじめとする全身の組織に十分な血液が送られるようにし、その機能を保つこと。心臓から送られる血液の量「心拍出量（CO）」が、もっとも重要な指標となります。

心拍出量を決める5つの因子を覚える

心拍出量(CO)は、「1回拍出量(SV)×心拍数(HR)」で求められる。COは下の5因子で決まると覚えよう。

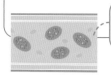

1回拍出量（SV）を規定する3要因

I 前負荷 ぜんふか

静脈から戻ってくる血液の量
（左室拡張終期容量）

心臓が収縮する直前に、心筋にかかる負荷。循環血液量が多く、静脈から心臓に戻ってくる血液量が多いほど、1回拍出量が増加する（スターリングの法則。下図参照）。

肺動脈カテーテルなどで推測できる

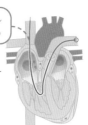

II 後負荷 こうふか

動脈と血液との摩擦抵抗。
高いほど心臓の仕事量が増える

心臓が収縮し、動脈に血液を送り出すときに、心臓にかかる負荷。動脈内の圧が高いほど、血液を押し出すための力が必要となり、後負荷が高まり、1回拍出量が減少する。

血管が細くなれば血液が流れにくくなり、後負荷が増大

右肺動脈

右肺静脈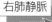

右心房（右房）

III 心収縮力

血液を全身に送り出すための
ポンプの力

心臓が血液を送り出すために収縮するときの力。前負荷が同じであっても、心収縮力が高まるほど、1回拍出量が増加する。

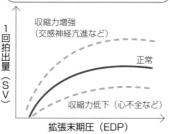

心臓におけるスターリングの法則

収縮力増強
（交感神経亢進など）

正常

収縮力低下（心不全など）

1回拍出量（SV）

拡張末期圧（EDP）

右心室（右室）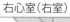

臓器灌流を保つことが、循環の目的

心臓から血液を送り出し、脳、肺、心臓、腸、肝臓、腎臓など、生命維持に欠かせない重要臓器に十分な酸素を届けるのが、「循環」の役目です。

ICUで、重症患者に対して臓器灌流を保つには、心臓が1分間あたりに送り出す血流量、すなわち心拍出量（CO）が十分かを確認することが欠かせません。

心拍出量を決める5つの因子を考える

心拍出量は、「1回拍出量（SV）×心拍数（HR）で求められます。1回拍出量は、左室が1回の収縮で拍出する血液量。「前負荷」「後負荷」「心収縮力」によって決まります。心拍数も心拍出量を決める重要な因子であることを忘れないようにしましょう。さらに不整脈（リズム不整）の影響を受けることも忘れずに。

安静時における成人の1回拍出量は60〜100mL、心拍出量は4〜8Lがめやすです。ベッドサイドでは、それぞれを体表面積で割った「1回拍出量係数（SVI）」33〜47、「心係数（CI）」2.5〜4.0も参考になるでしょう。

大動脈

左肺動脈

左肺静脈

左心房（左房）

左心室（左室）

心拍数が増えると、心拍出量も増加

心臓が1分間に拍動する回数。少ないと心拍出量が減少し、多ければ心拍出量が増える。たとえば徐脈時にペーシングし、心拍数を増やすと、不足していた循環血液量が戻る。

HR40回/分、CI2.0L/分/m²

↓

80回/分でペーシング

↓

CI3.0L/分/m²まで増加。尿量も増えた！

Ⅴ　リズム

不整脈が起きると、心拍出量も変動

リズム不整（不整脈）も心拍出量に影響。たとえば代表的な不整脈のひとつ「心房細動」が起こると、心拍数が同じでも、洞調律と比べて心拍出量が低下する。有効な心房収縮がなくなり、拡張期に心室に流れる血液が減って、1回拍出量が低下するため。

心臓の術後、HR70回/分で洞調律。CIも3.0L/分/m²あった

↓

心房細動発生!!

↓

レートコントロール介入

↓

HR70回/分、CI2.0L/分/m²に。尿量も減った

酸素供給量と消費量は？
酸素需給バランスの指標を知る

全身に送られる酸素の量（酸素供給量）は、絶対値だけで判断できません。全身の組織で消費される酸素の量（酸素消費量）に見合っているかが大事で、これを「酸素需給バランス」といいます。

全身の消費量に見合う酸素を、届けないといけない

重要臓器（→P81）が低灌流に陥らないためには、全身の酸素消費量（VO_2）に見合った酸素供給量（DO_2）が必要。

酸素供給量　DO_2

「Hb（ヘモグロビン濃度）」「SaO_2（動脈血酸素飽和度）」「CO（心拍出量）」の3つで決まる

心臓から送り出される動脈血には、ヘモグロビンと結合した酸素が含まれ、全身の組織に届けられる。
つまり、「ヘモグロビン濃度」「動脈血酸素飽和度」「心拍出量」を見れば、酸素供給量が十分かがわかる。

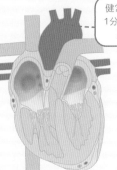

健常成人男性では、
1分間に1Lの酸素が
運ばれている

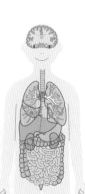

酸素消費量　VO_2

全身で使われる酸素の総量は
1分間あたり250mLがめやす

VO_2は、1分間あたりに全身で消費される酸素の総量。とくに脳、肺、心臓、腸、肝臓、腎臓などの重要臓器は、ほかの組織より多くの酸素（血流）を必要とする。

主要臓器では、多くの酸素（血流）が必要！

臓器	%体重	%安静時心拍出量	通常血液量（mL/分/組織100g）	最大血液量（mL/分/組織100g）
心臓	0.5	5	80	400
脳	2	14	55	150
骨格筋	40	18	3	60
皮膚	3	4	10	150
胃、腸、肝臓、脾臓、膵臓	6	23	30	250
腎臓	0.5	20	400	600
その他	48	16	—	—

（『臨床にダイレクトにつながる 循環生理 たったこれだけで、驚くほどわかる！』
Klabunde RE、百村伸一監修、石黒芳紀・讃井將満訳、羊土社、2014より引用）

∷心拍出量のほか、Hb、SaO₂も確かめる

ICUで見る重症患者ではとくに、酸素供給量（DO₂）と酸素消費量（VO₂）のバランスを見て、組織、とくに重要臓器の低灌流に陥らないよう注意します。

酸素供給量は、「1.34×ヘモグロビン濃度(Hb)×動脈血酸素飽和度（SaO₂）×心拍出量（CO）×10」で求められます。1.34とは、ヘモグロビン1gあたりに結合する酸素の量。単位調整のために、最後に10をかけます。

しかしこの数値だけでは、酸素消費量に見合った酸素を供給できているか、正確に捉えられません。酸素需給バランスの評価には、別の指標が必要です。そのひとつが、血液中の乳酸値。乳酸は、「嫌気性代謝（酸素を使わない代謝）」で生じる代謝物です。酸素消費量に見合った供給量がないと、組織で嫌気性代謝が起こり、エネルギーを確保しようとします。

∷SⅴO₂が低下したら、その理由を考える

もうひとつ、有効な指標となるのが「混合静脈血酸素飽和度（SⅴO₂）」です。

全身に送られる酸素は、健康な成人男性で、1分間あたり約1L。そのうち全身で使われるのは1分間あたり250mLほどです。残りは静脈血に含まれ、再び心臓に戻ってきます。使われずに残った酸素による、平均の静脈血酸素飽和度がSⅴO₂で、数値が高ければ、酸素需給バランスに余裕があるとわかります。

酸素消費量は、「1.34×心拍出量(CO)×ヘモグロビン濃度(Hb)×[動脈血酸素飽和度(SaO₂)ー混合静脈血酸素飽和度(SⅴO₂)]×10」で求められます。酸素消費量が増えればSⅴO₂が下がり、鎮静などで酸素消費量が減ればSⅴO₂が上がることも理解できるはず。SⅴO₂や乳酸が変化したときは、酸素供給量が増えたのか、それとも酸素消費量が減ったのか考える癖をつけましょう。

SⅴO₂と乳酸が、酸素需給バランスの指標となる

体内で起きている変化 ここをチェック！

DO₂			VO₂	SⅴO₂（混合静脈血酸素飽和度）	乳酸
[Hb]	[SaO₂]	[CO]			
上昇⬆《こんなときに上昇》・輸血	上昇⬆《こんなときに上昇》・肺の酸素化改善	上昇⬆《こんなときに上昇》・ドブタミン（循環不全改善薬）投与・敗血症初期	低下⬇《こんなときに低下》・鎮静	上昇⬆	低下⬇
低下⬇《こんなときに低下》・出血	低下⬇《こんなときに低下》・低酸素血症	低下⬇《こんなときに低下》・血管内低容量・心原性ショック	上昇⬆《こんなときに上昇》・不穏、興奮・けいれん・発熱	低下⬇	上昇⬆

SⅴO₂や乳酸値の変化から、体内で起きている変化を推測しよう。たとえばSⅴO₂が低下したり、乳酸値が上昇したときには、DO₂が低下（Hb、SaO₂またはCOが低下）したのか、VO₂が上昇したのか考える。

乳酸は血ガスで測定

SⅴO₂は肺動脈カテーテルで測定。中心静脈カテーテルで採血したScvO₂でも代用可

心疾患をもつ患者では、全身に加え、心筋の酸素需給バランスも考える

冠動脈疾患、弁腹症、心不全患者をICUで見るときは、とくに循環管理に気をつけなくてはいけません。心筋の酸素需給バランス、前負荷、後負荷、心拍数に注意を払います。

∴心臓自身にも、十分な酸素供給が必要

全身に酸素を送るポンプ役の心臓も、多くの酸素を消費します。

心筋に酸素を供給するのは、心臓をとりまく冠動脈。ここに十分な酸素が送られないと、心筋虚血が起こる可能性があります。急性冠症候群（ACS）や心筋梗塞でICUに入室してきた患者、既往があり再発のリスクが高い患者では、注意が必要です。

とくに、冠動脈を通って左室の心筋に血液が流れるのは、心室の拡張期です。心臓が拡張するときの大動脈圧（≒血圧）を十分に保ち、拡張期時間を長くすると、冠灌流圧（大動脈拡張期圧－左室拡張終期圧）が高く、長く維持され、左室の心筋に十分な酸素が届けられます。

∴心筋の酸素需給バランスを考えて管理

心筋への酸素供給量を増やすと同時に、心筋の酸素消費量を減らすことも有効です。必要に応じて、心拍数を減らす薬、心収縮力を低下させる薬などを使い、酸素消費量を減少させます。代表的なのがβ遮断薬のランジオロール、カルシウム拮抗薬のジルチアゼムなどです（→P118）。

心筋への酸素供給を維持し、心筋の酸素消費量を減らして心筋の酸素需給バランスを維持する考えかたは、ACS、心筋梗塞、心不全患者の循環管理で欠かせないものです。

また、PCI（冠動脈インターベンション）やCABG（冠動脈バイパス術）の前後にICUに入室する患者においても、同様の管理が重要となります。

冠灌流圧は、心臓の拡張期に高くなる

血圧も、心筋への酸素供給量に大きく影響する。とくに心臓が拡張するときの血圧（拡張期血圧）が重要。

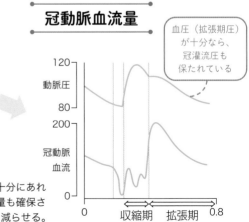

冠灌流圧

- 大動脈圧
- 左室圧
- 左房圧

圧差＝冠灌流圧

収縮期 　拡張期

左室拡張時の大動脈圧が高いほど、冠灌流圧（冠動脈の灌流圧）が高くなり、冠動脈を介して、心筋への血流が増える。

拡張期の動脈圧が十分にあれば、冠動脈の血流量も確保され、虚血のリスクを減らせる。

冠動脈血流量

血圧（拡張期圧）が十分なら、冠灌流圧も保たれている

動脈圧 120 / 80

冠動脈血流 200 / 0

0 　収縮期　拡張期　0.8

心筋の酸素需給バランスに注意し、虚血を防ぐ

酸素供給と酸素消費、両方を適切に
コントロール。

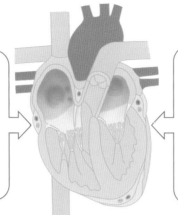

心筋の 酸素消費 を減らす

β遮断薬で心拍数、
心収縮力を減らす

利尿薬や血管拡張薬で
前負荷を減らし、
左室拡張期圧を低く抑える

後負荷は適度に保つ

心臓への 酸素供給 を増やす

血圧（拡張期圧）を適切に保つ

心拍数を減らし、
拡張期時間を長くする

左室拡張期の圧を、低く抑える

薬物治療などで冠動脈を拡げる

十分なCO、Hb、SaO_2を保つ

弁膜症の血行動態管理では、狭窄か逆流かを意識して

	狭窄疾患	逆流疾患
前負荷	適切に（疾患、時期によって変化）	
後負荷	（とくに大動脈弁狭窄症で）高め（灌流圧を維持）	低め（逆流量⬇）
心拍数	遅め（拡張期時間長く）	速め（逆流量⬇）

狭窄症なのか、弁の閉鎖不全による逆流なのかに
よって、血行動態の管理のしかたが異なる。

⋮弁膜症患者では、狭窄か逆流かを意識する

　大動脈弁狭窄症では、左室の壁が厚くなり、拡張しにくくなります。十分な前負荷と、頻脈を避ける、血圧（後負荷）の維持が重要です。

　大動脈閉鎖不全症は、拡張期に、大動脈から左室内に血液が逆流する疾患です。大動脈拡張期圧が低下し、左室が拡大します。徐脈や高血圧を避ける管理が必要ですが、一方で、血圧が下がりすぎて拡張期血圧が低下し、冠灌流圧が低くなりすぎないような注意も求められます。

　僧帽弁狭窄症では、拡張期の左房から左室への血流が障害されるため、十分な拡張期時間をとることが必要で、頻脈を避ける管理をします。

　僧帽弁閉鎖不全症では、収縮期に左室から左房に血液が逆流する疾患です。逆流を減らすために後負荷（血圧）を下げ、心臓が張りすぎないよう、徐脈を避けるようにします。

⋮心不全患者では、適切な前負荷、後負荷を維持

　心不全は、心臓が前方へ血液を駆出しにくくなった結果、うっ血症状をきたす病態。原因として、心筋梗塞後の心収縮力の低下、各種弁膜症、心筋症などがあります。心筋の酸素消費量を過度に増やすことなく、心拍出量を確保して臓器血流を維持しつつ、肺うっ血を起こさないという、バランスを考えた循環管理が求められます。

　たとえば大動脈狭窄症で、心不全をきたした患者がICUに入室してきた場合、肺うっ血の改善のために利尿薬を使用することがあります。利尿薬によって前負荷が減少し、結果的に臓器血流が低下するような事態は避けなければなりません。また、心収縮力が高度に低下した、EF（駆出率）が低い患者では、十分に後負荷を下げる（高血圧を避ける）管理が求められます。

循環の アセスメント

アセスメントの重要指標は、平均動脈圧

循環に問題がないか見るときに、重要な指標となるのが「平均動脈圧」「心拍数」です。平均動脈圧は、一定時間内の動脈圧の平均値。組織灌流量のよい指標で、ICUでは必須のアセスメント項目です。

平均動脈圧が高ければ、心拍出量も十分とわかる

Aライン（→P106〜）で測る平均動脈圧は、心拍出量の最重要指標。心拍数も指標となる。

血圧の定義

血圧＝心拍出量×末梢血管抵抗

血圧は、心臓から拍出された血液が血管壁を押す圧力。心拍出量（流量）と末梢血管抵抗（血管の太さ）で決まる。

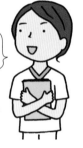

「唯一の正しい血圧」があるわけではありません！

血圧は測定部位、測定方法で変わる

各部位の血圧

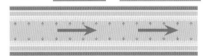

| 上行大動脈 | 大動脈弓 | 腹部大動脈 | 大腿動脈 | 足背動脈 |

心臓から遠くに位置する動脈ほど、収縮期血圧が高くなる。しかし拡張期血圧、平均動脈圧は、末梢にいくほど低下する。

各測定法による血圧

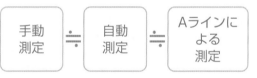

手動測定 ≒ 自動測定 ≒ Aラインによる測定

同じ測定部位でも、測定法によって、数値は微妙に異なる。

循環不全の患者では、平均動脈圧（MAP）を見る

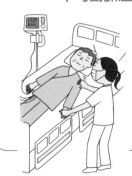

平均動脈圧は、一定時間内の動脈圧の平均値。右の例では、患者Aの波形をならすと82mmHg、患者Bでは95mmHgとなる。圧波形が太ければ、血管内容量、臓器灌流圧も足りていると判断できる。

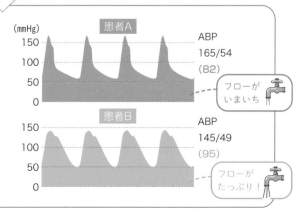

患者A
ABP
165/54
(82)
フローがいまいち

患者B
ABP
145/49
(95)
フローがたっぷり！

心拍出量には、心拍数も大きく影響する

心拍数やリズムの影響も見るため、動脈圧波形と心電図波形をセットで見る習慣をつける。

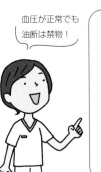

血圧が正常でも油断は禁物！

平均動脈圧80mmHg、心拍数80回/分の正常例

心拍数が正常（60〜100回/分）で、心臓が規則正しく拍動する「洞調律」なら、左室拡張末期の心房収縮により、1回拍出量が十分維持される。

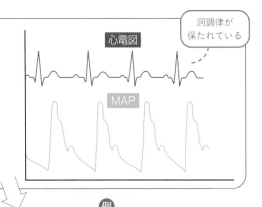

心電図

MAP

洞調律が保たれている

⬇ 例 　　　　　　　　　　　　⬇ 例

心拍数40回/分の徐脈例

心拍数40回/分の徐脈患者の波形の例。同じ洞調律でも、脈拍数が1/2になり、結果として心拍出量も1/2に。平均動脈圧も低下する。

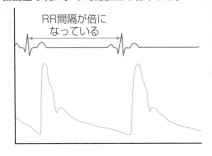

RR間隔が倍になっている

心房細動発症例

心房が不規則に震える「心房細動」では、心電図波形も圧波形も不規則に。RR間隔が短いところでは、左室が十分に充満しない。左室拡張末期の心房収縮も失われ、心室の充満が得られず、1回拍出量が低下。結果として心拍出量も低下する。

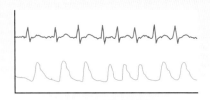

∴臓器の灌流圧は、血圧で決まる！

　循環を見るときの重要指標として、重要なのが「血圧」。心臓から拍出された血液が、血管壁を押す圧力のことです。外来や一般病棟では、心臓が収縮するときの「収縮期血圧」、拡張するときの「拡張期血圧」を用います。しかし収縮期、拡張期の順に、血液が末梢に送られるあいだにも、その速さは波のように大きくなったり小さくなったりします。これらの血圧は、測定部位や測定法、測定装置の影響で変化します。この変動をならして平均値としたのが、「平均動脈圧（MAP）」。簡易的な計算式は「拡張期血圧＋[脈圧（収縮期血圧−収縮期血圧）×1/3]」ですが、必ずしも正確ではありません。動脈にラインを留置していれば自動で算出されます。各臓器に十分血流を送るには、平均動脈圧65mmHg以上がめやすとなります。

∴心拍数のほか、リズムも重要

　普段はどうしても、収縮期血圧だけを見て循環を判断しがち。しかし、たとえば収縮期血圧が110mmHgあっても、心拍数が80回/分から40回/分になれば心拍出量は低下し、平均動脈圧は65mmHg以下になるでしょう。また動脈圧波形下の太さ（面積）は1回拍出量に比例します（→P101）。1回拍出量も心拍数も十分なら、心拍出量は多く、平均動脈圧も高いのです。

　上の心房細動発症例のように、心拍数だけでなくリズムも、心拍出量を決める重要な要素です。同じ心拍数でも、洞調律と心房細動では、心拍出量は異なります。心房細動では、左室拡張末期の心房収縮が失われ、十分な1回拍出量が得られません。また、RR間隔が短いところでは拡張時間が短く、結果として十分な左室充満が得られないため、1回拍出量が低下します。

手足の冷感など、フィジカルアセスメントも不可欠

ICUには機器がいくつもあり、最初はそれを見るだけで、手いっぱいになりがち。でも、基本のフィジカルアセスメントも同じく重要。モニターに現れる前に、異変に気づけることもあります。

身体所見と検査値から、組織低灌流に気づく

顔色の変化、手足の冷たさ、皮膚の色調変化やCRTは、検査なしですぐわかる便利な指標。

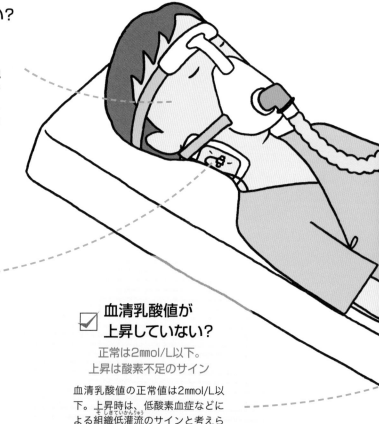

☑ **顔色の変化、
冷汗などが見られない?**

チアノーゼなどのほか、
「何か変!」も大事な気づき

アセスメントの基本となるのは視診。皮膚や粘膜が青白くなる「チアノーゼ」、額の冷汗などをチェック。「何か変。さっきまでと違う」という違和感も大切に。

☑ **SⱽO₂やScvO₂が
低下していない?**
エスヴィーバーオーツー

SⱽO₂は65%以上、
ScvO₂は70%以上が基準値

ショックでは通常、$S\bar{v}O_2$（混合静脈血酸素飽和度）や$ScvO_2$（中心静脈血酸素飽和度）も低下する。心拍出量モニター（→P112）やスワンガンツカテーテル（→P114）で測定している患者では、その数値もチェック。

☑ **血清乳酸値が
上昇していない?**

正常は2mmol/L以下。
上昇は酸素不足のサイン

血清乳酸値の正常値は2mmol/L以下。上昇時は、低酸素血症などによる組織低灌流（そしきていかんりゅう）のサインと考えられる。動脈圧などをあわせて確認し、医師に報告、相談を。

⊹バイタルサインの確認だけでは、不十分

ICUで治療を受ける患者はつねに、急変のリスクを抱えています。バイタルサイン、SpO_2、モニターの数値や波形の確認はもちろん、フィジカルアセスメントの能力も不可欠です。組織低灌流を疑う変化を覚えておきましょう。

とくに重要なのが、視診。顔色の変化、冷汗など、見てわかる変化にはいち早く気づきたいものです。モニターの数値などと照らし合わせ、「ショックの徴候かもしれない」というように、原因を探っていきます。

⊹異常があれば、血ガスなどの準備を急いで

視診や触診で「何か変」と感じたら、乳酸値や血液ガスなどの検査値もチェックしたいところ。先輩や医師に相談し、動脈血の採取の準備や、検査の手配を進めます。

ICUで治療を受けている患者では、CVカテーテルや肺動脈カテーテルを入れている場合も多く、$ScvO_2$（中心静脈血酸素飽和度）や$S\bar{v}O_2$（混合静脈血酸素飽和度）を持続的にモニタリングしているなら、その値が低下していないかも調べましょう。

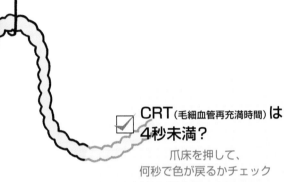

☑ CRT（毛細血管再充満時間）は4秒未満？

爪床を押して、
何秒で色が戻るかチェック

CRTは爪の上から5秒以上圧迫した後、爪の色が戻るまでの時間を計測したもの。正常では2秒以内だが、循環障害が起きるとCRTは延長し、しばしば4秒以上になる。

☑ 皮膚の色調変化（網状皮斑）は出ていない？

末梢循環障害のために、
赤紫系のまだらな色になる

末梢循環障害が起きると毛細血管の調整機能がうまくいかず、末梢に、赤紫色のまだらな網状皮斑が見られるようになる。皮膚の色調変化も確認しよう。

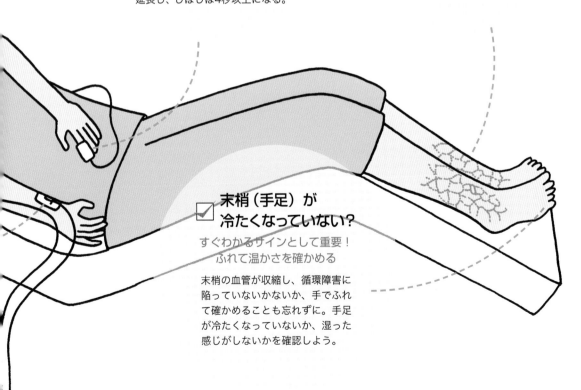

☑ 末梢（手足）が冷たくなっていない？

すぐわかるサインとして重要！
ふれて温かさを確かめる

末梢の血管が収縮し、循環障害に陥っていないかないか、手でふれて確かめることも忘れずに。手足が冷たくなっていないか、湿った感じがしないかを確認しよう。

循環のアセスメント力を磨く!

循環生理とアセスメントを学んでも、目の前の患者に活かすのは容易ではありません。
異変に気づいたとき、何をどう見て判断すればいいか、ケースから考えていきましょう。

ケース 1 | 血圧が低い

患者背景

75歳男性。肺切除術後4日目に肺炎を発症。すぐ広域抗菌薬投与を開始したが、
発熱、頻脈、頻呼吸、CRT延長、白血球数増加も認められる。血圧が低下し始めた。

現在のバイタルサイン

- 血圧82/45mmHg（MAP57）
- 脈拍数118回/分
- 呼吸数24回/分
- SpO$_2$ 92%
- 体温38.4℃
- 意識混濁

ICUナースのアセスメント

　MAP（平均動脈圧）が57mmHgと低く、脈拍数、呼吸数が増加していることから、ショックの
可能性を考えて、意識、皮膚の冷感、乳酸値、CRT、尿量をチェックした。

　意識はGCS：E2V4M5、JCS：Ⅱ-20[*1]。皮膚は温かく、色は正常に見える。乳酸値は3.5mmol/L。
CRT4秒。尿量は減少。qSOFAの3項目に該当している。

　qSOFA --
　　呼吸数≧22回/分　　　意識障害 GCS＜15　　　収縮期血圧≦100mmHg

　敗血症性ショックの可能性が高いと考えて医師に連絡し、すぐ来てもらえることになった。そ
の間、広域抗菌薬とポータブルエコー、輸液、カテコラミン類が入った救急カートを用意。

讃井先生のアドバイス

　どんな急変も、理由があるもの。背景にある疾患と経過とともに原因を考え、敗血症性ショッ
クを疑ったのは、いい判断ですね。qSOFAはバイタルサインだけで評価できるスケールですから、
まずこれを活用するのも、正解です。このケースで第一に疑われるのは、敗血症性ショックの初
期。循環不全の徴候があるのに手足が温かいのは、「ウォームショック」と呼ばれる初期の所見で、
悪化とともに手足が冷たく、蒼白になります。このあとは、到着した医師とともに「臓器障害の
評価」「SOFA[*2]スコアでの評価」を順にして、血液培養検査、広域抗菌薬投与、輸液負荷をおこ
ないます。敗血症性ショックなら、診断後1時間以内の抗菌薬投与、輸液負荷が推奨されています。

　なお、血圧が正常な敗血症性ショックもあることも、あわせて覚えておきましょう。

患者背景

68歳女性。S状結腸がんステージⅢaで、S状結腸切除術後。昨日17時にICUに予定入室。基礎疾患は高血圧、糖尿病。肥満。半年前に急性心筋梗塞の既往、PCIで治療。

現在のバイタルサイン

- 血圧180/110mmHg（MAP128）
- 呼吸数22回/分
- 意識混濁
- SpO₂ 93%
- 脈拍数95回/分
- 体温36.0℃

ICUナースのアセスメント

血圧が急激に上昇しており、脈拍数、呼吸数も増加。尿量は減少。皮膚は青白く、起坐呼吸、呼吸困難感あり。Aラインが入っていないので、動脈圧波形や心拍出量は確認できず。意識混濁があり、その原因として高血圧性脳症も考えられるので、神経症状を急いでチェック。麻痺やしびれ、言語障害はなく、頭痛や嘔気もない。頭部CT検査が必要か、医師に聞いてみよう。胸痛はないけど心筋虚血、大動脈解離など、高血圧に合併する〝見逃すと命にかかわる病態〟を否定するために、さらに検査が必要かも。基礎疾患と肥満、さらに急性心筋梗塞の既往があるので、12誘導心電図の準備を進めつつ、医師にコール。医師が到着したらすぐに検査できるよう、ポータブルエコーを持ってきておく。採血、胸部ポータブルX線のオーダーにも備えておこう。

非心臓手術の術後では Aラインがないことも！

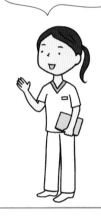

讃井先生のアドバイス

非心臓手術でも、術後の心合併症のリスクはつねにあります。術後は炎症反応でサイトカインが大量に放出され、また、各種ホルモンの分泌で、血圧が変動しがちです。通常は薬で血圧コントロールをしますが、直前まで至適血圧であっても、急激に低下・上昇することがあります。

後負荷の急激な上昇による急性左心不全を除外する必要があります。エコー検査なども有用です。

脳血管障害のように緊急性の高い疾患を思い出して、除外のためのアセスメントができたのも、いい対応ですね。術後心筋虚血では胸痛などの典型症状がないことが多いとされます。除外のためには、心電図のST-T変化（→P100）や血清トロポニン値も見ておくと、より確実です。

そのほか高血圧の原因としては、痛みも考えられます。また、サイトカインの影響で、それまで拡張していた血管の緊張度が戻ってきたタイミングかもしれません。

患者背景

78歳女性。基礎疾患は慢性心不全（拡張不全型、HFpEF*）。下肢静脈瘤（かししじょうみゃくりゅう）あり。転倒により大腿骨頸部骨折で手術。心不全の既往と年齢のリスクを考えて、術後はICUで経過観察。

現在のバイタルサイン

- 血圧112/63mmHg（MAP79）
- 呼吸数35回/分
- 意識清明
- SpO₂ 86%
- 脈拍数120回/分
- 体温：36.2℃

ICUナースのアセスメント

　ナースコールで訪室すると、「胸が痛い」「息が苦しい」と訴えあり。モニターを見ると、血圧は正常だけど、頻脈と頻呼吸、低酸素血症あり。皮膚の色もよくない。CRTは4秒。酸素が組織にいっていないと考えて、とりあえずマスクで酸素投与をする。

　胸痛や呼吸困難といえば、急性心筋梗塞も考えられるけど、心電図モニターではST-T変化なし。心不全の急性増悪も心配だけど、こんなに痛がるのは、違う気がする。大動脈解離はどうだろう？　背部痛はない、疼痛部位の移動もないけど、いま起きたばかりだから、まだ移動してないだけかも……。

　そうだ、入室時のVTEスコアが高かったから、肺血栓塞栓症かも！　そう思って見直すと、右足の色が悪く、腫れている。採血してDダイマー見て、Wellsスコアで評価したほうがいい？でも、私が調べてるあいだにもっと悪くなったら？　やっぱり先にDrコールしよう。

讃井先生のアドバイス

　緊急時のあわてっぷりがうかがえますが、考えかたはいいと思います。術後急激に生じた胸痛や呼吸困難でまず考えられるのは、心筋虚血や肺血栓塞栓症など。大動脈解離も、とくに上行大動脈にできるものは危険ですから、急変時に念頭に置いておくことは大事ですね。

　本ケースのアセスメントのポイントは、血圧が上がってないけれど、頻脈、頻呼吸で呼吸不全に陥っている点です。この点と、入室時のリスク評価、下肢の骨折後であることから、肺血栓塞栓症の可能性を考えます。緊急で訪室したときに、まずは視診で全身をざっと見る習慣がついていると、片脚の腫れにもすぐ気づけたかもしれませんね。

　肺血栓塞栓症の診断にはDダイマーなどの数値が必須ですが、Drコールして、到着を待つあいだで大丈夫。同時に血ガス、ポータブルX線、ポータブルエコーの手配もあると理想的です。Wellsスコアも重要ですが、ほかの救急疾患の可能性もあり、いずれにしても急を要するため、まずは医師を呼ぶという判断でいいと思います。

　＊HFpEF…左室駆出率が保たれた心不全

患者背景

65歳女性。急性心筋梗塞で、オフポンプでのCABG（冠動脈バイパス術）後にICU入室。術後2日目。

基礎疾患は高血圧、脂質異常症、アルコール性脂肪肝。肥満。

現在のバイタルサイン

- 血圧 128/66mmHg（MAP97）
- 脈拍数140回/分
- 呼吸数22回/分
- SpO₂ 96%
- 体温36.5℃
- 意識清明

ICUナースのアセスメント

モニター心電図で異常に気づき、あわてて訪室。意識はほぼ清明で、動悸、胸部不快感を訴える。先生からも、CABG後は「拡張期圧を高く保って」と言われていて、拡張期圧の数値は問題ないけど、動脈圧波形は細い。皮膚の色の変化や手足の冷感のような、組織低灌流の徴候はいまのところなし。CRTは2秒。

術後の心房細動は一時的なことも多いっていうけど、脳梗塞を起こしたら大変。いまのところ意識もしっかりしていて、頭痛や麻痺、言語障害はないし、瞳孔の大きさや対光反射も正常。

ドクターコールして、いまわかっている情報を伝えて、指示を仰ごう。電話しながら12誘導心電図をもってきて、電極もつけて。あと、採血もして電解質とか見たほうがいいのかな？

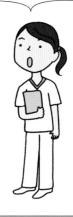

動脈圧波形が細いなら
心拍出量も下がってる？？

讃井先生のアドバイス

術後心房細動は、CABG術後の約30％に見られる、頻度の高い合併症です。とくに術後2日目ごろから、リスクが高まります。その結果として、もっとも懸念されるのが、心原性脳梗塞。CABG術後は通常、アスピリンを内服しますが、左房内の血栓形成を予防することはできません。ヘパリンやワーファリンによる抗凝固療法が必要で、心房細動発症から48時間以内に開始します。

上記の対応は非常に適切ですが、心房細動の問題は脳梗塞だけではないことにも注意。いまは組織低灌流の身体所見がなくても、動脈圧波形は細く、心拍出量が低下しているかもしれません。尿量なども確認しましょう。増悪因子となる低K血症がないかも確認しておく必要があります。

本ケースは血圧や意識も維持され、すぐに洞調律に復帰させる適応にはなりません。しかし長時間、脈拍数が高い状態が続くと、その結果として心不全をきたすことも考えられます。β遮断薬やカルシウム拮抗薬でレートコントロールをおこないます。

ショックの分類は4つ。積極的に原因を同定し、すみやかに対処

ICU患者の循環不全として、頻度も緊急性も高いのが「ショック」です。徴候に気づいたらすぐ医師に相談し、検査や輸液の準備を進めます。たちまち重篤化するので、迅速な対応が肝心です。

急激な組織低灌流により、酸素需給バランスが崩れる

ショックの徴候にまず気づくことが大事。さらに背景要因や数値の変化から原因を考える。

ショックの徴候

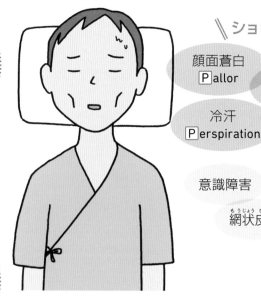

ショックの5徴 (5P)

顔面蒼白
Pallor

虚脱
Prostration

脈拍触知不能
Pulseless

冷汗
Perspiration

呼吸不全
Pulmonary insufficiency

＋

意識障害　　尿量減少　　末梢の冷感

網状皮斑（もうじょうひはん）　CRT4秒以上　など

ショックの4分類

Ⅰ 循環血液量減少性ショック

血管内容量が減少。
出血を止めないと死に至る

＼おもな原因／

外傷　外科手術
大動脈瘤破裂（だいどうみゃくりゅう）
消化管出血　など

外傷のようにひと目でわかる出血のほか、術後出血、大動脈瘤破裂、消化管出血などが原因で循環血液量が減少。大至急、止血処置を。

Ⅱ 血液分布異常性ショック

敗血症性ショックが代表。
感染症の治療が不可欠

＼おもな原因／

敗血症
アレルギー
（アナフィラキシーショック）
など

末梢血管が拡張し、血液の分布に偏りが生じる。ICUで多いのは敗血症性で、早期の抗菌薬投与と蘇生輸液の投与が必須。

Ⅲ 心原性ショック

各種心疾患が原因で、
ポンプ失調に陥りやすい

心疾患が原因で、心拍出量が減少。心筋虚血であればすみやかに再灌流療法を（さいかん／りゅうりょうほう）。不整脈疑いなら、すぐ12誘導心電図でタイプを同定。

＼おもな原因／

急性心筋梗塞
不整脈　心筋炎
弁膜症　など

Ⅳ 閉塞性ショック

圧迫や閉塞により、
十分な駆出ができない

緊急性気胸や心タンポナーデなどが原因で、心臓や大血管での血液の駆出が妨げられる。閉塞の原因を早急にとり除く。

＼おもな原因／

緊張性気胸
心タンポナーデ
肺血栓塞栓症　など

※「ショックの5徴」を、まず覚えておく

酸素需給バランスが崩れ、細胞が機能障害を起こした状態を「ショック」といいます。

多くの場合、収縮期血圧90mmHg未満あるいは平均動脈圧65mmHg未満の低血圧状態に陥り、組織低灌流（そしきていかんりゅう）のサインを認めます。

古典的分類では、「①顔面蒼白」「②虚脱」「③冷汗」「④呼吸不全」「⑤脈拍触知不能」が、ショックの5徴（5P）とされています。頻脈や頻呼吸、意識障害や尿量減少、CRT延長なども、ショックを示唆する重要なサインです。

※血液検査や心エコーで、タイプを同定

臓器への血液灌流量が低下し、酸素需供給バランスが崩れた状態を改善しないと、臓器不全を起こします。病歴、症状の推移などの情報をもとに、身体所見、心電図やエコー、CTなどの画像所見、血液検査の結果などから、早急にタイプを同定していきます。

心原性ショックでなければ、急速輸液などの対症療法も同時に進めます。また出血性ショックの場合は、すぐに輸血が必要。指示後できるだけ早く投与できるよう、準備を進めましょう。

タイプの同定

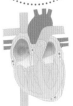

原疾患の経過と、そこから考えられる症状、バイタルサインや心拍出量の変化などから、タイプを同定していく。

循環の指標をチェック

	循環血液量減少性ショック	血液分布異常性ショック	心原性ショック	閉塞性ショック
血圧	⬇	⬇	⬇	⬇
脈拍数	⬆	⬆または⬇	⬆	⬆
脈圧	⬇	⬆または⬇	⬇	⬇
中心静脈圧（CVP）	⬇	⬇	⬆	⬆
心拍出量（CO）	⬇	⬆または⬇	⬇	⬇
混合静脈血酸素飽和度（SvO_2）	⬇	⬆または⬇	⬇	⬇
末梢血管抵抗	⬆	⬇	⬆	➡
臨床症状	5P+原因疾患による症状	5P+原因疾患による症状	5P+原因疾患による症状	5P+外頸静脈怒張

（『新版 国循ICU看護マニュアル』小林順次郎・伊藤文代総監修、メディカ出版、2014より作成）

心エコーで評価

心原性ショックの同定・除外のためにも、心エコーは必須。すぐ検査できるよう、ポータブルエコーをもってくる。

RUSH評価	循環血液量減少性ショック	血液分布異常性ショック	心原性ショック	閉塞性ショック
ポンプ（Pump）	左室過収縮 左室内腔縮小	左室過収縮（早期敗血症） 左室低収縮（晩期敗血症）	左室低収縮 左室拡大	左室過収縮 心嚢液（しんのうえき）（タンポナーデ） 右室拡大（肺塞栓症）
タンク（Tank）	下大静脈虚脱 呼吸性変動大	下大静脈正常ないし虚脱 呼吸性変動大（早期敗血症）	下大静脈拡張 呼吸性変動なし	下大静脈拡張 呼吸性変動なし Lung sliding なし（緊張性気胸）
パイプ（Pipe）	腹部大動脈瘤 大動脈解離	正常	正常	大腿静脈圧排なし（深部静脈血栓症）

ショックを疑ったらポータブルエコーをすぐ準備！

（「ショック」中田 淳・山本 剛、ICUとCCU vol.42（5）：305-311、2018より引用）

「輸液必要性」「輸液反応性」を考えて、蘇生輸液を投与

「ショックの初期治療＝輸液」という理解は、たいていの場合にあてはまります。ただし過剰な輸液も避けたいところ。輸液の必要があるか、輸液に反応するかを評価し、どちらもある場合に輸液を投与します。

「大至急、輸液！」の目的と必要性を、まず理解して

初期治療として重要な輸液だが、やみくもな投与はダメ。輸液に反応するかを先に確かめる。

輸液の目的

急速輸液を投与

循環不全の場合

静脈還流量が増える ⬆

1回拍出量が増える ⬆

心拍出量が増える ⬆

酸素供給量が増える ⬆

心拍出量を増加させ、組織への酸素供給量を増やすことが目的。

足上げ試験

45°の頭高位後、45°で足を挙上

45°の頭高位ののち、下肢を45°に挙上。心拍出量が増加すれば輸液反応性あり。

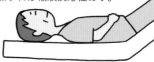

輸液反応性の評価

輸液チャレンジ試験

生食かリンゲル液を30分で500〜1000cc投与

晶質液500〜1500ccを30分で投与し、心拍出量の変化を見る。10分で250ccを投与するミニ輸液チャレンジも有効。

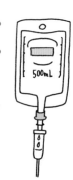

輸液の種類

ショックの初期対応はこっち！

蘇生輸液

晶質液	輸液スピード　500〜3000mL/時
乳酸リンゲル液	商 ●ラクテック　●ソルラクト ●ヴィーンF　●ビカーボン など
生理食塩水	商 ●大塚生食注 など

膠質液	
5%アルブミン製剤	
	商 ●アルブミナー5%静注　●献血アルブミン5%静注

維持輸液

輸液スピード
60〜150mL/時

商 ●フィジオゾール3号輸液
●ヒシナルク3号輸液
●KN3号輸液
●フルカリック3号輸液 など

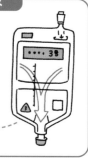

水、電解質の1日の最低必要量を投与可能

蘇生輸液と維持輸液があり、ショックの初期治療で使うのは蘇生輸液。

∴ショック時に必要なのは「蘇生輸液」

輸液には蘇生輸液と維持輸液があり、酸素需給バランス改善に有効なのは、蘇生輸液の急速投与。第一選択は晶質液です。適応は循環不全の徴候（輸液必要性）があり、輸液で改善が期待できる（輸液反応性がある）場合です。

初期治療としての輸液投与は、治療と検査、両方の目的をかねています。そのため輸液チャレンジ試験で、輸液反応性を確認するのが原則。心拍出量が15％以上増加すれば、輸液反応性ありとわかります。簡便かつ、輸液総量を減らせる方法として、足上げ試験も普及しています。

∴輸液でダメなら、カテコラミン投与を検討

輸液チャレンジ試験などに反応しない場合は、すぐ次の一手へ。循環作動薬を用いて、組織低灌流（しきていかんりゅう）の改善を試みます。交感神経を亢進させ、心拍数や心収縮力を高めたり、末梢血管収縮作用を増やすことで、心拍出量を増やします。

使用頻度が高いのはカテコラミンで、第一選択はノルアドレナリンです。昇圧効果が高いうえ、不整脈をきたしにくく、使いやすいためです。

心原性ショックの場合は、カテコラミンの血管収縮作用には十分に注意しましょう。

輸液で改善しなければ、心臓・血管に作用する薬を使う

血圧などの数値、エコーの所見などで総合的に判断し、薬を選択。

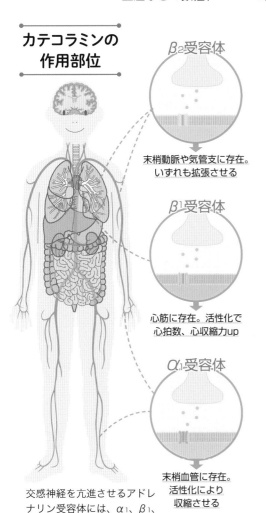

カテコラミンの作用部位

β₂受容体
末梢動脈や気管支に存在。いずれも拡張させる

β₁受容体
心筋に存在。活性化で心拍数、心収縮力up

α₁受容体
末梢血管に存在。活性化により収縮させる

交感神経を亢進させるアドレナリン受容体には、α₁、β₁、β₂受容体がある。

循環作動薬（カテコラミン）

	α₁ 受容体 活性化作用	β₁ 受容体 活性化作用	β₂ 受容体 活性化作用	その他 特徴
ドパミン （商 イノバンなど）	＋＋	＋＋	ドパミン 作動薬	不整脈を 起こしやすい
ドブタミン （商 ドブトレックスなど）	－	＋＋	－	心不全、心原性 ショックに使用
ノルアドレナリン	＋＋＋	＋＋	－	昇圧効果が強力。 心収縮力も増強
アドレナリン	＋＋＋	＋＋＋	＋＋	頻脈性不整脈など の副作用あり
フェニレフリン （商 ネオシネジン）	＋＋＋	－	－	血圧上昇後の 反応性徐脈あり
エフェドリン （商 エフェドリン 「ナガヰ」）	＋	＋	＋	麻酔による 血圧低下時にも 使う

↓
ショックでは
ノルアドレナリンが第一選択

ショックで使うその他の薬

バソプレシン
ノルアドレナリン無効時の、血管拡張性ショックで頻用される。
⇒P117

ヒドロコルチゾン
敗血症性ショックで循環作動薬に反応しない場合に、しばしば用いられる。
⇒P162

拍動の速さや規則性を
モニターでパッと判断する

心電図波形の異常に気づくことは、ICUナースなら、まず身につけておきたいスキル。パッと見たときに「リズム不整がないか」「危険性はどうか」などを判断できるようにしておきましょう。

⁑モニター心電図を適切に使用できている?

ICUに入室している患者は、生体情報モニターで全身状態を見るのが基本。これは急変、救急での入室例でも、術後の予定入室の場合も同じです。

そのなかでもっとも基本的、かつ重要な役割を果たすのが、心電図モニターです。重症例や術後患者で起こりうる危険な不整脈、虚血性心疾患の徴候を捉えることができます。

測定自体は簡単で、「右鎖骨下」「左鎖骨下」「左肋骨下」の3か所に電極を装着する、「3点誘導法」が一般的です。ただ、電極がはがれていると正しく測定できません。汗などではがれかけていないか、こまめに確認しましょう。

⁑心臓の動きをイメージして、波形を見る

心電図の見かたも、いま一度おさらいしておきましょう。心周期を思い描きながら見ると、「いま心臓で何が起きているか」がわかり、異常か否かの判断もしやすくなります。

最初に起こる「P波(Primary)」は、心房収縮期に生じる小さな波。その次に心室の興奮を表す、大きな「QRS波」が生じます。最後に、駆出期末期のゆるやかな波「T波」がきて、心拍出が終了。このあとは、血液を再び充満していることを示す、フラットな波形が続きます。

なお、T波の後の小さな波「U波」が見られることもありますが、上向きの小さな波なら、異常を示すサインではありません。

普段はモニターで、異常発見時は12誘導で測定

普段はベッドサイドのモニター心電図を使い、異常に気づいたら、12誘導心電図で測定。

モニター心電図(3点誘導)

12誘導心電図

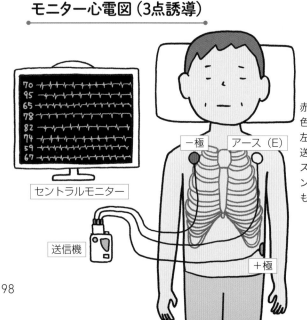

異常発見!!

70
95
65
78
82
74
59
67

セントラルモニター

−極　アース(E)

送信機

＋極

赤は右鎖骨下に、黄色は左鎖骨下、緑は左肋骨下に装着。送信機経由で、ナースステーションのセントラルモニターにも情報が届く。

異常波形を発見したらすぐ、12誘導心電図を持ってきて測定する。

4つのポイントをすばやく見て、短時間で判断を!

正常波形とその意味がわからないと、異変に気づけない。パッと見での判断のしかたも大事。

基本の見かた

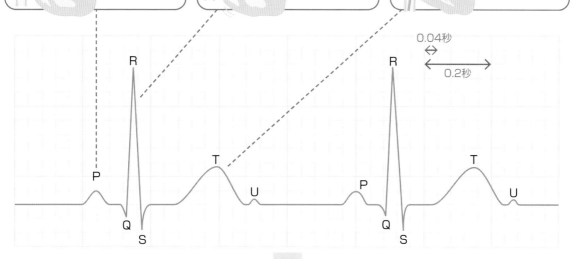

心房収縮時の小さい波	心室収縮時の大きな波	血液拍出時のなだらかな波
P波	**QRS波**	**T波**
最初に現れる小さな波で、右房、左房が収縮していることを示す。	心室に興奮が伝わり、収縮し始める「等容性収縮期」に一致する。	血液が拍出される「駆出期」末期で、心室の興奮が消退していく段階。

0.04秒
0.2秒

これだけはチェック!

I **拍動の速さは?**
⇒RR間隔で、速いか遅いかパッと見る

R波どうしの間隔をパッと見でチェック。大きな目盛り3〜6個ごとに、R波が規則的に出現していれば、正常な拍動。それより早く、不規則に出現しているなら、頻脈性不整脈と考える。

II **リズムは?**
⇒全体を見て、「整」か「不整」かの判断を

全体の波形を見て、リズム不整がないかを判断。目盛りの数がいくつか数える必要はなく、規則的に見えれば「整」、不規則に見えれば「リズム不整」と考えてよい。

III **危険な不整脈の有無は?**
⇒それまでと異なる波形が出たら、要注意

それまでの波形と異なる形の波形が現れたときには、すぐ医師に報告。頻度は低いが、QT時間が延長し、T波の波形が異常となる「QT延長症候群」も、危険な不整脈の原因に。

IV **心筋虚血の有無は?**
⇒ST上昇、低下がないか見る

心電図波形の異常でよく見られる「ST-T異常」のなかでも、とくに緊急性が高いのが、ST部分が基線より高い「ST上昇」。心内膜を超えて、心筋壁まで虚血が広がっていることを示す。

動脈圧とあわせて確認し、緊急性の判断を

ICUで心電図を見るときは、「いま、何が起きているか」を理解し、緊急性をすばやく判断することが大切。モニターに出ている動脈圧波形とあわせて確認し、初期対応に移りましょう。

代表的な波形と、危険度の判断のしかたを覚える

危険な波形のチェック

知っておくべき危険な不整脈と、心筋虚血の波形。波形の法則を理解しておきたい。

心室細動（VF）

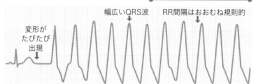

心周期を表す波形がない / 規則性もまったくない

心室がこまかく震える不規則な連続波。大至急対処しないと死に至る。

心室頻拍（VT）

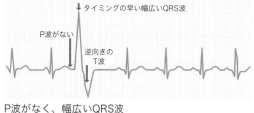

変形がたびたび出現 / 幅広いQRS波 / RR間隔はおおむね規則的

P波がなく、幅広いQRS波が高速で続く。心室細動へ移行する可能性も。

心室性期外収縮

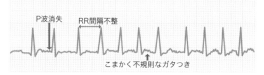

タイミングの早い幅広いQRS波 / P波がない / 逆向きのT波

P波がなく、幅広いQRS波を認める。3回以上連続する場合は、心室頻拍。

心房細動

P波消失 / RR間隔不整 / こまかく不規則なガタつき

P波がなく無秩序な震えが続く。レートも速く、心拍数150回/分以上になることも。

房室ブロック

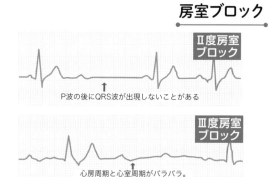

II度房室ブロック

P波の後にQRS波が出現しないことがある

III度房室ブロック

心房周期と心室周期がバラバラ。心房の刺激が心室に伝わっていない

心房から心室への伝導が遅れる。タイプは複数あるが、上記ふたつはとくに危険。

心筋虚血

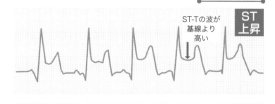

ST上昇

ST-Tの波が基線より高い

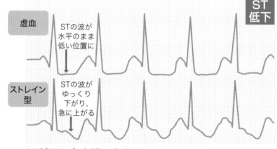

ST低下

虚血 / STの波が水平のまま低い位置に

ストレイン型 / STの波がゆっくり下がり、急に上がる

ST低下は心内膜下虚血、ST上昇は貫壁性虚血に至っている可能性が高い。

❖ 心室細動や心室頻拍は、すぐ除細動

心室細動や心室頻拍のような致死性の不整脈は、一刻を争います。気づいたらすぐ、声を上げて応援を呼びましょう。同時に救急カートと、除細動器またはAEDを準備します。

もっとも重要なことは、脈拍の有無を判断することです。Aラインが留置されていれば、それをすぐ確認します。脈拍が保たれていない場合の対応は、まずBLS（一次救命処置）です。意識の確認、気道の確保をおこないます。医師の到着まで数分かかるような場合は、医師を待たずに電気的除細動を始めてください。

❖ 判断に迷うものは、動脈圧から考える

ICUに入室している患者の多くは、Aライン（→P106〜）が留置されていて、動脈圧をモニターで確認できます。心電図とあわせてチェックすると、緊急性の判断に役立ちます。

見かたは単純で、動脈圧波形が普段どおり出ているなら、心拍出量は保たれています。一方、脈圧が非常に小さいとき、やせているときは、圧波形下面積が小さく、1回拍出量が低下していると判断します。急速輸液やカテコラミン投与などの初期治療が必要なことも多く、すぐドクターに相談してください。

動脈圧の
チェック

動脈圧がおおむね保たれる

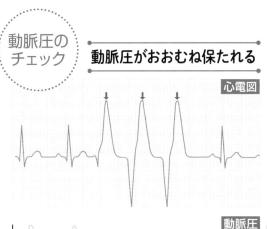

心電図

動脈圧

異常波形直後は動脈圧が出ていないが、脈圧はある程度保たれている。

動脈圧があきらかに低下

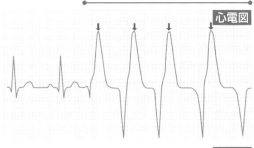

心電図

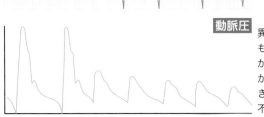

動脈圧

異常波形とともに、動脈圧が出ない状態が続けば、あきらかな循環不全。

緊急性に
応じた
対処

脈拍が維持されている

意識と脈拍を触診する。次に12誘導心電図、血ガス、心エコーなどの準備をしつつ、Drコールをする。

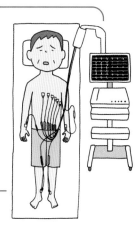

脈拍が保たれていない

BLSプロトロコルに従って、すぐに意識確認、気道確保、胸骨圧迫などをおこない、緊急カートの用意とDrコールを。

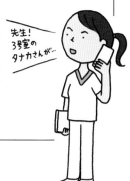

先生！
3号室の
タナカさんが…

投薬やCVP測定のために内頸静脈などに留置

輸液投与のほか、CVP（中心静脈圧）測定のためにCVカテーテルを留置することも多くあります。CVPは、前負荷の指標のひとつとして、古くから用いられているモニタリング項目です。

留置部位は3か所。メリット、デメリットがそれぞれある

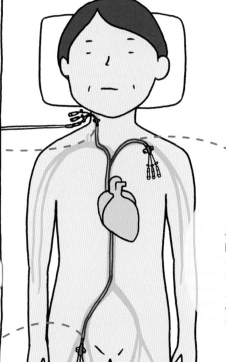

カテーテル留置部位ごとの特徴。内頸静脈か鎖骨下静脈を使うことが多い。

I 内頸静脈

合併症は少ないが患者にとっては違和感が強い

気胸などの合併症を起こしにくいのが利点。一方、患者が違和感を覚えやすく、首を動かしたとき、汗をかいたときにテープがはがれやすいなど、管理に手がかかる。

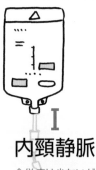

固定フィルムの周囲をテープで補強し、剥離や汚染を防ぐ

II 鎖骨下静脈

快適で感染リスクも低い。ただし気胸などのリスクあり

固定性がよく、首を動かしてもカテーテルへの影響が少ない。感染のリスクが低いのもメリット。一方で、気胸などの危険な合併症を起こしやすいというリスクがある。

III 大腿静脈

汚染のリスクが高く、リハビリなどの妨げにもなる

重要臓器が近くになく、気胸のような合併症がないのが利点。ただし陰部に近く、感染の可能性が高いうえ、下肢の運動が制限されて、リハビリの妨げになる可能性も。

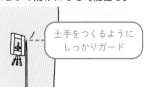

土手をつくるようにしっかりガード

どこに穿刺するか、あらかじめ確認を

CVカテーテルは通常、高カロリー輸液や抗がん剤投与などを目的に刺入するものです。

ICUでは、CVP（中心静脈圧）測定を目的に入れることも多く、右心房手前の上大静脈に留置し、モニターに接続して使用します。カテーテル穿刺の介助では、必要な物品を確実に用意。医師が手元の操作に集中しているあいだは、モニターなどをよく見ておきましょう。

気胸、血腫などの合併症に注意

CVカテーテルの刺入は、リスクをともなう侵襲性の高い手技です。目的と内容について十分に説明し、承諾を得ておこないます。

刺入部位にもよりますが、「気胸」「動脈穿刺」「血腫形成」などの合併症が起こりえます。

刺入の介助中も刺入後も、モニター上の数値や顔色などに異変がないか、呼吸困難をきたしていないか、よく見ておきましょう。

物品の準備が肝心！　操作しやすいよう環境も整備

もれのないよう物品を準備。穿刺中の急変などに備え、救急カートも用意する。感染対策はマキシマル・バリア・プリコーションで。清潔野を広くとり、清潔野と不潔野を明確に区別する。穿刺中の医師はモニターを見られないので、モニター音を出したり、バイタルサインを口頭で伝える。

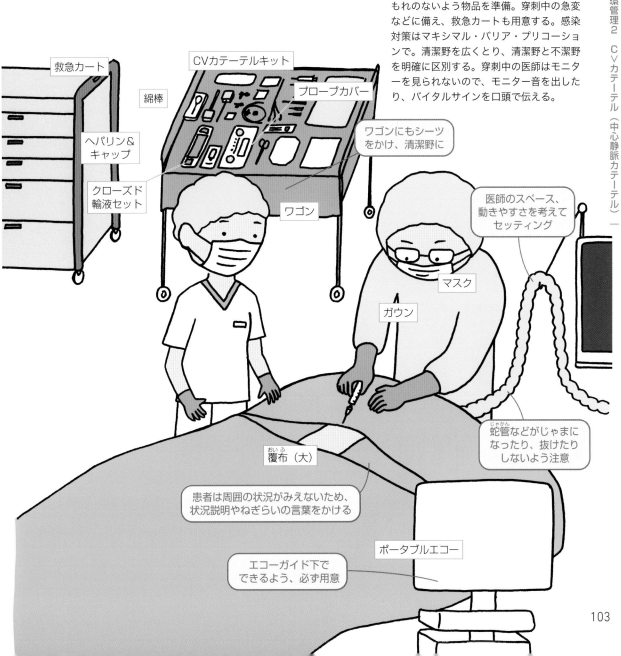

救急カート

CVカテーテルキット

綿棒

プローブカバー

ヘパリン＆キャップ

クローズド輸液セット

ワゴンにもシーツをかけ、清潔野に

ワゴン

医師のスペース、動きやすさを考えてセッティング

マスク

ガウン

蛇管（じゃかん）などがじゃまになったり、抜けたりしないよう注意

覆布（大）（おいふ）

患者は周囲の状況がみえないため、状況説明やねぎらいの言葉をかける

ポータブルエコー

エコーガイド下でできるよう、必ず用意

CVPは、高さをあわせて測定。刺入部の清潔を保つ

CVカテーテルの刺入後は、CVP（中心静脈圧）を測定することがあります。刺入部は針糸で結紮固定されていますが、大きな動きで抜けるおそれもあり、患者の理解と協力を得ることも大切です。

☼ 右心房の高さにあわせて、CVPを測る

CVP（中心静脈圧）は、右心房や、上・下大静脈の圧を表すもの。前負荷の指標のひとつとして、右心系の評価に用います。

数値には、心拍出量や呼吸運動、重力など、複数の要因が影響していることに留意して。高さの違いによる数値の誤差を防ぐには、圧力トランスデューサーと、右心房の高さをあわせて測ること。第4肋間中腋窩線がめやすです。

測定時には、中心静脈圧が基準値内である4〜8cmH$_2$Oで推移しているかを確かめます。波形は心臓の動きに呼応しており、右心房収縮時に上向きのA波が現れ、三尖弁閉鎖時にはC波、三尖弁が再び開くときにV波が出現します。数値や波形の異常を疑うときは、心電図波形とあわせて見てみましょう。

高さあわせ（レベリング）をしてから測定する

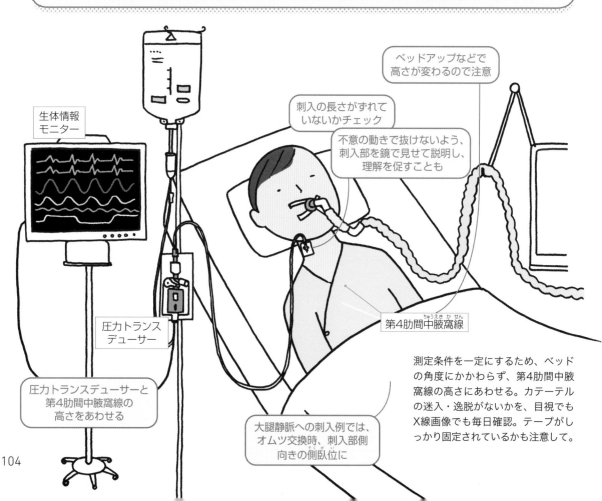

生体情報モニター

圧力トランスデューサー

圧力トランスデューサーと第4肋間中腋窩線の高さをあわせる

ベッドアップなどで高さが変わるので注意

刺入の長さがずれていないかチェック

不意の動きで抜けないよう、刺入部を鏡で見せて説明し、理解を促すことも

第4肋間中腋窩線

大腿静脈への刺入例では、オムツ交換時、刺入部側向きの側臥位に

測定条件を一定にするため、ベッドの角度にかかわらず、第4肋間中腋窩線の高さにあわせる。カテーテルの迷入・逸脱がないかを、目視でもX線画像でも毎日確認。テープがしっかり固定されているかも注意して。

読解できなくてもいい。何を見ているか知っておこう

意味をざっとでも理解したうえで、これまでの波形と変わりがないかを見ておこう。

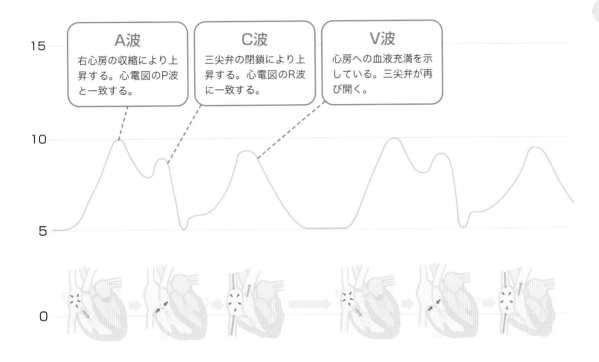

A波
右心房の収縮により上昇する。心電図のP波と一致する。

C波
三尖弁の閉鎖により上昇する。心電図のR波に一致する。

V波
心房への血液充満を示している。三尖弁が再び開く。

15

10

5

0

∴患者の不快感、リハビリへの影響にも配慮

必要な医療処置とはいえ、カテーテルの存在は、患者にとってわずらわしいものです。

とくに内頸静脈への留置は、顔に近く、違和感も強いもの。必要性をていねいに説明し、理解と協力を得ましょう。 汗で固定がゆるむことも多く、頑丈に固定し、固定の具合をこまめに確認します。刺入部の感染が起きることも多く、赤みや痛み、排膿がないかを、透明のドレッシング材の上から毎日確認してください。凝血塊などで汚染がひどい場合、頻回のドレッシング材交換が必要になることもあります。

ケアの際にも、カテーテルが抜けたり、テープ固定がゆるんだりしないよう注意。 大腿静脈への刺入例では、オムツ交換で抜けてしまわないよう、刺入部側に身体を向けた側臥位で、交換します。着替えのケアも同様におこないます。

必要がなくなれば、すぐに抜去することも大事。医師に相談しましょう。

先輩ナースのアドバイス

波形の意味がわかると ICUがもっと楽しくなる！

新人時代は、略語の意味を理解するだけで精一杯。「波形の意味なんて無理！」という人も多いのでは？

でも、モニターを見て、「いま患者の体で何が起きてる？」と推察できると、ICU勤務が楽しくなるのはたしか。「この意味は？」などと先輩や医師に確かめながら、理解を深めていきましょう！

3～5年目になったら
がんばってみよう

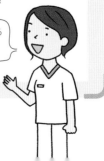

加圧バッグなどを準備し、穿刺の介助をおこなう

ICUでは多くの患者が入れている、Aライン。循環のモニタリングには欠かせない存在です。
まずは穿刺時に必要な物品と、穿刺する部位と手順、介助法を覚えておきましょう。

物品をすみやかに揃える。加圧バッグも10分以内で！

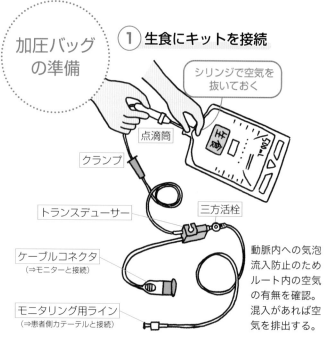

加圧バッグの準備

Aラインは、緊急に穿刺することも。病院によってはヘパリン生食を用いる場合もある。

① 生食にキットを接続

シリンジで空気を抜いておく

点滴筒
クランプ
トランスデューサー
三方活栓
ケーブルコネクタ
（⇒モニターと接続）
モニタリング用ライン
（⇒患者側カテーテルと接続）

動脈内への気泡流入防止のためルート内の空気の有無を確認。混入があれば空気を排出する。

② ルートを満たし、加圧バッグへ

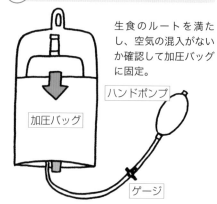

生食のルートを満たし、空気の混入がないか確認して加圧バッグに固定。

ハンドポンプ
加圧バッグ
ゲージ

③ 生食をフラッシュし、加圧

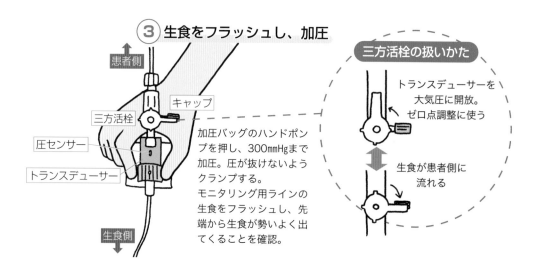

患者側
キャップ
三方活栓
圧センサー
トランスデューサー
生食側

加圧バッグのハンドポンプを押し、300mmHgまで加圧。圧が抜けないようクランプする。
モニタリング用ラインの生食をフラッシュし、先端から生食が勢いよく出てくることを確認。

三方活栓の扱いかた

トランスデューサーを大気圧に開放。ゼロ点調整に使う

生食が患者側に流れる

∷橈骨動脈などにカテーテルを留置する

　Aライン（動脈ライン）は、動脈圧をモニタリングする、観血的血圧測定法。血管が比較的太く、終動脈ではなくほかの血管と交通する、橈骨動脈か足背動脈を第一選択とします。

　穿刺の介助では、まず物品を用意。加圧バッグもすばやく準備します。感染対策はスタンダード・プリコーションが原則。クロルヘキシジン液で消毒し、マスク、滅菌手袋、覆布を使います。

∷しっかり固定して、抜去を防ぐ

　まずは手首が動かないよう固定し、消毒して覆布をかけます。エコーは必須ではありませんが、触知困難なときに使えるよう、用意しておきます。穿刺中、医師は画面か穿刺部を見ているので、代わりにモニター確認を。

　万が一にも抜けてしまうと、大出血を起こすため、穿刺後はしっかり固定します。フィルム材だけでなく、テープで補強しましょう。

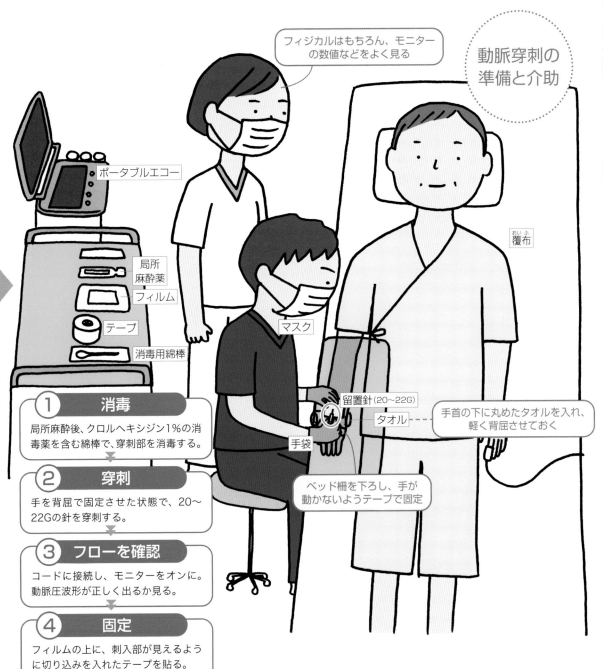

フィジカルはもちろん、モニターの数値などをよく見る

動脈穿刺の準備と介助

ポータブルエコー

局所麻酔薬

フィルム

テープ

消毒用綿棒

マスク

覆布

留置針（20〜22G）

タオル

手袋

手首の下に丸めたタオルを入れ、軽く背屈させておく

ベッド柵を下ろし、手が動かないようテープで固定

①　消毒
局所麻酔後、クロルヘキシジン1%の消毒薬を含む綿棒で、穿刺部を消毒する。

②　穿刺
手を背屈で固定させた状態で、20〜22Gの針を穿刺する。

③　フローを確認
コードに接続し、モニターをオンに。動脈圧波形が正しく出るか見る。

④　固定
フィルムの上に、刺入部が見えるように切り込みを入れたテープを貼る。

動脈圧をリアルタイムに モニタリングする

Aラインでは、動脈圧をリアルタイムで確認でき、循環管理における重要な指標となります。まずは波形下面積の大きさから、1回拍出量が十分かを判断。異常波形が出ていないかも見ておきましょう。

⋮ 波形下の面積の大きさを、まずチェック

動脈圧波形で重要なのは、波形下面積。面積が大きければ、1回拍出量が十分で、組織に十分な血液が届いています。面積が小さければ、フローが足りていないサイン（→P86）。急激に小さくなったときはショックを疑い、早急に全身のアセスメントをおこないます。

波形の形の異常も、覚えておきたいところ。

典型的な異常波形は「オーバーシュート」で、波形が細くとがった形になり、数値も高く出ます。もうひとつは「なまり（ダンプ）」。こちらはうねりのある山形で、低い数値が出ます。

異常時はまずひと呼吸おいて、マンシェットで血圧を測ってみましょう。血行動態が本当におかしいのか、システムやラインの異常なのかがわかり、落ち着いて対処できます。

ゼロ点校正をおこない、高さあわせをしてから測定

初回の立ち上げ時はもちろん、ベッドアップや体位変換をおこなったあとの測定時にも必要。

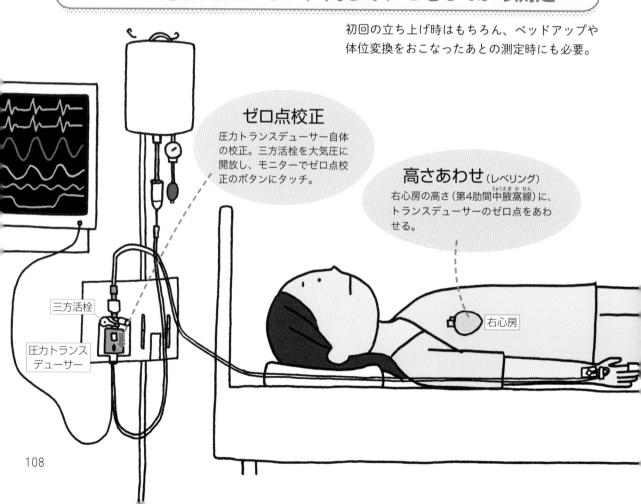

ゼロ点校正
圧力トランスデューサー自体の校正。三方活栓を大気圧に開放し、モニターでゼロ点校正のボタンにタッチ。

高さあわせ（レベリング）
右心房の高さ（第4肋間中腋窩線）に、トランスデューサーのゼロ点をあわせる。

三方活栓

圧力トランスデューサー

右心房

基本形を覚えて、循環の異常に早期に気づく

基本の形は大きくふっくらした山形。細くとがった山のときは、血管内容量不足と考えて。

基本の波形

山の下り坂には、小さなへこみ「重複切痕」がある。ここから先が、心周期における拡張期。

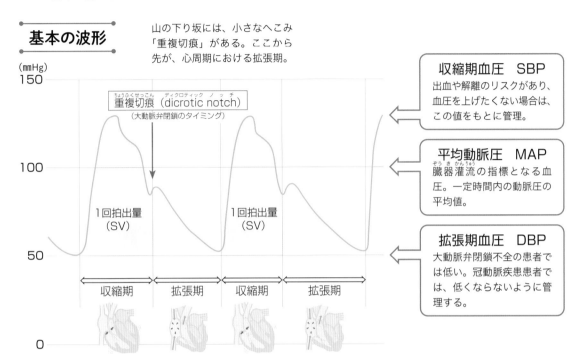

重複切痕（dicrotic notch）
ちょうふくせっこん　ディクロティック　ノッチ
（大動脈弁閉鎖のタイミング）

1回拍出量（SV）

収縮期　拡張期　収縮期　拡張期

収縮期血圧　SBP
出血や解離のリスクがあり、血圧を上げたくない場合は、この値をもとに管理。

平均動脈圧　MAP
ぞう き かんりゅう
臓器灌流の指標となる血圧。一定時間内の動脈圧の平均値。

拡張期血圧　DBP
大動脈弁閉鎖不全の患者では低い。冠動脈疾患患者では、低くならないように管理する。

代表的な異常波形

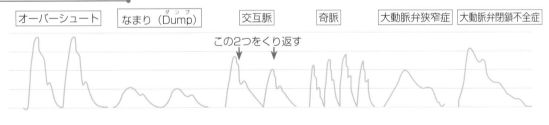

オーバーシュート	なまり（Dump）ダンプ	交互脈	奇脈	大動脈弁狭窄症	大動脈弁閉鎖不全症
カテーテルの硬さなどが原因。マンシェット血圧との差を確認しておく。	カテーテルの屈曲、血管壁への先あたり、血栓などで生じる。フラッシュや、手首屈曲の解除を試みる。	大小の脈が交互に出現。心不全で左室機能障害が強いときなどに生じる。	拡張機能障害で、吸気時の収縮期血圧が10mmHg以上低下。	波形の立ち上がりに時間がかかり（遅脈）、かつ高さが低い（小脈）。	立ち上がりが急で、脈圧（収縮期血圧と拡張期血圧の差）が大きい。

この2つをくり返す

☆テープ固定など、毎日のケアも徹底して

　カテーテル留置中は、合併症に十分注意し、モニタリングとケアをおこないます。

　まずは刺入部からの感染です。刺入部はフィルムとテープで覆われていますが、テープで完全に隠れていると観察できません。施設のやりかたに応じて、刺入部が見えるようにしておきましょう。発赤や腫脹がないかを、ここから観察します。また、カテーテルが抜けないよう、テープが少しでもはがれかけていたら、すぐ交換を。手はよく動かす部位のため、患者の状況をあわせて固定を強化します。テープ固定による皮膚の損傷がないかも見ておきます。

　その他の合併症として空気塞栓のリスクもあります。ライン内に気泡がないか、輸液量と加圧バッグの圧は十分かをつねに確認しましょう。

フロートラックセンサー

Aラインに接続し、SVVなどを算出

留置したAラインは通常、フロートラックセンサーに接続し、さらに「ヘモスフィアモニター」などの
モニターにつないで使います。それぞれの目的と、主要項目の見かたを覚えておきましょう。

モニターにつないで、SVVなどを見る

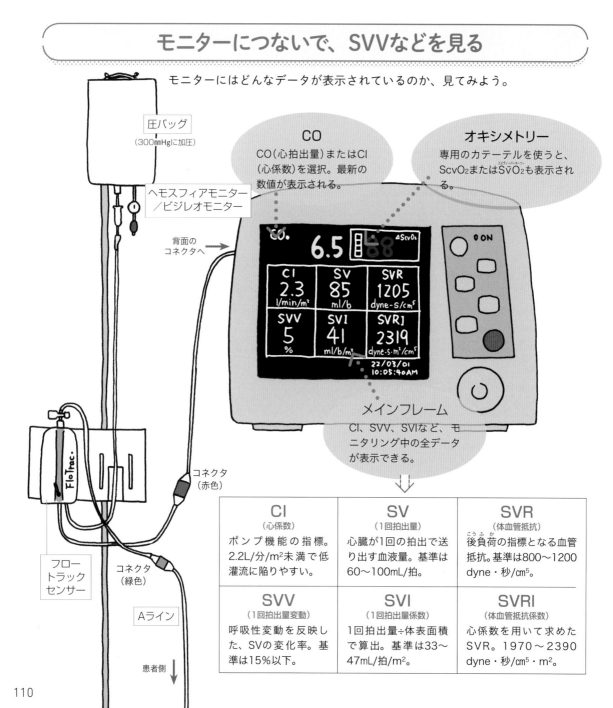

モニターにはどんなデータが表示されているのか、見てみよう。

圧バッグ
(300mmHgに加圧)

ヘモスフィアモニター
／ビジレオモニター

背面の
コネクタへ

CO
CO(心拍出量)またはCI
(心係数)を選択。最新の
数値が表示される。

オキシメトリー
専用のカテーテルを使うと、
ScvO₂またはSv̄O₂も表示され
る。

CO. 6.5   68 ⊿ScvO₂

| CI 2.3 l/min/m² | SV 85 ml/b | SVR 1205 dyne-s/cm⁵ |
| SVV 5 % | SVI 41 ml/b/m² | SVRI 2319 dyne-s·m²/cm⁵ |

22/03/01
10:05:40AM

メインフレーム
CI、SVV、SVIなど、モ
ニタリング中の全データ
が表示できる。

FloTrac.

コネクタ
(赤色)

フロー
トラック
センサー

コネクタ
(緑色)

Aライン

患者側 ↓

CI (心係数)	SV (1回拍出量)	SVR (体血管抵抗)
ポンプ機能の指標。2.2L/分/m²未満で低灌流に陥りやすい。	心臓が1回の拍出で送り出す血液量。基準は60〜100mL/拍。	後負荷の指標となる血管抵抗。基準は800〜1200 dyne・秒/cm⁵。
SVV (1回拍出量変動)	**SVI** (1回拍出量係数)	**SVRI** (体血管抵抗係数)
呼吸性変動を反映した、SVの変化率。基準は15%以下。	1回拍出量÷体表面積で算出。基準は33〜47mL/拍/m²。	心係数を用いて求めたSVR。1970〜2390 dyne・秒/cm⁵・m²。

SVVを見ると、血管内容量が十分か判断できる

SVVは、呼吸によるSVの変動を示す。PPV（脈圧変動）も、これに相関する。

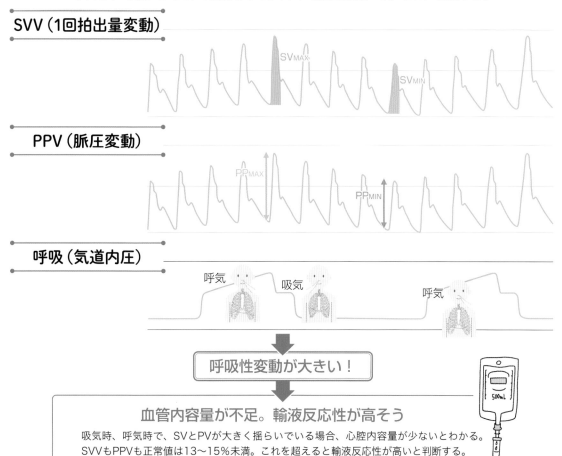

SVV（1回拍出量変動）

SV_{MAX}　SV_{MIN}

PPV（脈圧変動）

PP_{MAX}　PP_{MIN}

呼吸（気道内圧）

呼気　吸気　呼気

呼吸性変動が大きい！

血管内容量が不足。輸液反応性が高そう

吸気時、呼気時で、SVとPVが大きく揺らいでいる場合、心腔内容量が少ないとわかる。
SVVもPPVも正常値は13〜15％未満。これを超えると輸液反応性が高いと判断する。

∷輸液反応性の予測が、大きな目的のひとつ

　Aラインをフロートラックセンサー、ヘモスフィアモニター（またはビジレオモニター）に接続する目的は、心拍出量などの循環の指標を連続的に見ることです。

　ショックの初期治療で輸液を投与するときは、輸液チャレンジ試験で反応を見ます。このとき、輸液反応性の重要な指標となるのがSVV（1回拍出量変動）。SVVが大きく、正常の15％を上回るなら、心臓に戻ってくる血液が不足しているということ。輸液での改善の可能性が見込めます。呼吸性変動を加味した値なので、人工呼吸器使用中の評価に適しています。一方、自発呼吸患者や、心房細動をはじめとする不整脈患者では、正確性が低いとされます。

∷CVカテーテルにつなげば、ScvO₂もわかる

　フロートラックセンサーでは、心拍出量や心係数、1回拍出量、1回拍出量係数、1回拍出量変動などがわかります。CVオキシメトリーカテーテルを使用し、専用のモジュールに接続すると、$ScvO_2$（中心静脈血酸素飽和度）も同時に測定できます。基準値は70％以上ですが、病態によってはもう少し低値まで許容することもあります。スワンガンツカテーテル留置患者では、$S\bar{v}O_2$（混合静脈血酸素飽和度）も測定でき、基準値は65％以上です。

　いずれも、低値なら乳酸値や身体所見などをあわせてチェック。組織低灌流と判断されれば、輸液反応性を見て輸液を投与するなど、初期治療を早急に始めます。

PiCCO／LiDCO
循環動態がグラフィックで表示される

昨今、多くのICUで使われるようになったのが、「PiCCO」「LiDCO」などの心拍出量モニターです。心拍出量、心係数、SVVをはじめとする各種の血行動態パラメータがグラフィックで表示されます。

∴心拍出量を、より正確に知りたいときに

「PiCCO」「LiDCO」は、血行動態をグラフィック画面でひと目で把握できる、心拍出量モニターです。

PiCCOでは、肺動脈カテーテルと同様の測定法「サーモダイリューション」と、ビジレオモニターと同様の動脈圧からの心拍出量推定法を組み合わせた方法で、心拍出量などを測定・算出します。

より正確な心拍出量と、輸液反応性の指標となるSVVなどがわかります。血行動態の変動が大きいとき、輸液反応性を見たいときに役立ちます。

∴肺循環も測定でき、肺水腫の鑑別にも有用

循環管理で重要なのが、適切な量の輸液です。少なすぎると臓器障害を起こしますが、一方で過剰な輸液は、肺水腫による呼吸不全をまねきます。肺の水分量も見ておきたいところです。

PiCCOでは、これを「肺血管外水分量係数（ELWI）」として、経時的に確認できます。正常値は約7mL/kgで、10mL/kgを超えると肺水腫と判断できます。「肺血管透過性係数（PVPI）」も表示され、こちらは心原性肺水腫と非心原性肺水腫の鑑別に有用です（正常値1.0〜3.0）。専用のオキシメトリーカテーテル（evoxカテーテル）を接続してScvO_2も測定できます。

AラインとCVカテーテル、両方をモニターにつなぐ

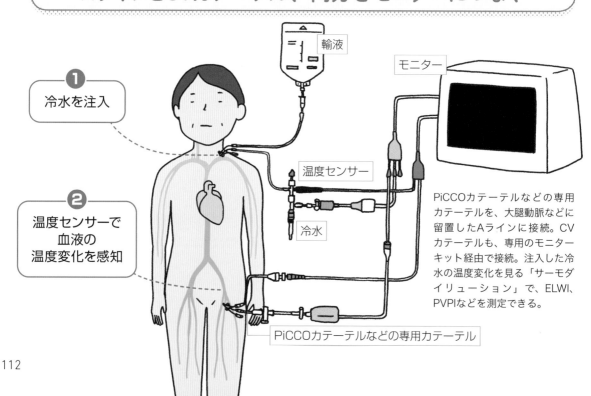

輸液

モニター

❶ 冷水を注入

温度センサー

冷水

❷ 温度センサーで血液の温度変化を感知

PiCCOカテーテルなどの専用カテーテルを、大腿動脈などに留置したAラインに接続。CVカテーテルも、専用のモニターキット経由で接続。注入した冷水の温度変化を見る「サーモダイリューション」で、ELWI、PVPIなどを測定できる。

PiCCOカテーテルなどの専用カテーテル

測定原理は同じだが、モニター表示はそれぞれ違う

多目的フレームに表示されるそれぞれの略語と、その値の意味を理解しておこう。

PiCCO

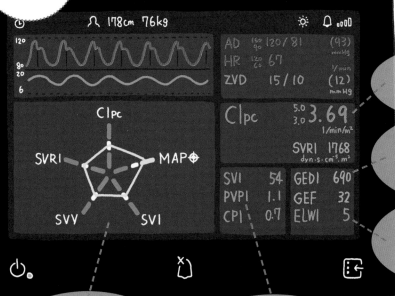

CIpc（心拍出量係数）
心拍出量の推定値。輸液反応性の指標となる。

GEDI（心臓拡張期容量係数）
心臓の拡張期に、心臓内にある血液の推定値。輸液反応性の指標に。

ELWI（肺血管外水分量係数）
肺水腫の可能性を見たいときに。高値なら、肺の外に水があふれている。

SVV（1回拍出量変動）／**SVI**（1回拍出量係数）
SVVは1回拍出量の変動。SVIは、患者さんの体表面積で補正した1回拍出量数値。

PVPI（肺血管透過性係数）
ELWIと同様、肺水腫の可能性を見る。高値なら肺に水がたまっている。

心拍出量関連の数値がリアルタイムで表示され、輸液反応性などを見るのに役立つ。ELWIやPVPIは、肺水腫の診断に有用。

LiDCO

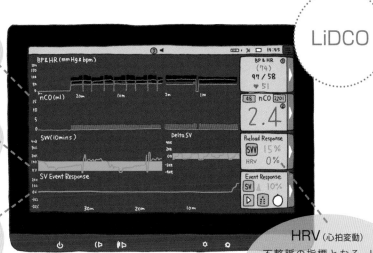

nCO（心拍出量）
1拍動ごとに心拍出量が算出され、変化が波形として表示される。

SVV（1回拍出量変動）
1回拍出量のリアルタイムの変動が波形でわかる。大きければ輸液反応性ありと予測できる。

SVイベントレスポンス
輸液チャレンジ試験（→P96）やカテコラミン投与（→P97）後の、SV変化率などがひと目でわかる。

HRV（心拍変動）
不整脈の指標となる。HRVが10％を超えると、SVVなどの信頼性が低下していると考えられる。

動脈圧信号から、心拍出量の連続算出をおこなう「PulseCOアルゴリズム」で、数値の変動がすみやかに表示される。

スワンガンツカテーテル
肺動脈圧などを、直接測る

スワンガンツカテーテル（肺動脈カテーテル）は、古くから血行動態の評価に用いられてきた
モニタリング法。右心房〜肺動脈までの各地点の圧を測ることができ、心機能評価にも有効です。

肺動脈までカテーテルを入れ、3つのポイントで圧を見る

右心カテーテルまたは肺動脈カテーテルと呼ばれ、右心系の評価と血行動態の把握に役立つ。右心系の心内圧や心拍出量、混合静脈血酸素飽和度（S$\bar{v}$O$_2$）を測定する。ペーシング機能をもつものもある。

バルーン膨張用バルブ

サーミスター・コネクター

肺動脈圧測定用先端孔ルーメン・ハブ

右房圧測定用側孔ルーメン・ハブ

モジュール・コネクター

スワンガンツ対応モニター

SvO2 CCO
100.0 10.0
50 5.0
0 0
EDVI RVEF
200 100
100 50
0 0
SvO2 78
CCO 4.3
EDVI 101
RVEF 47
STAT Boxes
CCO
EDV
RVEF

持続S$\bar{v}$O$_2$、持続心拍出量（CCO）測定のためのルーメンがついたカテーテルもある。また現在は「ヘモスフィア」という製品で、ビジレオや、スワンガンツカテーテル用のビジランスが1つの機器で測定・表示できるようになった。

3つの測定部位

PAP 肺動脈圧
右室後負荷の指標となる。肺血管抵抗の上昇、左房圧の上昇にともない、高くなる。収縮期肺動脈圧が35mmHg以上なら、肺高血圧症。

PAWP 肺動脈楔入圧
カテーテル先端のバルーンで肺動脈を収縮させ、一時的に閉塞したところの先の圧を測定。結果として左房圧を反映し、左室充満圧の指標となる。正常値は6〜12mmHg。波形も表示される。

RAP 右房圧
中心静脈圧と同様、体液量や右心機能の指標。右心不全や心タンポナーデで上昇し、循環血液量減少で低下。正常は平均圧で4〜8mmHg前後。

∴肺高血圧患者や、心機能低下例に役立つ

スワンガンツカテーテルは、右心系にカテーテルを挿入し、圧を直接測る方法です。

近年は、輸液反応性の指標に、SVVなどの動的パラメータが用いられるようになり、使用頻度は以前ほど高くありません。しかし、カテーテルを直接入れる利点もあります。たとえば肺高血圧症患者、不整脈のある左心機能低下患者や、心臓血管外科の術後にもよく活用されています。SvO₂測定やCCI（持続心係数）によりリアルタイムな血行動態管理が可能になります。左心不全の患者では、フォレスター分類により、血行動態管理をおこなうこともあります。

∴肺血栓塞栓症などの合併症に注意

長期に留置する場合はとくに、肺血栓塞栓症のリスクが高まります。カテーテル内の定期的なフラッシュや、予防的抗凝固薬で対応します。

また、カテーテルの迷入、バルーンの安易な膨張や脱気により、肺動脈穿孔のリスクが高まり、バルーン膨張時に肺動脈を傷つけかねません。ほかのカテーテル類と同様、固定位置を毎日チェックし、先端の位置はX線検査で確認します。

モニターに必ず肺動脈圧を表示させ、正しい圧波形が出ているかも確認しましょう。72時間以上の留置時は、感染にも注意が必要です。

肺高血圧症や、心臓の周術期などが、よい適応

適応はおもに、下記のような例。
なぜ入っているかの目的を理解して、
数値を見よう。

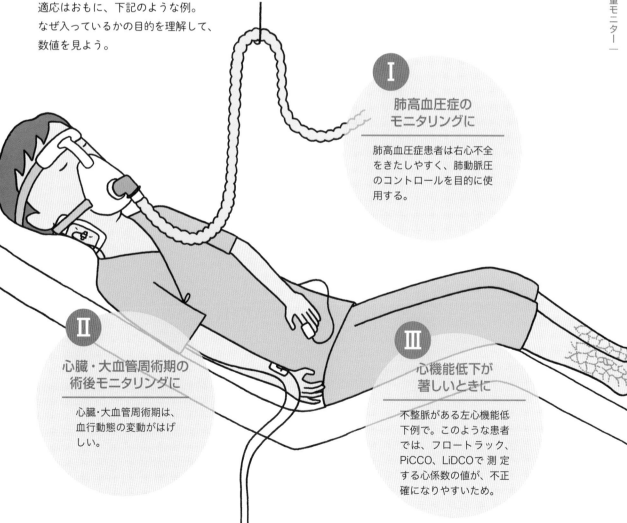

I　肺高血圧症の モニタリングに

肺高血圧症患者は右心不全をきたしやすく、肺動脈圧のコントロールを目的に使用する。

II　心臓・大血管周術期の 術後モニタリングに

心臓・大血管周術期は、血行動態の変動がはげしい。

III　心機能低下が 著しいときに

不整脈がある左心機能低下例で。このような患者では、フロートラック、PiCCO、LiDCOで測定する心係数の値が、不正確になりやすいため。

昇圧系の薬
循環不全、急性心不全などに使う

心臓や血管に作用し、血液循環を改善する薬を「循環作動薬」といいます。ここでは各種ショックや急性心不全に陥ったときに、血圧を上げる「昇圧系」の薬を見ていきましょう。

心臓が弱っているのか、血管が開いているのか考える

心収縮力が落ちているか、脈が弱い場合は心臓をたたく薬を、
血管が開いている場合は血管収縮薬を用いる。

心臓を
たたく薬

血圧 ＝ 心拍出量 × 末梢血管抵抗

ここにアプローチ！

結合 DB（ドブタミン）
β₁受容体

カテコラミンは交感神経に作用。ミルリノンは強心薬。心収縮力を上げるか、心拍数を上げる。

カテコラミン

ドブタミン
(商ドブトレックスなど)

用法・用量
1〜10μg/kg/分 持続静注

β₁選択性が高く、心収縮力を高め、心拍数を増やす。心不全や心原性ショックの治療に使う。

アドレナリン
(商ボスミン／アドレナリン)

用法・用量
[心停止時] 1mg 静注（成人）
[アナフィラキシー] 0.05〜0.1mg 静注
[低血圧] 0.01〜0.5mg/kg/分 持続静注

心収縮力・心拍数増強、血管収縮作用も強く、心停止時の第一選択薬。

その他 心不全治療薬

ミルリノン
(商ミルリーラ)

用法・用量 0.25〜0.75μg/kg/分 持続静注

心筋細胞内のカルシウム濃度を上昇させ、心収縮力を増強。肺動脈や末梢血管の拡張作用もある。急性心不全の治療に。

心収縮力
up

末梢血管
収縮

心拍出量
up

アドレナリン受容体の種類と作用

受容体	薬理作用	
α₁	末梢血管収縮	散瞳
β₁	心収縮力の増強、房室伝導促進 心拍数の増加	
β₂	末梢血管拡張、気管支拡張	

カテコラミンの作用のまとめ

受容体	α₁	β₁		β₂	
受容体の存在場所	末梢血管	心臓		末梢血管	気管支
受容体活性化による作用	収縮	心拍数増加	心収縮力増強	拡張	拡張
エフェドリン	+	+		+	
フェニレフリン	++				
ドパミン	++	++		ドパミン作動薬	
ドブタミン		++			
ノルアドレナリン	+++	++			
アドレナリン	+++	+++		++	

⁑輸液でダメなら、薬で血圧を上げる

ショックに陥ったときは、酸素供給量を増加させ、臓器の灌流不足を改善しなければなりません。多くの場合、急速輸液をおこない、心拍出量を増やすことが第一選択になりますが、輸液反応性が見られないときには薬を使います。

薬を決めるのは医師ですが、事態は急を要します。「この状態だったら、どの薬かな?」と予測し、用意できると理想的です。

⁑使用頻度が高いのは、ノルアドレナリン

方法としては、心収縮力を増強させたり心拍数を増やしたりする薬(左下の図参照)か、血管を収縮させて血圧を上げる薬(下図参照)のどちらかかを使います。

各種ショックの第一選択薬として、多くはノルアドレナリンが使われます。エコー上、心収縮力の低下や、脈が遅いときにはドブタミンを使用します。

$$血圧 = 心拍出量 × 末梢血管抵抗$$

ここにアプローチ!

血管抵抗を高める薬には、バソプレシンなどがある。

血管を締める薬

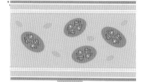

$α_1$受容体
結合
NA
(ノルアドレナリン)

カテゴラミン

ドパミン
(商 イノバンなど)

用法・用量
1〜10μg/kg /分 持続静注

$α_1$受容体への作用で血管を収縮させ、$β_1$受容体への作用で心拍出量を増やす。低用量では、腎血管拡張作用による利尿効果も期待できる。ただし、不整脈をまねきやすい。

ノルアドレナリン
(商 ノルアドレナリン)

用法・用量
0.03〜0.5μg/kg /分 持続静注

強力な$α_1$刺激作用をもち、末梢血管を収縮させ、血圧を上げる。各種ショックの第一選択薬。$β_1$受容体にも作用し、心収縮力、心拍数も上げる。指趾虚血に注意。

アドレナリン
(商 ボスミン／アドレナリン)

用法・用量
[心停止時] 1mg 静注(成人)
[アナフィラキシー] 0.05〜0.1mg 静注
[低血圧] 0.01〜0.5mg/kg/分 持続静注

心臓への作用だけでなく、血管収縮作用も強い。低用量では、$β_2$作用により気管支拡張も。ただし頻脈性不整脈、高乳酸血症、高血糖、指趾虚血に注意。

ホルモン剤

バソプレシン
(商 ピトレシン)

用法・用量
[敗血症性ショック] ノルアドレナリンと併用で
1〜3単位/時 持続静注

ショック時は血管収縮作用、非ショック時は抗利尿作用がある。敗血症性ショックなどの血管拡張性ショックに。指趾虚血に注意。

その他 カテゴラミン

フェニレフリン
(商 ネオシネジン)

用法・用量
0.1〜0.2mgずつ静注、10〜15分間隔

$α_1$受容体を選択的に刺激し、末梢血管を収縮させ、血圧を上昇させる。血圧上昇後の、反応性徐脈に注意。

エフェドリン
(商 ヱフェドリン「ナガヰ」)

用法・用量
4〜8mgずつ静注、10〜15分間隔

漢方薬の麻黄由来の成分。比較的マイルドな$α_1$、$β_1$、$β_2$作用。鎮痛、鎮静や麻酔にともなう血圧低下時に、あらかじめ準備しておき使用。

＊与薬時は必ず、「正しい患者か(Right patient)」「正しい時間か(Right time)」「正しい薬剤か(Right drug)」「正しい量か(Right dose)」「正しい投与経路か(Right route)」「正しい目的か(Right purpose)」の6Rを確かめる

降圧系の薬
すぐに血圧を下げたい場合に使う

次は血圧を下げる「降圧系」の薬を見てみましょう。血管が破れたり裂けたり、術後止血したりという危険な事態をまねくため、即効性の高い降圧薬で、すみやかに血圧を下げます。

心臓が過剰に働いているのか、血管が詰まっているのか考える

上がりすぎた血圧を下げるには、心臓を落ち着かせる薬か、血管を開く薬を用いる。

心臓を
落ち着かせる
薬

$$血圧 = 心拍出量 × 末梢血管抵抗$$

↑
ここにアプローチ！

心収縮力を下げるか、心拍数を減らして、心拍出量を減らす。

L（ランジオロール） ✕ DB（ドブタミン）

β₁受容体　ブロックされて結合できない！

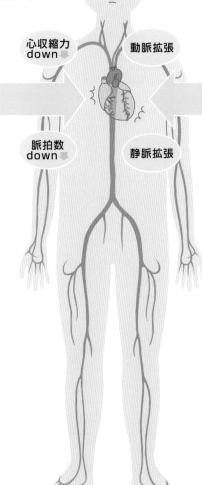

心収縮力 down

動脈拡張

脈拍数 down

静脈拡張

β遮断薬

ランジオロール
（⑯オノアクト）

用法・用量 ［単回投与］50mg（1バイアル）を10ccに溶いて、5mgずつ静注
［持続投与］1〜20μg/kg/分 持続静注

超短時間作用型の、β₁受容体遮断薬。血圧や心拍数などを抑える作用があり、上室性頻拍（PSVT）、心房細動（AF）のような頻脈性不整脈の心拍コントロール、発症予防に有効。心筋虚血発作の治療・予防、難治性の心室頻拍（VT）発症時にも。副作用では徐脈や血圧低下、気管支攣縮、心機能悪化に注意。

カルシウム拮抗薬

ジルチアゼム
（⑯ヘルベッサー）

用法・用量 3〜15μg/kg/分 持続静注

短時間作用型のカルシウム拮抗薬。心筋や血管平滑筋へのカルシウムイオンの流入を阻害。心収縮力を弱め、脈を遅くする。上室性頻拍、心房細動発症時の心拍コントロールに使用。

ベラパミル
（⑯ワソラン）

用法・用量 1回5mg、5分以上かけて静注、または5%ブドウ糖液50mLなどに希釈して15分かけて点滴静注

ジルチアゼムと同様に心収縮力を弱め、脈を遅くする。上室性頻拍、心房細動発症時の心拍コントロールに使用。ただし心機能低下例では心不全を増悪させるおそれがあり、ICUでの使用頻度は低い。

出血や動脈解離が進まないように

脳出血、くも膜下出血、急性大動脈解離、大動脈瘤破裂などの患者がICUに入室した場合、出血や解離をそれ以上増悪させないために、緊急に血圧を下げる必要があります。術後患者で出血の懸念があるときにも、血圧のコントロールが重要です。

降圧を目的とした血管拡張薬として、ICUでもっとも一般的な薬は、カルシウム拮抗薬のニカルジピンです。

投与後の脈拍数にも気を配る

投与後は血圧だけでなく脈拍も確認。急に下がった血圧を戻そうとする「圧受容体反射」で脈拍数が増え、降圧作用が弱まることがあるためです。その際には、β遮断薬のランジオロールの併用も考慮しましょう。とくに高血圧をともなう急性冠症候群患者では、β遮断薬で積極的に脈拍数のコントロールをはかります。また血管拡張薬では静脈炎が起きやすく、血管痛、血管に沿った皮膚の発赤、腫張にも注意します。

$$血圧 = 心拍出量 \times 末梢血管抵抗$$

↑
ここにアプローチ！

動脈、静脈を拡張させる薬が中心。
末梢血管抵抗を下げ、血圧を下げる。

血管を
開く薬

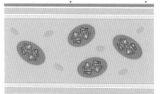

Ca⁺チャネル

N
(ニカルジピン)

ブロックされて
結合できない！

Ca

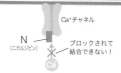

硝酸薬

ニトログリセリン
(商 ミリスロール)

硝酸イソソルビド
(商 ニトロールなど)

用法・用量 1.5〜7mg/時 持続静注

静脈、冠動脈、肺動脈の血管平滑筋を弛緩させる作用がある。急性心不全、急性心筋梗塞、狭心症発作時に。
急性耐性、頻脈に注意。心筋虚血の予防効果はない。

カルシウム拮抗薬

ニカルジピン
(商 ペルジピン)

用法・用量
[単回投与] 0.5〜1mgを10分おきに静注
[持続投与] 3〜15mg/時 持続静注

動脈の血管平滑筋に作用し、血管を拡張させる。心機能を抑制しにくく、ICUにおける降圧薬の第一選択。術後管理によく使われる。

PGE₁製剤

アルプロスタジル アルファデクス
(商 プロスタンディン)

用法・用量
0.05〜0.2μg/kg/分 持続静注

血管平滑筋に直接作用し、血管をすみやかに拡張。手術時の使用が多いが、術後のICU管理で継続することも。末梢動脈疾患の症状改善、冠・腎・腸管の血流維持を目的に使用することも。

その他 冠拡張薬

ニコランジル
(商 シグマート)

用法・用量
2〜6mg/時 持続静注

冠動脈を拡張させることから、狭心症や急性心不全に。

心不全治療薬

カルペリチド
(商 ハンプ)

用法・用量
0.1μg/kg/分 持続静注、0.2μg/kg/分まで増量可

腎動脈、肺動脈、細動脈を拡張させる。急性心不全の治療薬で、利尿作用、肺うっ血の改善作用のほか、腎保護作用も期待できる。

ミルリノン
(商 ミルリーラ)

用法・用量
0.25〜0.75μg/kg/分 持続静注

肺動脈、細動脈を拡張させて血圧を下げる一方、心収縮力を高め、心拍出量を増やす作用がある。心不全、低心拍出量症候群、カテコラミン無効例にも。

不整脈のタイプごとに、適した薬を使用

突然の不整脈にあわてた経験は、ICUナースなら誰しもあるはず。最初は「先輩、大変！ すぐ来て!!」でいいのですが、タイプ別の適切な初期対応、使用する薬も徐々に覚えていきましょう。

緊急なら除細動などで対処しつつ、薬を使う

不整脈への初期対応、使用する抗不整脈薬は、タイプによって大きく異なる。

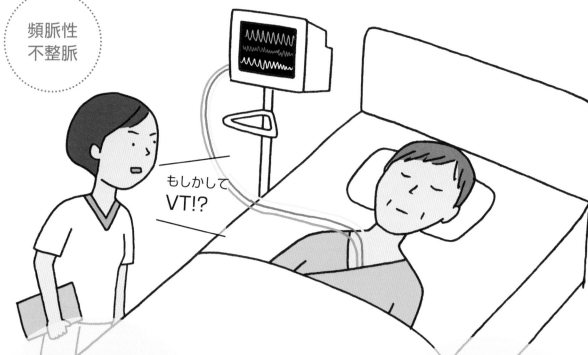

頻脈性
不整脈

もしかして
VT!?

心室頻拍（VT）の場合

血行動態も悪ければ、
大至急、除細動を始めて

血行動態不安定なら、ただちに電気的除細動をおこなう。並行して抗不整脈薬のアミオダロン150mgを5％ブドウ糖液100mLに加え、5〜15分かけて点滴静注。効果があれば添付文書どおりに持続投与。並行してリドカイン静注用や、抗不整脈薬のニフェカラントも選択肢。

心房細動（AF）の場合

電気的除細動や
アミオダロンで早急に対処

血行動態が不安定なら電気的除細動をおこなう。第一選択としてアミオダロンを併用。750mgを5％ブドウ糖液500mLに加え、33mL/時で6時間投与。その後17mL/時で持続静注。β遮断薬のランジオロール、ジルチアゼムも選択肢（→P118）。

その他 頻脈性不整脈の場合

上室性頻拍にはカルシウム拮抗薬、
心室頻拍にはβ遮断薬などが有効

上室性不整脈（PSVT）には、ATP（アデノシン三リン酸）、またはカルシウム拮抗薬のベラパミル（→P118）などを使用。心室頻拍には、β遮断薬のランジオロールなどが選択肢。いずれも、血行動態が悪ければ、電気的除細動を併用。

∴危険なVTは、人を集めてすぐ対処！

不整脈のなかでもとくに危険なのが、VT（心室頻拍）。声を上げて人を集め、早急に電気的除細動をおこない、洞調律に戻します。

なお、肝心なときにあわてないよう、用語の確認を。致死性不整脈に対してショックを与え、拍動をとり戻す「電気的除細動」（単相性360J、二相性120〜200J）に対し、頻拍性不整脈の原因をとり除き、リズムを洞調律に復帰させることを「カルディオバージョン」といいます。心室波形に同期させ、除細動より低いエネルギー量でおこないます（通常、50Jから開始）。

∴判断が困難なら、循環器内科医をコール

VT以外の頻脈性不整脈でも、血行動態が不安定なら、やはり除細動が必要。「意識が混濁」「尿が出ない」など、重要臓器の低灌流を疑う場合です。複雑な不整脈もあるので、VTかどうかもわからなければ、すぐ循環器内科医を呼びましょう。

ただ、除細動やカルディオバージョンは一時的処置。併用して抗不整脈薬投与が必要です。

徐脈性不整脈の場合は、心拍数を上げる薬を使ったり、ペースメーカーを用います。

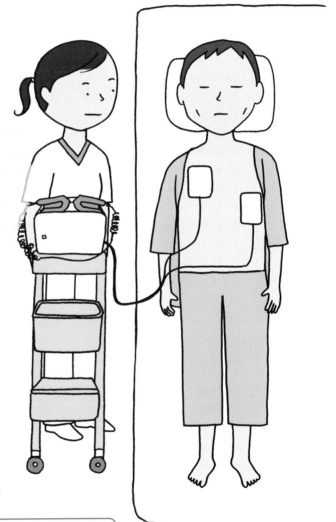

徐脈性不整脈

アトロピン静注

心肺停止に近いときに
1㎎をすぐ静注

抗ムスカリン作用で副交感神経を遮断し、心拍数を増やす。手軽に使えて副作用が少ない。十分な量を静注で投与。β作動薬のイソプロテレノールや、ドブタミンを使うこともある。

経皮的ペーシング

経静脈ペーシングまでのつなぎに

アトロピン無効なら、除細動器にペーシング用ケーブルを接続し、経皮的ペーシングを試みる。確実にペーシングできているかどうかを、Aラインやパルスオキシメータの波形で確かめること。同時に、経静脈ペーシングの準備を進める。

カテ室に搬送して治療

内頸静脈から一時的ペースメーカーのリードを入れる、経静脈ペーシング（→P130〜）を早急に手配。多くはカテ室でおこなう。

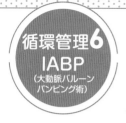

十分な冠灌流量を保ち、心臓のポンプ機能を補助

IABPは、心臓ポンプ機能を補助する、機械的補助循環法。心筋虚血を起こし、十分な冠灌流量を保てないとき、心臓への負担を減らしたいときに、一時的な処置としておこないます。

大腿動脈から刺入して、下行大動脈にバルーンを留置

大腿動脈から、下行大動脈に専用のカテーテルを入れて、バルーンを留置。心臓の拍動にあわせて膨張と収縮をくり返す。カテーテルにつないだ血圧ケーブルとAラインを機器に接続し、モニタリングする。

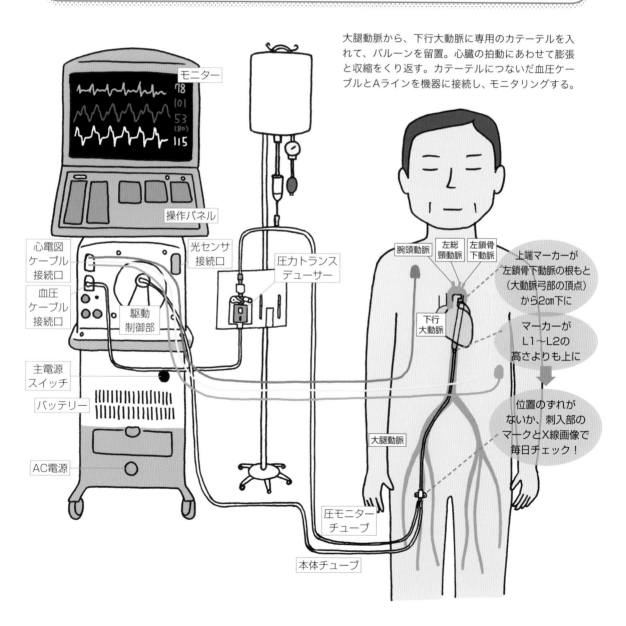

モニター

78
101
53
(80)
115

操作パネル

心電図
ケーブル
接続口

血圧
ケーブル
接続口

光センサ
接続口

圧力トランス
デューサー

駆動
制御部

主電源
スイッチ

バッテリー

AC電源

腕頭動脈

左総
頸動脈

左鎖骨
下動脈

上端マーカーが
左鎖骨下動脈の根もと
（大動脈弓部の頂点）
から2cm下に

下行
大動脈

マーカーが
L1〜L2の
高さよりも上に

位置のずれが
ないか、刺入部の
マークとX線画像で
毎日チェック！

大腿動脈

圧モニター
チューブ

本体チューブ

122

⸬ 心拍出量の最大15%程度を補助できる

IABP*は、バルーンカテテルを留置して、心臓のポンプ機能を補助する機器です。拡張期にバルーンが膨張し、収縮期にバルーンが収縮することで、後負荷を低下させ、血行動態を改善します。心機能に問題があり、全身への酸素供給量が不足しているときの一時的処置で、心拍出量の15%程度を補助することができます。

また、拡張期のバルーン膨張により、冠動脈の灌流圧が上がります。冠動脈の灌流圧は、主として大動脈の拡張期圧－左室拡張末期圧で決まります（→P84）。大動脈の拡張期圧が上がれば、冠灌流圧が上がり、心筋に十分な血液がいきわたるのです。

カテテルは大腿動脈から刺入し、下行大動脈に留置します。大動脈弓部のすぐ下にバルーンの上端が、腹部臓器血管より上に下端がくるのが適切な位置。血圧ケーブルに接続して機器につなぐと、モニターに圧が表示され、拡張期圧が上昇しているかを確認できます（→P124）。

⸬ 心筋虚血などのダメージを小さく抑える

IABPの適応は、心筋虚血がある場合。PCIやCABGなど、冠動脈の血行再建の適応がある場合に補助として使うことがあります。また適応がない場合でも、IABPの使用で側副血行路に血液が流れ、心筋虚血が改善することがあります。心筋梗塞の場合は虚血部位以外の灌流量が増え、心筋の壊死範囲を少しでも小さく抑えられます。その結果、心収縮力が高まると、心拍出量が増加し、臓器灌流も改善します。

従来は心原性ショックにも積極的に用いられていましたが、死亡率が改善しないという報告もあり、昨今は使用頻度が低くなりました。PCPS（経皮的心肺補助装置 →P126～）や、より新しい機器である「IMPELLA®」のどちらか、あるいはその両方を用いる場面が増えました。

IMPELLA®は、大動脈弁に留置する補助循環用カテテルで、左室から血液を吸い、大動脈に流すもの。心原性ショックにおける左室前負荷や、PCPS併用時の後負荷を減らせます。

心原性ショックでは、IMPELLA®のほうが理想的

心原性ショックや重症心不全には、こちらのほうが使われるようになってきた。大動脈弁に留置し、ポンプの回転により、左室から大動脈への順行性血流を生み出す。

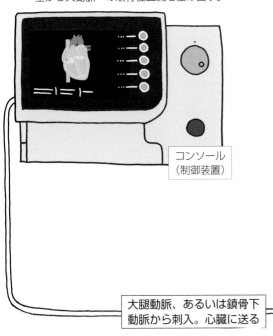

コンソール
（制御装置）

大腿動脈、あるいは鎖骨下動脈から刺入。心臓に送る

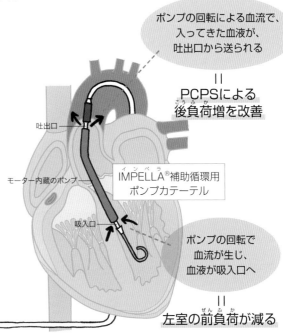

ポンプの回転による血流で、入ってきた血液が、吐出口から送られる
＝
PCPSによる
後負荷増を改善

吐出口

モーター内蔵のポンプ

IMPELLA®補助循環用
ポンプカテテル

吸入口

ポンプの回転で
血流が生じ、
血液が吸入口へ
＝
左室の前負荷が減る

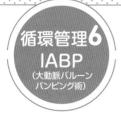

収縮期、拡張期ともに波形の異常がないか見る

IABPをおこなっているときは、「拡張期圧をしっかり上げる」という目的を果たせているかが何より重要。モニター波形で、タイミングのずれなどがないか観察しましょう。

拡張期に圧を上げ、収縮期には心負荷を減らす

留置中は、圧波形のモニタリングを欠かさずに。拡張期に十分な圧が出ているか見る。

使用前

| 収縮期 | 拡張期 | 収縮期 | 拡張期 | 収縮期 | 拡張期 | 収縮期 |

留置中の圧波形を確認するには、健康な人の、通常の圧波形を頭に入れておこう。

IABP管理中

収縮期
シストリックアンローディング
収縮期の負荷軽減のこと。収縮期直前の圧が低くなることで、血液を楽に送り出せる。

拡張期
ダイアトリックオーグメンテーション
拡張期の増高のこと。dicrotic notchの直後にバルーンが拡張し、圧が大きくなる。

ディクロティック ノッチ
dicrotic notch

拡張期開始のめやす

「収縮期→大動脈弁閉鎖→拡張期」のタイミングで、圧波形が変化しているか見る。

⁂タイミングがずれると、後負荷が上がる

IABP留置中の最大の観察ポイントは、圧波形の変化です。心周期とバルーンの動きがあっているかをよく見て、ずれがあれば医師に報告を。収縮期直前に波形がしっかり低下し、拡張期のあいだ、圧がしっかり大きくなっていればOK。心拍数1回に対し、何回補助するかの「アシスト比」も、必ず確認しておきます。1：1、1：2、1：4などのパターンがあります。

駆動モードは通常、心電図に同期して動く「オートモード」ですが、不整脈などでは、病態にあったモードに設定することもあります。

⁂足を曲げられず、生活の制限も大きい

IABP留置中は足を曲げられず、ベッドアップも30°まで。人工呼吸器も鎮静もなく、意識清明な人が多いぶん、体動制限の苦痛は大きいものです。治療の必要性と、体動制限の目的、注意点をよく説明し、協力を得ましょう。

合併症が起きていないかの観察も、入念に。もっとも多いのは出血で、抗凝固薬、抗血小板薬を使っている人では、リスクが高まります。刺入部周辺の、皮下出血の徴候がないかも確認を。ほかにも血腫や、下肢の虚血、腹部臓器の虚血の症状がないかなどをよく見ておきます。

拘束感を緩和するケアを。血腫などの合併症にも注意！

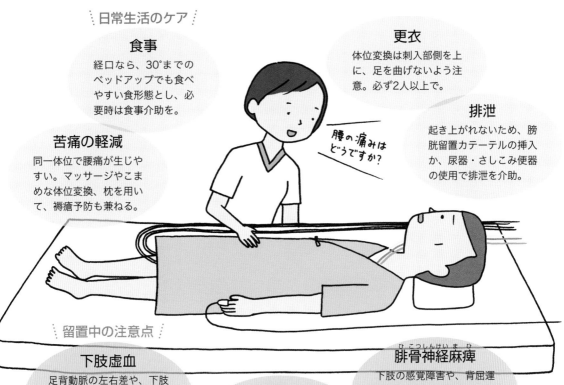

：日常生活のケア：

食事
経口なら、30°までのベッドアップでも食べやすい食形態とし、必要時は食事介助を。

苦痛の軽減
同一体位で腰痛が生じやすい。マッサージやこまめな体位変換、枕を用いて、褥瘡予防も兼ねる。

更衣
体位変換は刺入部側を上に、足を曲げないよう注意。必ず2人以上で。

排泄
起き上がれないため、膀胱留置カテーテルの挿入か、尿器・さしこみ便器の使用で排泄を介助。

腰の痛みはどうですか？

：留置中の注意点：

下肢虚血
足背動脈の左右差や、下肢の色調不良、冷感、しびれ、痛みなど、下肢虚血の徴候がないかを確かめる。

感染
挿入部の発赤や腫脹、熱感などの感染徴候を確認。CRP、白血球数の上昇がないかも見る。

腓骨神経麻痺（ひこつしんけいまひ）
下肢の感覚障害や、背屈運動ができるかを観察。下肢の長時間の外旋は避け、小さな枕で腓骨頭（ひこつとう）を浮かせる。

血腫・出血
虚血性心疾患の患者はとくに、抗血栓薬で出血傾向が強まる。血腫による腫れもチェック。

バルーンのずれ、破裂
位置のずれがないかは、X線画像で必ず毎日確認。破裂時はアラームが作動する。

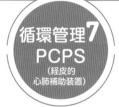

循環管理**7**
PCPS
（経皮的心肺補助装置）

遠心ポンプと人工心肺で、心機能の50〜70%をサポート

PCPSは、心機能が著しく低下したときに循環を補助する装置で、Part1のECMOと装置は同じ。
PCPSは静脈から脱血し、動脈に送血することから、「VA- ECMO」ともいいます。

「V（静脈）-A（動脈）」の回路で、循環をサポート

下記のほかに、右手にAライン（→P106〜）、パルスオキシメータを、内頸静脈などにCVカテーテルを留置。

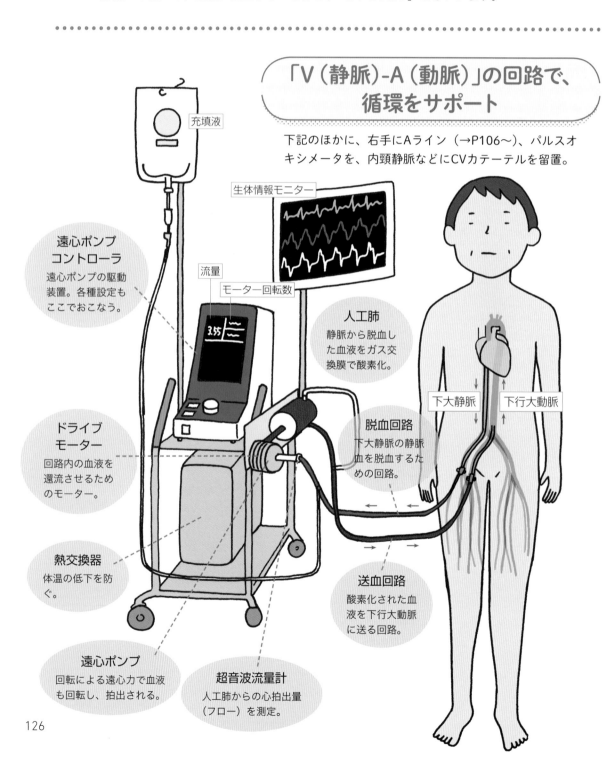

充填液

**遠心ポンプ
コントローラ**
遠心ポンプの駆動装置。各種設定もここでおこなう。

流量

生体情報モニター

モーター回転数

人工肺
静脈から脱血した血液をガス交換膜で酸素化。

**ドライブ
モーター**
回路内の血液を還流させるためのモーター。

下大静脈　　下行大動脈

脱血回路
下大静脈の静脈血を脱血するための回路。

熱交換器
体温の低下を防ぐ。

送血回路
酸素化された血液を下行大動脈に送る回路。

遠心ポンプ
回転による遠心力で血液も回転し、拍出される。

超音波流量計
人工肺からの心拍出量（フロー）を測定。

∵循環不全時に、ポンプで血流をつくり出す

PCPS（経皮的心肺補助装置）は、心臓の機能が著しく低下したり、心停止に陥ってしまい、自身の心臓では十分な組織灌流ができないときに使う装置。ECMOは静脈（V）から脱血し、静脈（V）に送血するため、VV- ECMOと呼ばれています（→P70〜）。一方のPCPSは静脈（V）から脱血し、動脈（A）に送血。そのためVA-ECMOと呼ばれます。

適応となるのは、急性心筋梗塞、急性心筋炎、拡張型心筋症などの重大な心疾患。また、心臓の術後などに、LOS（低心拍出症候群）に陥ったときや、肺血栓塞栓症、ICUでたびたび見られるARDS（急性呼吸窮迫症候群）で、血行動態が保てなくなったときにも用います。

∵緊急挿入時は、物品をすみやかに用意

待機的処置なら、カテ室で、X線透視下で入れるのがベストです。ただし救急治療で急を要する場合は、ICUで入れることもあり、準備と挿入法の概略は理解しておきましょう。物品、感染対策、手順ともに、基本はCVカテーテルなどの刺入時と同じです。緊急時でも、ポータブルエコーは必須。カニューレの太さは体格をもとに決定し、十分なフローのために、送血回路には太めのものを使います。

穿刺後は、組み立てを終え、生食で満たした回路につなぎ、ポンプをオンに。臓器血流を維持するにはポンプ流量で3〜4L/分、灌流指標（PI）で2.2L/分以上が望ましく、作動開始時は必要に応じて輸液します。

導入後はまず、血液がいきわたっているかチェック

導入時はとくに、フローが十分かをよく確認。
モニターの数値とフィジカルの両方でチェック。

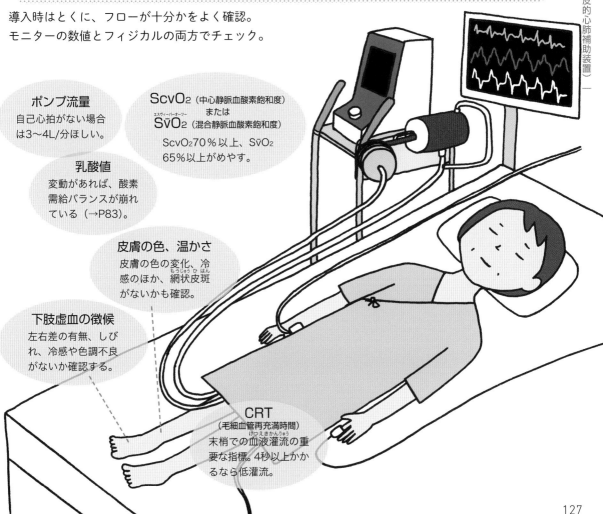

ポンプ流量
自己心拍がない場合は3〜4L/分ほしい。

ScvO$_2$（中心静脈血酸素飽和度）または SvO$_2$（混合静脈血酸素飽和度）
ScvO$_2$70％以上、SvO$_2$65％以上がめやす。

乳酸値
変動があれば、酸素需給バランスが崩れている（→P83）。

皮膚の色、温かさ
皮膚の色の変化、冷感のほか、網状皮斑がないかも確認。

下肢虚血の徴候
左右差の有無、しびれ、冷感や色調不良がないか確認する。

CRT（毛細血管再充満時間）
末梢での血液灌流の重要な指標。4秒以上かかるなら低灌流。

入念なアセスメントを続け、ケアも複数のスタッフで実施

PCPSは、心臓の代わりとなる装置。その役割を果たせなければ、多臓器不全に陥ります。血行動態を入念にアセスメントし、万が一にも、カテーテルの抜去・逸脱などが起こらないよう注意します。

組織灌流量、合併症のサインに目を光らせる

そしきていかんりゅう
組織低灌流や合併症の徴候がないか、文字どおり、頭のてっぺんからつま先まで、モニタリングを継続。

臓器への灌流の指標

脳
意識障害や瞳孔所見、上下肢の麻痺がないかを見る。脳出血の合併は致死的。

心肺
前頁のScvO₂またはSvO₂、ポンプ流量、PI（灌流指数）、乳酸、身体所見。すべての指標から、全身の酸素需給バランスを評価。

肝臓
症状としては現れないが、肝血流量不足なら、血液検査のAST、ALT、ビリルビンが上昇。

腎臓
BUN、クレアチニン値が上昇していないか毎日見る。尿量は全身の血液灌流の指標にもなる。

消化管
腹部膨隆の有無や腸の動きを確認。下血や、腸が腐ったようなにおいがあれば、虚血を疑う。

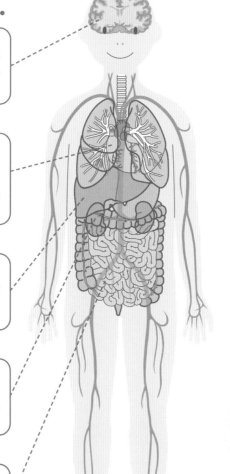

危機管理のための観察

出血、血腫などの異常はない？
とくに多い出血のほか、皮下血腫、回路内の凝血塊などにも目を光らせる。カテーテル刺入部の感染徴候にも注意。

動脈血酸素飽和度は維持されている？
パルスオキシメータやAラインで酸素飽和度を確認。Aラインの圧波形は、自己心の拍出を反映。

末梢循環不全、とくに刺入部側の虚血はない？
足背動脈触知の左右差出現、皮膚の色、冷感、足の爪の色の変化、網状皮斑などがサイン。刺入部側の下肢に虚血の徴候があれば、大動脈から末梢へ向けてカテーテルを挿入し、送血ラインの側枝から送血する。

更衣や清拭などのケアは、2〜3人でおこなう

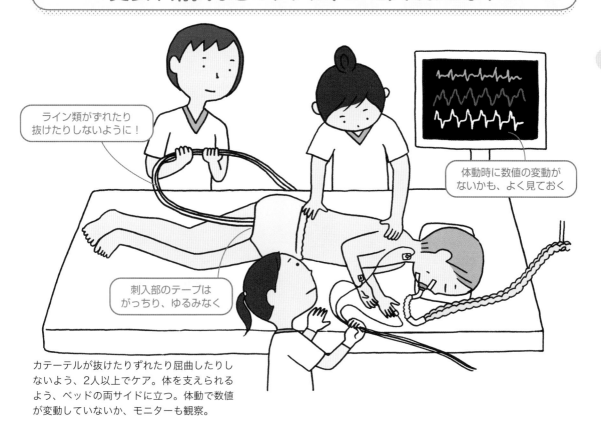

ライン類がずれたり
抜けたりしないように！

体動時に数値の変動が
ないかも、よく見ておく

刺入部のテープは
がっちり、ゆるみなく

カテーテルが抜けたりずれたり屈曲したりしないよう、2人以上でケア。体を支えられるよう、ベッドの両サイドに立つ。体動で数値が変動していないか、モニターも観察。

❖臓器灌流が十分か、アセスメントを徹底

PCPSを使う理由は、自己心で循環ができないこと。モニタリングには細心の注意が必要です。観察のポイントは、組織低灌流（そしきていかんりゅう）に陥っていないかどうか。皮膚の色、乳酸値、ScvO₂、SvO₂（エスブイオーツー）など、基本のアセスメントを徹底し、全身の酸素需給バランスをチェックします。

各臓器が正常に機能しているかも重要。とくに重要な臓器である脳の灌流量は、動脈灌流圧を指標とします。同時に、意識レベルや瞳孔の所見、麻痺の評価も欠かせません。肝臓や腎臓、消化管の機能、下肢の虚血の有無も、左ページの指標をもとに確認します。

送血回路から採血し、酸素が十分かも、経時的に調べます。不十分なら、医師やCE（臨床工学技士）が、酸素濃度や人工肺のF₁O₂を調整したり、人工肺の劣化がないかを確認します。看護師も、人工肺や回路の血栓など、機器まわりを点検しておきましょう。

❖フローを落として、離脱可能かをチェック

PCPSは、長期に使用するものではありません。自己心が動き、組織低灌流に陥らずにすむようになれば、離脱のタイミングです。

前述の血行動態指標や臓器機能が十分に回復し、心エコーなどで心機能の回復が認められれば、離脱可能かどうかのテストへ。PCPSからのフローを1L程度に落とし、自己心がよく動いているか、尿量などの指標に問題がないかを確かめます。低灌流のサインが見られたら、PCPSを継続。問題がなければ、今度は血液凝固予防のヘパリンを十分に投与したうえで、フローを止めます。数分間様子を見て、心臓が機能していると判断されたら、ようやく離脱です。

ただしPCPS使用中に、カテーテル感染などが起きて、離脱を検討せざるをえないことも。その場合はカテコラミンで心臓を刺激するなどして、多少無理をしてでも、自力での循環を促す方向で治療を進めます。

徐脈性不整脈に対し、緊急に使用する

体外式ペースメーカーは、完全房室ブロックなどの、血行動態が悪い徐脈性不整脈で、自己心拍の代わりに心収縮を起こす目的で使うもの。一時的処置であり、長期治療には埋め込み型を使います。

右心室にリードを留置し、ペーシングする

徐脈性不整脈などで適応となる。留置したリードで自己心拍の代わりにペーシングをする。

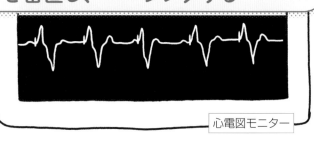

心電図モニター

体外のペースメーカーで、右房か右室に留置したリードを介して心臓に電気刺激を与え、心房や心室を収縮させる。リードは内頸静脈から挿入する。

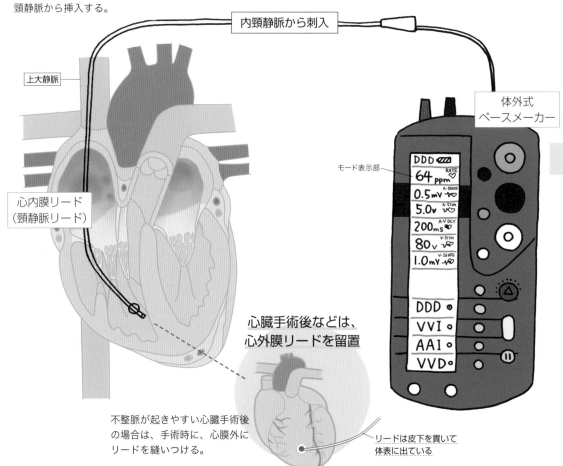

内頸静脈から刺入

上大静脈

心内膜リード
（頸静脈リード）

体外式
ペースメーカー

モード表示部

DDD
64 ppm RATE
0.5mV A-SENSE
5.0v A-STIM
200ms A-V DLY
80v V-STIM
1.0mV V-SENSE

DDD
VVI
AAI
VVD

心臓手術後などは、
心外膜リードを留置

不整脈が起きやすい心臓手術後の場合は、手術時に、心膜外にリードを縫いつける。

リードは皮下を貫いて
体表に出ている

∴失神などの症状がある、徐脈に有効

心拍は、洞結節で生じた電気的興奮が、房室結節やヒス束、脚を経由し、心室に伝わることで起こります。

この経路のどこかに異常があると、不整脈に。完全房室ブロック、洞不全症候群のような徐脈で失神などの症状がある場合には、内頸静脈から挿入した体外式ペースメーカーで心拍を補助します。心臓手術後も一時的な徐脈に陥りやすく、多くの場合、心外膜ペースメーカーリードを留置します。

∴長期の治療が必要なら、植込み型を使用

自己心拍の感知、反応のしかたは、設定により異なります。多いのは「VVI」で、心室の自己拍動がないときのみペーシングします。

ただどの設定であれ、正常な刺激伝導系の代わりにはなりません。左心系ではなく右心系への刺激なので、心電図波形は変化し、1回拍出量も低下します（→P132）。

高度に心拍出量が低下し、左脚ブロックなどの伝導異常があるケースでは、「CRT-D」などの埋め込みを考慮します。

設定項目は3つ。「DDD」などと表記する

自己心拍がないときにだけ打つか、機械的に打っていくかなど、病態に応じて設定する。

ICHD コード	1文字目 ペーシングする部位	2文字目 センシング（感知）する部位	3文字目 自己心拍を感知したときの反応
「V＝心室」「A＝心房」などの略号を覚えてしまえば、原理としてはむずかしくない。	**V** ventricle：心室をペーシング	**V** ventricle：心室の拍動を感知する	**I** inhibited：自己心拍を感知し、ペーシングを抑制
	A atrium：心房をペーシング	**A** atrium：心房の拍動を感知する	**T** triggerd：自己心拍を感知し、自己心拍に同期してペーシングを発生
	O none：何もしない	**O** none：何もしない	**O** none：何もしない
	D doule：心室と心房、両方をペーシング	**D** double：心室と心房、両方の拍動を感知する	**D** double：ペーシングの抑制と発生の両方をおこなう

「VVI」の例

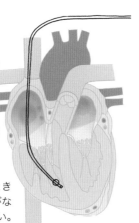

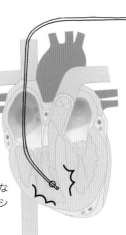

心室の拍動を感知したとき
↓
心室の刺激を抑制（ペーシングしない）

心室の拍動を感知したときは、ペーシングの必要がないので、ペーシングしない。

心室の心拍がないとき
↓
心室を刺激して収縮を促す

心室で自己心拍を感知しなかったので、心室をペーシングし、心拍出を促す。

ペーシングが順調か、
循環の指標が良好かをチェック

体外式ペースメーカーの使用中は、機器が問題なく作動しているか、循環不全のサインはないかをよく見ておきます。心機能低下例、心臓手術の術後管理では、とくに注意しましょう。

∴身体所見と機器、両方をよく見ておく

　まず確認するのは、ペーシング不全やセンシング不全がないかどうか。モニター心電図波形とともに動脈圧波形を観察することが重要です。体外式ペースメーカーでは、通常の刺激伝導路と異なる経路で、心室内を刺激が伝わります。とくにVVIなどの心室ペーシングでは、心室拡張末期の有効な心房収縮がなくなるため、SV（1回拍出量）やCO（心拍出量）をよく見ましょう。

　モニターの数値確認とともに、皮膚の色、手足の冷感、CRT、乳酸値の確認など、基本のフィジカルアセスメントも徹底しましょう。

　ペースメーカーリードが抜けたり、ペーシング不全が起こると、患者が危険な状態になることがあります。袋に入れて首から下げておくと、体動時に抜けたりずれたりしにくく、リハビリの際にもじゃまになりません。バッテリーの確認も、忘れずおこなってください。

機器の不具合や外れがないか、循環は良好かを確かめる

侵襲の大きな処置ではないが、不具合があると循環不全に陥る。

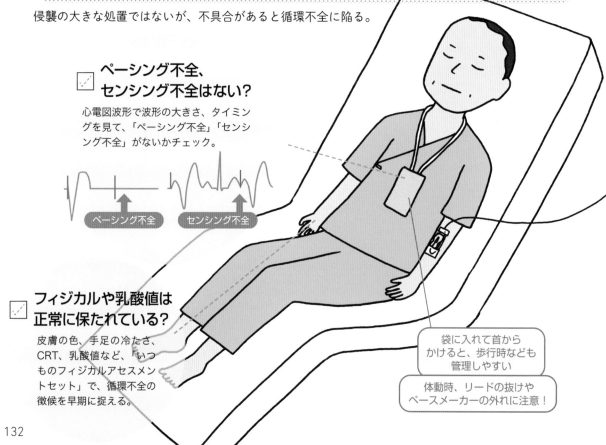

☑ ペーシング不全、
センシング不全はない？

心電図波形で波形の大きさ、タイミングを見て、「ペーシング不全」「センシング不全」がないかチェック。

ペーシング不全　　センシング不全

☑ フィジカルや乳酸値は
正常に保たれている？

皮膚の色、手足の冷たさ、CRT、乳酸値など、「いつものフィジカルアセスメントセット」で、循環不全の徴候を早期に捉える。

袋に入れて首からかけると、歩行時なども管理しやすい

体動時、リードの抜けやペースメーカーの外れに注意！

除細動器の使いかた も覚えておこう

多くのICUでは、声を上げて医師をすぐ呼べますが、別の処置中などで大至急来られないことも。心停止や致死性不整脈に対する除細動の方法は、看護師も身につけておきましょう。

∴ 必要なら医師を待たず、自身でおこなう

心停止時や心室細動などの致死的不整脈の際、医師の到着に数分はかかるというときは、看護師が判断して実施します。機器の使いかたを覚えておきましょう。最近の機器は多くが二相性ですが、従来の単相性もあります。

心停止や心室細動、無脈性の心室頻拍では、「非同期通電」という方法でおこないます。初回の通電エネルギーは、二相性で120〜200J、単相性なら200Jにします。反応がなければ二相性で200J以上、単相性ではさらに高値で試みます。カルディオバージョンの場合には必ず同期をかけますが（→P121）、除細動の場合は必要ありません。

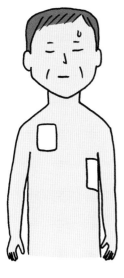

1 ジェルパッドを貼る

胸部がぬれていたら拭き、心臓をはさみこむように、右前胸部、左後側胸部に2枚貼る。

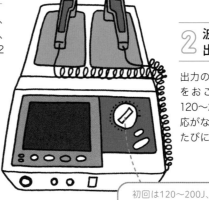

2 波形を確認し、出力を設定

出力のエネルギー設定をおこなう。初回は120〜200Jに設定。反応がなく再トライするたびに上げていく。

初回は120〜200J、2回目以降は上げる

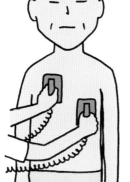

3 チャージしてショックを与える

充電ボタンを押し、充電完了の表示が出たら、パドルをジェルパッドに押しつける。患者にふれないよう周囲に声をかけ、通電ボタンを押す。

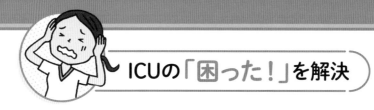

「 どの患者さんも重症で、やることがいっぱい！ 何から対応すべきか混乱します 」

❖重症度、緊急性から優先順位を判断

ICUに入室するのは重症例、ハイリスク例ばかり。呼吸や循環が不安定で、急変もつきものです。そのためICUで働くナースは、日に何「回もの臨床推論をくり返しているといわれています。

たとえば、人工呼吸器装着患者のSpO2が90％未満に低下したとき。患者側の要因か、機器の問題か。原疾患の悪化か、それ以外の要因か。酸素化、換気に問題があるなら、酸素マスクと用手換気に――と思っていたら、もう一人の受け持ち患者のアラームが鳴った！　という具合です。このような場合、重症度と緊急性を比較し、より緊急な患者の対処を急ぎます。どちらも緊急なら、応援要請が必要。このような、大きな枠組みでの臨床推論も、非常に重要です。

❖判断に迷った時点で、先輩を呼ぼう

入職して間もないころは、職場環境に慣れるだけで精いっぱい。1年目、2年目も、たくさんの略語を覚え、数値の意味や機器の扱いを理解するだけで、あっという間に時間が過ぎます。このような臨床判断ができるようになるのは通常、3年ほどたってからです。慣れるまでは、経験豊富な先輩に頼るのが確実です。

一方で、経験知とされてきた臨床推論も、下記のように構造がモデル化されてきています。学生や入職直後の段階から、これをいかした看護師育成にとり組んでいる施設もあります。入職後すぐにはわからなくても、「先輩はさっきの急変時対応で、どんなところを見て、どんな理由で判断したんですか？」などとそのつど聞いて、判断力を養っていきましょう。

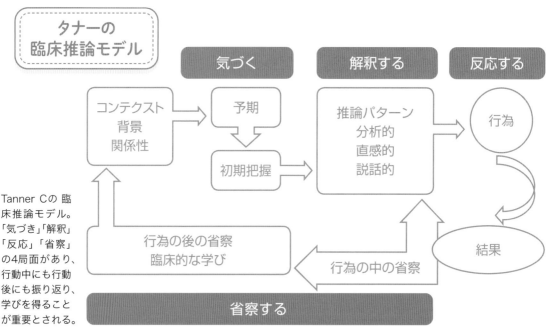

タナーの臨床推論モデル

Tanner Cの臨床推論モデル。「気づき」「解釈」「反応」「省察」の4局面があり、行動中にも行動後にも振り返り、学びを得ることが重要とされる。

（「Thinking like a nurse：A research-based model of clinical judgment in nursing.」Tanner CA, Journal of Nursing Education vol.45（6）：204-211, 2006 より作成）

PART 3

血液検査の結果も含め、
全身状態をモニタリング

臓器別の
モニタリングとケア

全身状態が悪化したICU患者では、医師も看護師も、臓器系統別に
全身をモニタリングしていきます。脳神経系や腎・泌尿器、消化器・栄養など、
呼吸と循環以外のアセスメント法や、代表的な異常も覚えておきましょう。

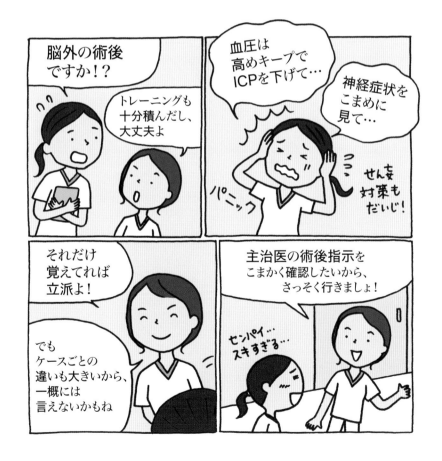

入室時の情報収集で
モニタリングとケアが決まる

脳神経疾患や頭部外傷の患者では、詳細な神経系の病歴・術式の確認、観察、モニタリングが
不可欠です。原疾患と経過、治療法をできるだけ詳しく把握するようにします。

原疾患、術式などをよく把握しておく

　脳神経疾患でICUに入室する場合、原疾患の把握が肝心。脳動脈瘤（のうどうみゃくりゅう）のクリッピング術やステント留置、脳梗塞の血管内治療、脳出血の血腫除去、頭部外傷の開頭手術など、治療内容もさまざまです。モニタリングすべき内容、予想される急変など、主治医によく確認しておきます。

　管理で重要なのは、脳の酸素需給バランスの維持と、二次性脳損傷予防。「脳灌流圧＝MAP（のうかんりゅうあつ）

（平均動脈圧）－ICP（頭蓋内圧）」なので、酸素供給量の維持には、MAPの維持が大切です。ICPが著しく上昇すると、脳灌流圧維持のため、血圧も上昇します。脈圧増大や徐脈などをともなう危険な徴候「クッシング徴候」が起こります。一方で、頚動脈ステント術後などに高い脳灌流圧が続くと、虚血に陥っていた領域に一気に血液が流れる「過灌流症候群」が起こります。血圧を上げすぎない管理が重要です。

二次性脳損傷を起こさないよう、ICUで管理

脳組織が直接傷害される一次性脳損傷の治療後に、二次性脳損傷を起こすのを防ぐ。

── 一次性脳損傷 ──

- 脳梗塞
- くも膜下出血
- 脳出血
- 心原性脳塞栓
- 頭部外傷
- 脳腫瘍
- 脳動脈瘤（のうどうみゃくりゅう）
- 水頭症　など

頻度が高いのは脳血管障害だが、救急系のICUでは頭部外傷が増える。脳腫瘍や、未破裂の動脈瘤の予定手術などを除けば、どれも一刻を争う。

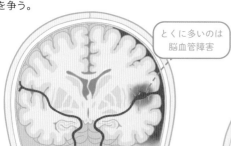

とくに多いのは
脳血管障害

── 二次性脳損傷 ──

全身性因子

- 低血圧
- 貧血
- 低酸素
- 高体温
- 高二酸化炭素血症
- 低血糖
- 全身炎症・感染
- 酸塩基平衡・代謝異常

低血圧、低酸素などは、酸素需給バランスが崩れる原因に。頭蓋内因子として、脳浮腫などにも注意し、ICUでモニタリングを継続。

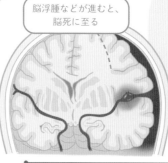

脳浮腫などが進むと、
脳死に至る

頭蓋内因子

- 頭蓋内圧亢進
- けいれん
- 脳血流低下
- 頭蓋内占拠病変
- 脳浮腫
- 脳代謝障害
- 脳血管攣縮（れんしゅく）（スパスム）
- 電解質異常
- 水頭症
- 頭蓋内感染症
- フリーラジカル発生

脳の灌流圧を意識し、適切に保つ

MAPとICPを注意深く管理し、脳灌流圧（のうかんりゅうあつ）が適切に保たれるようにする。

脳血流の自己調節能

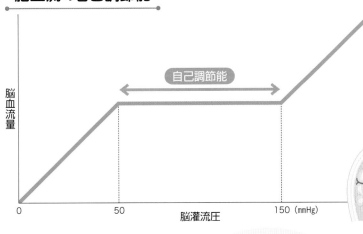

正常では脳灌流圧50〜150mmHgの範囲内で脳血流量は一定に保たれる。50mmHgを下回ると、脳の酸素供給量が低下するので、血圧を上げて脳灌流量を維持する必要がある。一方で150mmHgを超えると、脳血流量が過剰になり、脳浮腫や脳出血を起こしてしまう。

MAP （平均動脈圧） up ▲

血管収縮薬　心拍出量維持　など

低血圧や過度の高血圧は、脳血流量の自動調節の範囲を超えてしまうので、注意が必要。低酸素血症や極度の貧血は、酸素供給量の低下につながるので注意。

ICP （頭蓋内圧） down ▼

頭位挙上　脳脊髄液ドレナージ

浸透圧療法　減圧開頭術　PaCO₂▼
　　　　　　　　　　　　　　　など

頭蓋内の組織、血管、脳脊髄液量を減らす。マンニトールなどの脳浸透圧療法で、軽度過換気による脳血管拡張を防ぎ、ドレナージや開頭で減圧。頭位は15〜30°に保つ。

酸素消費量down ▼

呼吸管理　鎮静
鎮痛　低体温療法
　　　　　　　など

脳は生命活動の中枢で、多くの酸素を使う。脳灌流圧の維持により、脳血流量を確保する。同時に、鎮静や体温管理によって、酸素消費量を減少させる。

主治医・集中治療医の指示を確認

\ Check /
- ☑ 血圧はいくつに保つ?
- ☑ PaCO₂の適正範囲は?
- ☑ 鎮静の深さはどのくらいが理想?
- ☑ 体位はどうする?　体動はどこまで可能?
- ☑ ドレーンの管理法、注意点は?
- ☑ 注意すべき、重要な神経学的所見（→P142）は?
- ☑ 上記の管理はいつまで?　いつから何を変える?

血圧やPaCO₂などの適正範囲を、症例ごとに具体的に確認。
二次性の脳損傷や術後出血などの合併症の早期発見には、神経学的徴候をこまめに観察することが重要。

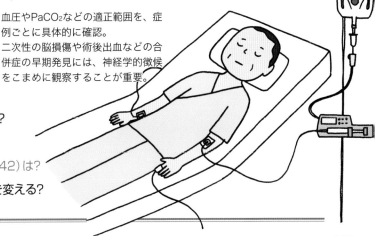

意識レベルは毎日チェック。原因は「AIUEO TIPS」で鑑別

重症患者は意識障害をきたしやすいことを念頭に置き、覚醒度を定期的に確かめましょう。
鎮静下の患者では、鎮静の深さが適切かもチェック。浅い鎮静を保つか、1日1回は覚醒させます。

過鎮静は×。浅い鎮静か覚醒を保つ

脳神経疾患や頭部外傷で入室している患者も、それ以外の患者も、意識レベルの評価は必須です。意識もバイタルサインのひとつですから、呼吸数などと同様、頻回に確認します。

評価には、GCS（グラスゴー・コーマ・スケール）、JCS（ジャパン・コーマ・スケール）の両方を用います。最初は、痛み刺激を適切な強さで与えられていないなどの原因で、評価に誤差が生じることも。先輩に見てもらい、皆と同じ基準で評価できているか確かめましょう。

危険な意識障害を見逃さないためにも、PICS（→P212）予防のためにも、不要な鎮静は避け、する場合もなるべく浅くするのが基本です。脳圧亢進患者やけいれん重積患者では、持続的な深い鎮静が必要なこともありますが、それ以外の患者では1日1回は覚醒させ、麻痺など、神経学的な異常がないかを確認しましょう。覚醒させても刺激に反応しないようなら、すぐ医師に見てもらいます。

鎮静していない場合は、GCSとJCSで評価

GCS（グラスゴー・コーマ・スケール）

ほかには、「眼の反応」「運動反応」「脳幹反射」「呼吸」で評価する「FOUR SCORE」もあり、言語評価ができない挿管例にも有用。

JCS（ジャパン・コーマ・スケール）

1. 開眼（eye opening：E）	R
自発的に開眼	4
呼びかけにより開眼	3
痛み刺激により開眼	2
なし	1
2. 最良言語反応（best verbal response：V）	V
見当識あり	5
混乱した会話	4
不適当な発語	3
理解不明の音声	2
なし	1
3. 最良運動反応（best motor response：M）	M
命令に応じて可	6
疼痛部へ	5
逃避反応として	4
異常な屈曲反応	3
伸展反応（除脳姿勢）	2
なし	1

Ⅲ. 刺激をしても覚醒しない状態（3桁の点数で表現）（deep coma, coma, semicoma）	
100. 痛み刺激に対し、払いのけるような動作をする	
200. 痛み刺激で少し手足を動かしたり、顔をしかめる	
300. 痛み刺激にまったく反応しない	
Ⅱ. 刺激すると覚醒する状態（2桁の点数で表現）（stupor, lethargy, somnolence, drowsiness）	
10. 普通の呼びかけで容易に開眼する	
20. 大きな声、または体を揺さぶることにより開眼する	
30. 痛み刺激を加えつつ呼びかけをくり返すと、かろうじて開眼する	
Ⅰ. 刺激しないでも覚醒している状態（1桁の点数で表現）（delirium, confusion, senselessness）	
1. 意識清明とは言えない	
2. 見当識障害がある	
3. 自分の名前、生年月日が言えない	

注 R：Restlessness（不穏）、I：Incontinence）失禁）、A：Apallic stateまたはAkinetic mutism（自発性喪失）

「GCS13（E3V5M5）」などと表記。低得点ほど意識レベルが低下。通常、14〜15点は軽症、9〜13点は中等症、3〜8点は重症と判断。

意識清明なら「0」、痛み刺激を加えて呼びかけをくり返すと、かろうじて開眼するなら、「Ⅱ-30」などと表記。不穏、失禁、自発性喪失があれば、その記号を最後につける。

（「Assessment of coma and impaired consciousness. A practical scale」Teasdale G.M. & Jennett B., Lancet vol.81（4, 5）：7872, 1974／「Aspects of coma after severe head injury」Jennett B. & Teasdale G.M., Lancet vol.8017：878-881, 1977より引用）

（「意識障害の新しい分類法試案─数量的表現（Ⅲ群3段階方式）の可能性について」太田富雄、和賀志朗、半田肇ほか、脳神経外科 vo.2（9）：623-627, 1974／「Nizofenone administration in the acute stage following subarachnoid hemorrhage. Results of a multi-center controlled double-blind clinical study」Ohta T, Kikuchi H, Hashi K, et al., Journal of Neurosurgery vol.64（3）：420-426, 1986より引用）

鎮静下では、「RASS」で鎮静の深さを評価

鎮静を中断し、覚醒させたときに、言語反応や運動反応も見ておく。

RASS
リッチモンド興奮
（不穏）-鎮静スケール

ステップ1	30秒間、患者を観察する。これ（視診のみ）によりスコア0〜+4を判定する
ステップ2	1）大声で名前を呼ぶか、開眼するように言う
	2）10秒以上アイ・コンタクトができなければくり返す。 ⇒以上2項目（呼びかけ刺激）により、スコア-1〜-3を判定する
	3）動きが見られなければ、肩を揺するか、胸骨を摩擦する。 これ（身体刺激）により、スコア-4、-5を判定する

スコア	用語	説明	
+4	好戦的な	あきらかに好戦的な、暴力的な、スタッフに対する差し迫った危険	
+3	非常に興奮した	チューブ類またはカテーテル類を自己抜去；攻撃的な	
+2	興奮した	頻繁な非意図的な運動、人工呼吸器ファイティング	
+1	落ち着きのない	不安で絶えずそわそわしている、しかし動きは攻撃的でも活発でもない	
0	意識清明な	落ち着いている	
−1	傾眠状態	完全に清明ではないが、呼びかけに10秒以上の開眼およびアイ・コンタクトで応答	呼びかけ刺激
−2	軽い鎮静状態	呼びかけに10秒未満のアイ・コンタクトで応答	呼びかけ刺激
−3	中等度鎮静	呼びかけに動き、または開眼で応答するが、アイ・コンタクトなし	呼びかけ刺激
−4	深い鎮静状態	呼びかけに無反応、しかし、身体刺激で動くまたは開眼	身体刺激
−5	昏睡	呼びかけにも身体刺激にも無反応	身体刺激

患者を30秒間観察し、−5〜+4のどれに該当するか評価。理想とされる「浅い鎮静」のめやすは、−2〜0だが、病態によってはより深い鎮静が必要。

（「The Richmond Agitation-Sedation Scale.」Sessler C.N., Gosnell M.S., Grap M.J. et al., American Journal of Respiratory and Critical Care Medicine vol.166（10）：1338-1344, 2002より引用）

低血糖、感染症など、意識障害の原因を探る

意識障害があれば、これらの原因を鑑別。ICUでは、ときに低血糖が発生するため、疑わしければ血糖をすぐに測定する。

A	Alcohol	アルコール関連
I	Insulin	低／高血糖、糖尿病性昏睡
U	Uremia	尿毒症
E	Encephalopathy	脳症（肝性脳症、脳腫瘍）
	Electrolytes	電解質異常
	Endocrinopathy	甲状腺などの内分泌系の異常
O	Oxygen	低酸素血症、高二酸化炭素血症、一酸化炭素中毒
	Opiate, Overdose	薬物中毒、麻薬

T	Trauma	頭部外傷
	Temperature	低体温／高体温
I	Infection	感染症
P	Psychiatric	精神疾患（うつ、統合失調症）
S	Stroke／SAH	脳卒中／くも膜下出血
	Seizure	けいれん
	Shock	ショック

低血糖にはとくに注意して！

痛みの評価、せん妄の有無も スケールで毎日評価する

脳神経系の管理では、痛みのケア、せん妄予防も重要。人工呼吸患者、敗血症、侵襲の大きな術後、脳神経疾患、頭部外傷など、あらゆる重症患者でもせん妄が発生しやすく、予後にも悪影響です。

痛みも脳神経疾患も、せん妄のリスク

ICUナースの役割は、重症患者の全身管理だけでなく、つらい状況において少しでも「快」を提供すること。痛みを確実にコントロールし、苦痛を軽減しましょう。痛みの評価には、VASなどのスケールを活用。鎮静下では、P62のCPOTスケールで、表情などから評価します。

また、ICUではせん妄の発症率が高く、PICS（→P212）の大きな誘因でもあります。せん妄は、身体疾患に続いて起こる意識障害で、「注意力の欠如」「見当識障害」「急性発症または昼夜逆転」が3大徴候。これらの変化や症状の変動に敏感になるとともに、CAM-ICUで客観的に評価し、早期発見に努めます。

入室時のリスク評価も重要で、高齢者のほか、認知症、うつ病、多量飲酒歴などがあるとハイリスク。また人工呼吸管理や痛み、ストレスが促進因子となるため、苦痛の緩和も重要です。

痛みが強いままだと、せん妄のリスクも高まる

せん妄予防のためにも、痛みの評価とコントロールを確実におこなう。

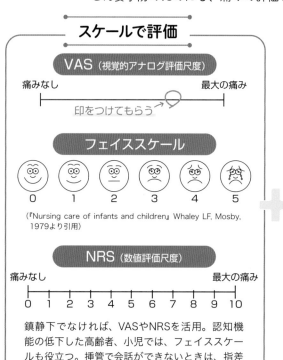

スケールで評価

VAS（視覚的アナログ評価尺度）

痛みなし ————————————— 最大の痛み
印をつけてもらう

フェイススケール

0　1　2　3　4　5

（『Nursing care of infants and children』Whaley LF, Mosby, 1979より引用）

NRS（数値評価尺度）

痛みなし　　　　　　　　　　最大の痛み
0　1　2　3　4　5　6　7　8　9　10

鎮静下でなければ、VASやNRSを活用。認知機能の低下した高齢者、小児では、フェイススケールも役立つ。挿管で会話ができないときは、指差しで答えてもらう。

見た目で評価

BPS（Behavioral Pain Scale）

項目	説明	スコア
表情	おだやかな	1
	一部硬い（たとえば、眉が下がっている）	2
	まったく硬い（たとえば、まぶたを閉じている）	3
	しかめ面	4
上肢の動き	まったく動かない	1
	一部曲げている	2
	指を曲げて完全に屈曲	3
	ずっと引っ込めている	4
人工呼吸器との同調性	同調している	1
	ときに咳嗽、大部分は呼吸器に同調している	2
	呼吸器とファイティング	3
	呼吸器との調節がきかない	4

（「Assessing pain in critically ill sedated patients by using a behavioral pain scale.」Payen JF et al., Critical Care Medicine vol.29（12）：2258-2263, 2001より引用）

人工呼吸器管理中の患者では、BPS（Behavioral Pain Scale）またはCPOT（→P62）を使用。

せん妄の評価は毎日実施。低活動型にも注意！

せん妄のタイプ

せん妄は下記の3タイプに分けられる。興奮症状のない低活動型も見逃さないよう注意。「いつもと違う」という違和感も大切に。

見当識障害の有無をチェック

Ⅰ 過活動型

興奮して転落・転倒したり、ライン類を抜去しがち

幻覚、妄想、興奮、不眠、見当識障害などが現れる。夜間の転落・転倒、徘徊がとくに多く、暴言・暴力をふるったり、ライン類を抜去するおそれもある。

Ⅱ 混合型

過活動型と低活動型、両方の症状が出る

24時間以内に、過活動型と低活動型の両方の症状が認められる。

Ⅲ 低活動型

無気力・無表情が続き、うつっぽく見える

症状がわかりにくく発見が遅れやすいタイプ。視線があわず、話しかけても反応しない。無表情で無気力。うつ病や意識障害に間違われることも。

◀ 高　　　　活動性　　　　低 ▶

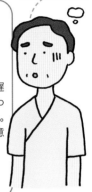

せん妄の評価（CAM-ICU）

1〜2分程度ででき、信頼性の高いスケール。夜間に変化を認めることも多いため、1勤務帯に1回は確認を。前勤務帯までの記録確認、申し送りも確実に。

Step1

| CAM-ICU 評価スタート |
| RASS −3〜+4 |
| RASSによる基準線評価 |
| RASS −4, −5 |
| CAM-ICU 評価不可能 後でRASSの再評価 |

Step2

所見1：精神状態変化の急性発症または変動性の経過
- 基準線からの精神状態の急性変化があるか？
- （異常な）行動が過去24時間に変動したか？

→ いいえ → せん妄ではない 評価終了

↓ はい

所見2：注意力障害
ASE（注意力スクリーニングテスト）：聴覚ASEができなければ視覚ASEをおこなう
聴覚ASE：例）1のときに手を振ってくださいと指示する
⇒6153191124（十分な声の大きさで）
視覚ASE：先に5枚の絵を見せ（3秒ずつ）、次に異なる5枚の絵を加えた10枚の絵を順に示し、先の5枚に含まれるかを問う

→ 間違いの数が0〜2 → せん妄ではない 評価終了

↓ 間違いが3個以上

所見3：意識レベルの変化
RASSにより判定可能

→ RASS≠0 → せん妄である 評価終了 → 活発型せん妄（RASS＝＋1〜＋4）／不活発型せん妄（RASS＝0〜−3）

↓ RASS＝0

所見4：無秩序な思考
質問（セットA，Bいずれか）の誤答数で判定。
誤答1つ以下なら、指示をおこなう

セットA	セットB
1. 石は水に浮くか？	1. 葉っぱは水に浮くか？
2. 魚は海にいるか？	2. ゾウは海にいるか？
3. 1グラムは2グラムより重いか？	3. 2グラムは1グラムより重いか？
4. 釘を打つのにハンマーを使用してよいか？	4. 木を切るのにハンマーを使用してよいか？

（指示）評価者は、患者の前で評価者自身の2本の指を上げてみせ、同じことをするよう指示する。今度は評価者自身の2本の指を下げた後、患者にもう片方の手で同じこと（2本の指を上げること）をするよう指示する

→ 誤答2つ以上か、誤答1つで指示ができない → せん妄である 評価終了
→ それ以外 → せん妄ではない 評価終了

（「Delirium in mechanically ventilated patients：Validity and reliability of the confusion assessment method for the intensive care unit（CAM-ICU）.」Ely EW et al., JAMA vol.286（21）：2703-2710，2001／「ICU におけるせん妄の評価─日本語版CAM-ICU─」古賀雄二，看護技術 vol.55（1）：30-33，2009 より引用、一部改変）

対光反射や運動・感覚機能、呼吸パターンは毎日チェック

脳神経系疾患、頭部外傷での入室例ではとくに、神経学的な基本のアセスメントを欠かさずおこないます。脳血管障害の初期治療後は、運動機能などもスケールで毎日評価していきます。

瞳孔径と対光反射

脳幹より上の神経障害がないか見る

脳幹の異常は生命に直結。脳神経系のハイリスク例ではとくに注意。

瞳孔の大きさと対光反射（＋または−）	関連する病態や薬剤
●（＋） ●（＋）	アトロピン、抗コリン中毒、交感神経作動薬（例：アドレナリン）、精神作動薬（例：アンフェタミン系）、非痙攣性てんかん
●（−） ●（−）	びまん性脳障害、低体温（＜28℃）、頭蓋内腫瘍の拡大や脳圧亢進による脳幹の圧迫
●（−） ●（＋）	頭蓋内腫瘍の拡大（例：テント切痕ヘルニア）、眼球外傷、手術、片側性てんかん
◉（＋） ◉（＋）	中毒性代謝性脳症、鎮静薬の過量、神経筋遮断薬
◉（−） ◉（−）	急性肝不全、無酸素脳症後、脳死
◉（＋） ◉（＋）	ホルネル（Horner）症候群、片側の縮瞳、眼瞼下垂、眼球陥凹
⦿（＋/−） ⦿（＋/−）	オピオイドの過量、中毒性／代謝性脳症、高二酸化炭素血症、橋の障害

ペンライトで光をあて、瞳孔の大きさと反応を見る。散大し、反応しないときは広範な脳障害、脳幹の圧迫を疑う。

眼球運動

全部で9方向を検査する

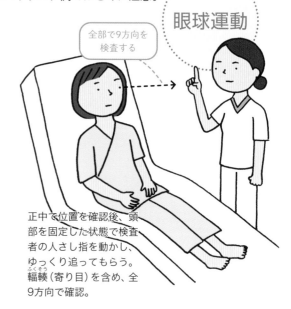

正中で位置を確認後、頭部を固定した状態で検査者の人さし指を動かし、ゆっくり追ってもらう。輻輳（寄り目）を含め、全9方向で確認。

呼吸パターン

呼吸量の異常	呼吸回数の異常	減少	徐呼吸	10回/分以下	オピオイド（フェンタニルなど）過量
		増加	頻呼吸	30回/分以下	発熱、敗血症、肺血栓塞栓症、代謝性アシドーシス、脳圧亢進
	1回換気量の異常	減少	低呼吸	浅い呼吸	呼吸筋疲労、胸郭の異常、鎮痛薬過量
		増加	過呼吸	深い呼吸	パニック障害、貧血、甲状腺機能亢進
	呼吸回数・1回換気量の異常		中枢神経性過換気	規則正しく高振幅の速い過呼吸の連続	両側大脳皮質下、間脳・中脳の障害
呼吸リズムの異常	周期的な異常		Cheyne-Stokes呼吸	無呼吸期と過呼吸期をくり返す	うっ血性心不全、脳幹より上位の中枢神経系の障害、高齢者（睡眠時）
			Kussmaul呼吸	速くて深い大呼吸	糖尿病性ケトアシドーシスや尿毒症などの代謝性アシドーシス
	不規則な異常		あえぎ呼吸	下顎でおこなう呼吸	橋・延髄レベルの障害
			Biot呼吸	失調性の呼吸	
	不規則な異常		失調性呼吸	呼吸数も深さもまったく不規則	延髄レベルの障害

代表的な異常パターンのうち、チェーン・ストークス呼吸や下顎呼吸、ビオー呼吸、失調性呼吸では、脳幹の異常のサイン。

（「脳循環・神経障害患者（ICP亢進）」高橋悠葵, 月刊ナーシングvol.36（1）：102-112, 2016より作成）

神経学的異常と、脳の障害部位の対応を知る

意識レベルや四肢の運動（麻痺がないか）、知覚障害のほか、対光反射や眼球運動、眼球頭反射など、脳神経系の基本的なアセスメントも確実に。除皮質硬直や除脳硬直など、特徴的な姿勢にも注意します。脳幹の障害を疑うときは、大至急医師を呼びます。

上肢・下肢の動きはもちろん、「鼻-指-鼻試験の異常は、小脳の障害」といった対応も覚えておきます。構音障害や、失認・失語・失行などの高次機能障害にも注意します。

チーム全員が、同じ方法と基準で評価

脳神経系疾患で多いのは、脳血管障害。くも膜下出血では遅発性の脳虚血、脳梗塞では再梗塞などの危険があります。このような異常を察知し、またリハビリを効果的に進めるためにも、各種の神経学的検査で、中枢神経機能を毎日評価します。

スケールを活用するにあたって重要なのは、客観性です。判断に迷う点は医師やほかのナースに確認し、チーム全員で同一評価ができるようにします。

中枢神経機能を、継続してモニタリング

筋力
[MMT（徒手筋力テスト）]

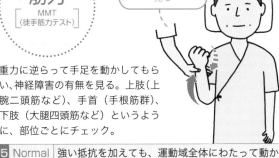

抵抗を加えても、筋肉を動かせるか見る

重力に逆らって手足を動かしてもらい、神経障害の有無を見る。上肢（上腕二頭筋など）、手首（手根筋群）、下肢（大腿四頭筋など）というように、部位ごとにチェック。

5	Normal	強い抵抗を加えても、運動域全体にわたって動かせる
4	Good	抵抗を加えても、運動域全体にわたって動かせる
3	Fair	抵抗を加えなければ重力に抗して、運動域全体にわたって動かせる
2	Poor	重力を除去すれば、運動域全体にわたって動かせる
1	Trace	筋収縮がわずかに確認されるだけで、関節運動は起こらない
0	Zero	筋収縮がまったく見られない

運動機能
[指鼻指試験]

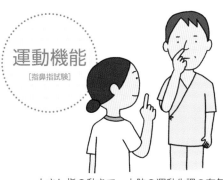

人さし指の動きで、上肢の運動失調の有無を確認。「①自分の鼻にふれる」「②検者の指先と自分の鼻とを往復」「③検者の指の位置を変え、②をもう一度」の順に指示。指がスムーズに動くか、対称に届くかを見る。

肢位（しい）

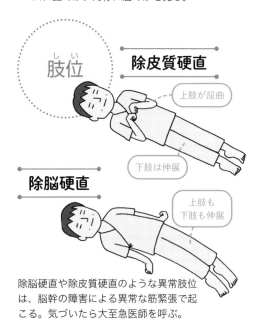

除皮質硬直
上肢が屈曲
下肢は伸展

除脳硬直
上肢も下肢も伸展

除脳硬直や除皮質硬直のような異常肢位は、脳幹の障害による異常な筋緊張で起こる。気づいたら大至急医師を呼ぶ。

言語機能

下記のような言語障害が見られたら、脳血管障害を疑って専門医に見てもらう。脳のどの領域が障害されるかによって、症状の出かたが異なる。

失語		構音障害
運動性失語症	感覚性失語症	
●他者の話す言葉が理解できる	●他者の話す言葉が理解できない	●他者の話す言葉を理解できる
●話そうとしても言葉が出てこない	●話すことはできるが、意味や文脈が通らない	●言葉を正しく選んで話せるが、ろれつが回らない

重症患者の5〜6割が AKI（急性腎障害）を発症

重症患者では、つねに組織低灌流が懸念されます。脳や心臓と並ぶ重要臓器である腎臓も例外ではありません。AKIの予防や管理のため、腎の灌流圧や血流量を意識する必要があります。

AKI発症時は、透析や血圧管理、原因疾患の治療を

まず緊急透析が必要かを判断。さらに原因検索と治療、血圧管理などを厳重におこなう。

Step I
緊急透析の必要性の判断

＼ 透析の絶対適応 ／

| 高K血症 （カリウム≧6mEq/L） | アシドーシス （pH≦7.15） |
| 尿毒症 （意識障害、けいれんなど） | 体液過剰 （利尿薬抵抗性の肺水腫） | 薬物中毒 |

SCr（血清クレアチニン）が急激に上昇し、AKIの診断基準を満たす場合は、右のKDIGOで重症度を評価。ステージ3なら腎代替療法を考慮。上記5つのいずれかがあり、ほかの方法でコントロールできない場合は緊急透析の適応となる。

診断基準とステージ分類（KDIGO）

AKI stage	血清クレアチニン （SCr）	尿量
1	⊿SCr≧0.3mg/dL または SCr 1.5〜1.9倍上昇	<0.5mL/kg/時が、6時間以上持続
2	SCr 2.0〜2.9倍上昇	<0.5mL/kg/時が、12時間以上持続
3	SCr 3.0倍以上上昇 または SCr≧4.0mg/dLまでの上昇 または 腎代替療法開始	<0.3mL/kg/時が、24時間以上持続 または 12時間以上の無尿

「KDIGO clinical practice guideline for acute kidney injury.」 Kidney International vol.2（supple1）：1-138，2012より一部引用）

Step II
明確な腎前性または腎後性の原因をチェック

腎前性、腎性、腎後性を明確に分けるのはむずかしいが、あきらかな腎前性や腎後性の要因がないかを判別することは可能。

腎前性
腎灌流量低下をもたらすショック、脱水、外傷、熱傷、大手術後などの全身の病態。大動脈解離、腹部大動脈瘤の周術期には、腎動脈の血流の直接的な障害がある。

腎後性
膀胱へと続く尿管や導尿カテーテルの閉塞で起きる腎機能変化。

IRRT（間欠的腎代替療法）か CRRT（持続的腎代替療法）を実施

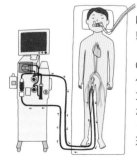

ICUでは、血行動態に影響しにくく、管理しやすいCRRT（持続的腎代替療法）が中心。方法が複数あるが、通常はCHDF（持続的血液濾過透析）。

→P148〜

腎障害のない人でも、AKIは起こる

AKI（急性腎障害）とは、48時間以内に生じる急激な腎機能低下をさします。具体的な基準値は、「SCr≧0.3 または7日間以内の数値か予想値の1.5倍）」「尿量＜0.5mL/kg/時が6時間以上」とされています。

腎障害のない人にも見られ、重症患者での発症率は57％という報告もあります。予後にも影響し、死亡率は2倍以上に上昇します。軽度のCr上昇であっても、AKI（ステージⅠ）を意識して、早期に介入をおこないます。

血圧を高く保ち、腎血流量を維持する

AKIを予防したり、軽度のAKIを増悪させないためには、ほかの臓器の管理と同様、酸素需給バランスを適切に保つことが大切です。

腎臓には、脳と同じように、血圧が変動しても血液灌流量を自動で調節する「自動調節能」がありますが、血圧が極端に下がってしまうと血流量を保てなくなります。

とくに慢性高血圧患者では、自動調節能の曲線が右方にシフトしがちです。血圧が下がりすぎないよう管理することが重要です。

Step Ⅲ
循環血液量＆血圧の管理

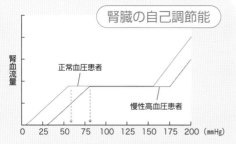

腎臓の自己調節能

血圧管理はAKIの予防や改善に重要。腎臓には上のような自動調節能があり、腎臓流量を保つためにはMAPを65mmHg以上に保つ。高血圧の既往があれば、80mmHg以上がよい。

Step Ⅴ
原疾患の治療

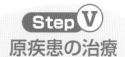

循環血液量 ⬆　　MAP上昇 ⬆

＋

腎障害の被疑薬を中止

⬇

敗血症など、AKIを起こす
原疾患を治療

どんな病態でも、原疾患の治療がもっとも重要。循環血液量や血圧を至適範囲に保ち、被疑薬を中止しても改善しない場合は、原疾患が十分コントロールできず、感染が続いているなどの可能性を考える。

Step Ⅳ
薬剤の調整＆中止

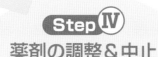

腎毒性のある代表的な薬

造影剤	ACE阻害薬	ARB
アミノグリコシド	βラクタム系抗菌薬	NSAIDs
アシクロビル	メトトレキサート	ST合剤
シスプラチン	タクロリムス	シクロスポリン

など

AKIの原因のひとつに薬剤があり、重症患者では腎障害の約20％に関係するとされる。
左のような薬剤を使用していれば、まず中止・減量・変薬を考える。抗菌薬なども、腎機能を見ながら用量を調整。

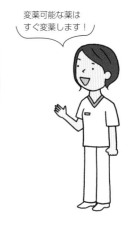

変薬可能な薬はすぐ変薬します！

In-Outバランス、電解質異常の有無をチェック

ICUナースの観察事項として必須の、In-Outバランス。尿量は2時間に1回は測定し、血行動態が良好か、腎機能が維持されているかを確かめます。電解質異常のチェックも重要です。

☀尿量は、血行動態と腎機能の大事な指標

ICUでは、循環血液量不足や心拍出量低下などで、血行動態が悪化することが少なくありません。また敗血症や、腎毒性のある薬剤の使用で腎機能が低下することがあり、尿量がしばしば減少します。

このように尿量は、血行動態や腎機能の重要な指標です。2時間に1回は測定しましょう。0.5mL/kg/時（1mL/kg/2時間）以下が続くときには、介入が必要です。

ただし尿量が減少したからといって、すぐ利尿薬を投与するわけではありません。まずは循環血液量、心拍出量、血圧が適正かを評価します。多くは、これらが適切でないときに、輸液負荷や昇圧薬などの介入が必要となります。

☀水分バランスは、うっ血の所見とあわせて評価

重症患者では、病態が落ち着くまで、過剰なポジティブバランスになることがあります。これは侵襲に対抗する体の作用で、腎臓のRAA系をはじめとする神経内分泌系が働き、水分を貯留させようとするからです。この時期に利尿薬を使っても、反応が乏しいばかりか、逆に腎機能を悪化させかねません。利尿薬が必要なのは、肺水腫、脳浮腫、組織の浮腫など、過剰なポジティブバランスの弊害で、組織低灌流などの所見が見られるとき。このような所見がないかぎり、この時期に無理な利尿は避けましょう。

侵襲が治まり病態が改善すれば、利尿期に入り、利尿薬への反応が認められるように。積極的に利尿を測り、肺水腫の軽減に努めましょう。

侵襲期は尿が減るが、回復とともに増える

手術や原疾患の侵襲が大きい段階では、尿は出にくい。
峠を越えて利尿期に入ると、尿が出始める。

侵襲期

- 間質に水が逃げる
- 血管内容量が足りない
- 末梢が開く
- 血ガスの数値、胸部写真は良好
- 血圧低下、頻脈をきたしやすい
- 尿は出にくい
  （術後はとくに1日目昼ごろまで）

利尿期

- 間質から水が戻る
- 血管内容量が増える
- 血管緊張が回復してくる
- 血ガスの数値が悪化。胸部X線画像は白くなる
- 肺動脈圧が上昇する
- 尿が出始める
  （利尿薬が必要なことも）

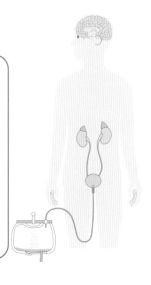

※重度の低K血症、高K血症はただちに治療

ICUでは、Na、K、Cl、Ca、Mgなどの電解質の異常がしばしば起こります。

いずれの電解質も、適切なレベルを維持する必要がありますが、とくに問題となるのが低K血症や高K血症です。

高K血症は、「代謝性アシドーシス」「持続インスリンの中断」「薬剤」「筋崩壊」「溶血」などが原因で起こります。致死的な不整脈を起こしやすい重度の低K血症（3mEq/L以下）や高K血症（6mEq/L以上）を認めたときは、ただちに介入しなくてはなりません。

ほかにも、Na負荷による高Na血症や、心不全、肝硬変患者の低Na血症などがあります。

どの電解質異常も、原因を考え、それに対する治療をおこなうことが必要です。

高度の低K血症、高K血症はすぐに治療を

とくに頻度が高い電解質異常、危険な電解質異常の初期対応を覚えておこう。

低Na血症＆高Na血症 の治療

低Na血症

原因
- もっとも多いのは細胞外液量が多いタイプ。たとえば心不全、肝硬変
- そのほかに比較的多いのは、SIADH（抗利尿ホルモン不適合症候群）、塩類喪失症候群、水中毒など

治療
- 重症の低Na血症（125mEq/L以下）の場合は、ゆっくり補正する。急激に補正すると、橋の融解（橋中心髄鞘崩壊症）を起こし、危険

高Na血症

原因
- 自由水（H_2O）の喪失、あるいはNaの負荷によって起こる
- ICUでは、Na負荷による高Na血症が多い

治療
- 5%ブドウ糖の輸液、または経管からの白湯投与をおこない、Na排泄を促進
- あわせて利尿薬を使用することもある

低K血症 の治療

＼原因を改善！／
- インスリン
- β遮断薬
- 代謝性アルカローシス
- 低体温
- 利尿薬
- 低Mg血症
- 高Ca血症
- 嘔吐
- 下痢
- 血液透析
- クッシング症候群などのアルドステロン異常

Kを経管か経口で投与

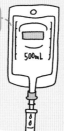

頻脈性不整脈、QT延長などの心電図異常を増悪させたりする。また筋力低下や麻痺性イレウス、横紋筋融解症などを引き起こす。K製剤を静注または経口で投与し、補正する。低Mg血症もあれば同時に治療。

高K血症 の治療

膜の安定化	8.5%グルコン酸カルシウム 1回10〜20mL
細胞内へシフト	ヒューマリンR 5単位 ＋50%ブドウ糖液 40mL
体外へ排泄	フロセミド 20〜40mg 重炭酸ナトリウム 50mEq 透析治療（HD →P148） ケイキサレート 30〜60g

12誘導心電図をすぐにとる！

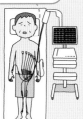

症状としては徐脈、房室ブロック、心室頻拍、心室細動などの致死性不整脈が起こる。心電図をすぐチェックし、異常ならすぐ医師を呼ぶ。

上記の内科的治療をおこないつつ、コントロール不可なら透析を開始（→P148〜）。

その他の電解質異常 の治療

低Ca血症
- 急速大量輸血などで起こる
- 症状としてテタニーが起きることがある
- 発症時は、塩化Caかグルコン酸Caを投与

低Mg血症
- ICUでしばしば認められ、頻脈性不整脈の誘因になりうる
- 頻脈性不整脈や低K血症を補正できない場合、トルサード・デ・ポアン（QT延長症候群）をきたした場合には、Mgを積極的に補充

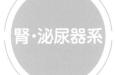

AKI悪化時は、CRRTをおこなう

AKIが悪化するなどして、コントロールできない高K血症、アシドーシス、尿毒症、体液過剰が生じたときは、緊急血液透析の対象。緊急性がない場合には、CRRT（持続的腎代替療法）をおこないます。

❋CRRTは、血行動態が不安定な患者に

腎代替療法は、3～4時間でおこなう「HD（間欠的血液透析）」と、長時間持続的におこなう「CRRT（持続的腎代替療法）」に分けられます。

CRRTのほうが血行動態への影響が少なく、管理しやすいことから、ICUでは通常、CRRTをおこないます。

しかし、「高K血症」「アシドーシス」「尿毒症」「溢水」「薬物中毒」の場合、緊急にHDが必要になります。多くは、これらの緊急HDの適応となる病態に至る前に、尿量やSCr値、体液バランスなどを見て、CRRTが開始されます。

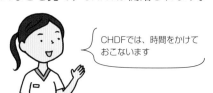

CHDFでは、時間をかけておこないます

❋脱血した静脈血を、ヘモフィルターで濾過

CRRTには、血液透析のみの「CHD（持続的血液透析）、血液濾過のみの「CHF（持続的濾過透析）」と、両方をおこなう「CHDF（持続的血液濾過透析）」があります。日本ではCRRTといえば、通常CHDFのことをさします。

静脈から脱血した血液から、ヘモフィルターという浄化器で不要物質や水分を除くのが、CRRTの基本のしくみ。ICUでおこなう場合、内頸静脈や大腿静脈から、短期留置用透析カテーテルを挿入します。

病態によって、水分を除去（除水）する場合としない場合があります。この設定と量は必ず確認。たとえば900mL/時を濾過し、透析液と補液でトータル800mL/時を補う場合、「除水量100mL/時」と記載します。

HDとCHDFでは、透析効果が違う

パラメータ	HD	CRRT	SLED
時間	4時間	24時間	8～10時間/日
透析液流量	500mL/分	500mL/時	200～300mL/分
血液流量	200mL/分	100mL/分	100～200mL/時
血液濾過流量	通常はなし	200～500mL/時	—
尿素クリアランス	150～250mL/分	20～25mL/分	70～80mL/分

循環が不安定なときはCHDFを、有害物質を早急に除去したいときにはHDを選択。最近では、時間をかけておこない、夜間は休憩するSLEDもある。

（『人体のメカニズムから学ぶ臨床工学　集中治療学』讃井將満監修、山口敦司・安藤勝信編、メジカルビュー社、2018より作成）

内頸静脈や大腿静脈に透析カテーテルを挿入しておこなう

透析カテーテルの挿入部位は、内頸静脈、大腿静脈を選択する。感染予防の観点からは内頸静脈が第一選択。ただしICUではすでにCVカテーテルが留置されていて、内頸静脈を使用できず、大腿静脈を使用することも多い。

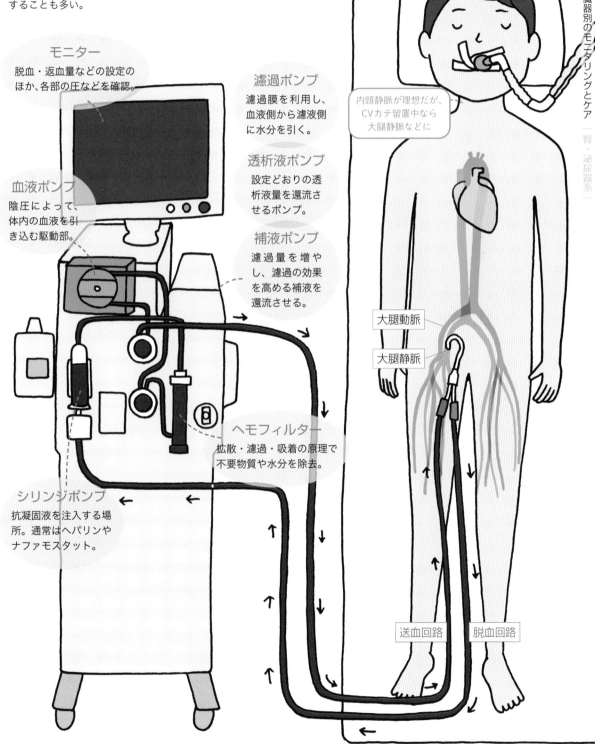

モニター
脱血・返血量などの設定のほか、各部の圧などを確認。

濾過ポンプ
濾過膜を利用し、血液側から濾液側に水分を引く。

血液ポンプ
陰圧によって、体内の血液を引き込む駆動部。

透析液ポンプ
設定どおりの透析液量を還流させるポンプ。

補液ポンプ
濾過量を増やし、濾過の効果を高める補液を還流させる。

ヘモフィルター
拡散・濾過・吸着の原理で不要物質や水分を除去。

シリンジポンプ
抗凝固液を注入する場所。通常はヘパリンやナファモスタット。

内頸静脈が理想だが、CVカテ留置中なら大腿静脈などに

大腿動脈

大腿静脈

送血回路

脱血回路

CRRT導入時は、脱血不良などのトラブルに注意

CRRTは、機器によって血液を浄化し、生命を維持する治療。全身状態を頻回にアセスメントしつつ、医師、CE、看護師らのチーム全員で機器や回路を点検。異常があれば迅速に対処します。

水分出納など、2時間に1回はアセスメントを

CRRTをおこなうのは重症例ばかり。水分出納やバイタルサインの確認を徹底する。

設定と圧のチェック

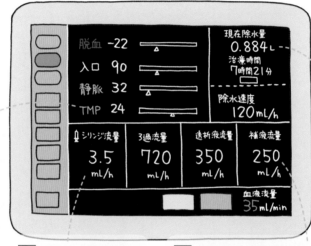

□回路内圧は？
脱血圧（脱血回路の圧）、入口圧（動脈圧）、静脈圧（返血圧）、濾過圧と、膜内外の圧差「TMP（膜間圧差）」を確認。

□除水の有無、量は？
溢水などがある場合に実施。除水速度は、「濾過ポンプ流量－（透析液ポンプ流量＋補液ポンプ流量）」で求められる。

□シリンジ流量は？
抗凝固薬の投与量は適切かどうかをチェック。

□濾過量や透析液、補液の量は？
「浄化量＝透析液流量＋濾液流量」が800mL程度となるよう設定するのが一般的で、これが保険適用の範囲。

全身のアセスメント

□循環の変動はない？
バイタルサイン、CRTは必ず確認。開始直後は低血圧に注意。CRRTの影響で、昇圧薬の効果が低下することもある。

□呼吸の変化はない？
呼吸数、呼吸パターン、SpO_2だけでなく、PaO_2も見て、低酸素血症に陥っていないか確認。痰の貯留が原因なら吸引する。

□水分出納は一定？
尿量が0.5mL/kg /時以上あるか、補液や点滴の総量に見合っているか、除水量は設定どおりかを2時間に1回チェック。

□電解質は正常？
高K血症やアシドーシスが改善されているか、ほかの電解質は正常かを血ガスで見る。血糖値も変動しやすく、必ず確認を。

□出血傾向＆抗凝固時間の異常はない？
カテーテル刺入部からの出血や、皮膚の出血斑、血痰はないか。ACTやAPTTの数値も見ておく。

□意識レベルは正常？
尿毒症による脳神経系の障害がないかを、意識レベル、頭痛、悪心、嘔吐、けいれんなどの症状、対光反射などで確認。

□刺入部のずれ、感染徴候はない？
マーキングの位置とずれていないか。CRBSI（カテーテル関連血流感染症）のリスクが高く、刺入部の感染徴候も確認。

□心身の苦痛はない？
痛みや倦怠感、浮腫などの症状、体動制限、大きな機器が複数ある環境が、不安や恐怖、苦痛を与えてしまう。

∴ 使用中は、血行動態などが変動しやすい

HDに比べれば、血行動態への影響が少ない治療法ですが、実施するのはそもそも血行動態が不安定な重症例。**血圧、脈拍の変動や、電解質異常による不整脈が生じていないか、心拍出量は十分かなど、訪室のたびに確認します。**

人工呼吸器を使用している患者も多く、呼吸数、呼吸パターンも必ず確認。意識障害やせん妄など、脳神経系の徴候にも注意を払います。

∴ 拘束感の強い治療。心のケアも十分に

CRRTは患者の負担、拘束感の大きな治療。「もう助からないのでは」という思いに苛まれる人もいます。導入時には目的、方法、リスクをていねいに伝え、不安の軽減に努めます。浮腫や倦怠感、口渇などの症状もできるかぎりケアし、自覚的な苦痛に十分耳を傾けましょう。**安楽の提供にとどまらず、エンパワーメントまで含めたComfortケア（→P230）をめざします。**

機器、回路の管理では、脱血不良とTMPに注意して

もっとも多いトラブルは脱血不良。
回路と機器の、各部の圧も必ず見ておく。

アラーム対応

脱血不良

まずはカテーテル、回路の状態をチェック
脱血回路の屈曲、刺入部のずれ、血栓がないかまず確認。医師やCEを呼び、「体位を変える」「血管内脱水を改善」なども試みる。脱血ルーメンと送血ルーメンの入れ替え、カテーテルの刺入長調整、刺入し直しをすることも。

TMP上限／下限

上限ならCEに相談。下限なら流量を見る
ヘモフィルターの膜（中空糸モジュール）の目詰まりなどが考えられ、CEに見てもらう。時間がたつほど劣化しやすいので注意。下限時は、濾過流量より透析液流量が多くなっていないかチェック。

入口圧 上限／下限

刺入部やキンクなど、見える異常をまず確認
上昇時は、ヘモフィルターの膜、ヘモフィルター上流の動脈圧チャンバでの、血液凝固による圧上昇が原因。CEに相談を。低下時はカテーテルの抜け、回路外れなどの接続不良がないかを見る。

静脈圧 上限／下限

返血側の刺入部や、回路外れをチェック
上昇時は、返血側の刺入部や、ヘモフィルター下流の静脈圧チャンバの目詰まりが考えられる。この部位の接続不良も確認。低下時はカテーテルの抜けや回路外れが原因なので、すぐ確認を。

チームでの点検

設定や圧は正常か、回路・機器の異常はないかを、決められた頻度で、CE、医師、看護師の全員で点検。

自治医科大学さいたま医療センターのチェックリスト

月日	時間	モード	回路交換	ダイアライザ	抗凝固剤	血流量 mL/min	補液ポンプ mL/h	ろ液ポンプ mL/h	透析液ポンプ	補液積算 L	透析液積算 L	ろ液積算 L	水収支 L	入口圧動脈圧 mmHg	濾過圧 mmHg	返血圧静脈圧	TMP mmHg	ACT	備考
／	：																		
／	：																		
／	：																		
／	：																		
／	：																		
／	：																		
／	：																		
／	：																		
／	：																		
／	：																		

（「CHDFのトラブル回避術」安藤勝信，HEART nursing vol.25（3）：244-256，2012より引用）

「使える腸は使え」が栄養療法の基本

栄養療法は経口摂取が理想ですが、ICUの重症患者では、経口摂取可能になるまで時間がかかるため、経腸栄養を実施します。経腸栄養が困難な場合には、通常、ICU入室の7日後に経静脈栄養を始めます。

経腸栄養（EN）は、ICU入室後24～48時間以内に開始

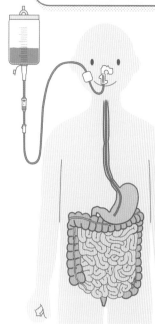

エネルギー量25kcal/kg/日をめやすに投与。代表的な成分栄養剤、消化態栄養剤、半消化態栄養剤100mL中の成分含有量は以下のとおり。

成分

製品名	アミノ酸	脂質	炭水化物	エネルギー量	食物繊維	浸透圧
エレンタール配合内用剤	4.4g	0.17g	21.1g	1kcal/mL	0g	761mOsm/L
ヘパンED配合内用剤	3.6g	0.9g	19.9g	1kcal/mL	0g	633mOsm/L

消化態

製品名	蛋白質	脂質	炭水化物	エネルギー量	食物繊維	浸透圧
ツインラインNF配合経腸用液	4.1g	2.8g	14.7g	1kcal/mL	0g	470～510mOsm/L
ハイネックスイーゲル	3.2g	1.8g	13.4g	0.8kcal/mL	1.1g	360mOsm/L
ペプチーノ	3.6g	0g	21.4g	1kcal/mL	0g	470mOsm/L
ペプタメン・インテンス	9.2g	3.7g	7.5g	1kcal/mL	0g	310mOsm/L
ペプタメンAF	9.5g	6.6g	13.2g	1.5kcal/mL	0g	440mOsm/L
ペプタメンスタンダード	5.3g	6.0g	18.8g	1.5kcal/mL	0g	520mOsm/L

半消化態

製品名	蛋白質	脂質	炭水化物	エネルギー量	食物繊維	浸透圧
アイソカルサポート	5.7g	6.9g	15.3g	1.5kcal/mL	2.2g	410mOsm/L
エネーボ配合経腸用液	5.4g	3.8g	15.8g	1.2kcal/mL	1.9g	350mOsm/L
F2ショットEJ	4.3g	2.4g	18.1g	1.0kcal/mL	1.6g	470mOsm/L
MA-ラクフィア1.0	4.0g	3.0g	15g	1kcal/mL	1.0g	300mOsm/L
エンシュア・H	5.3g	5.3g	20.6g	1.5kcal/mL	0g	約540mOsm/L
グルセルナ-REX	4.2g	5.6g	9.7g	1kcal/mL	0.9g	560mOsm/L
サンエットK2	3.8g	2.7g	16.1g	1kcal/mL	1.5g	389mOsm/L
CZ-Hi	5.0g	2.2g	17.1g	1kcal/mL	2.4g	300mOsm/L
JuiciOミニ ω3	6.4g	2.6g	29.8g	1.6kcal/mL	2.6g	840mOsm/L
テルミールアップリード	14.0g	21.6g	37.4g	4kcal/mL	0.5g	420mOsm/L
明治メイン	5.0g	2.8g	15g	1kcal/mL	1.8g	640mOsm/L
明治YH	4.0g	2.8g	16.1g	1kcal/mL	1.8g	600mOsm/L
ラコールNF配合経腸用液	4.4g	2.2g	15.6g	1kcal/mL	0g	330～360mOsm/L
明治リーナレンLP	1.6g	4.5g	30g	1.6kcal/mL	1.6g	720mOsm/L
リカバリーMini ω3	6.4g	6.0g	21.8g	1.6kcal/mL	2.0g	550mOsm/L

（各製剤添付文書、メーカー製品情報より作成。製品名、含有成分量などが変更になる場合があり、最新の情報を確認してください）

メリット

- 腸の免疫機能を保てる
- バクテリアル・トランスロケーションを防げる
- 上部消化管出血を防げる
- CRBSIを起こさない
など

デメリット

- 誤嚥（ごえん）や嘔吐、下痢をまねきやすい
- 鼻周囲の潰瘍や、副鼻腔炎をきたしやすい
- 不快感、拘束感をともなう
など

※入室後48時間以内に、経腸栄養を開始

腸管を使わないと、腸管の粘膜上皮が萎縮し、腸内細菌が通過して血液中に移行する「バクテリアル・トランスロケーション」が起きやすくなります。また、免疫機能も低下するため、感染症の発症リスクが高まります。

そのほか、上部消化管出血が起きやすくなるという問題もあります。

そのためICUでは、入室後48時間以内に経腸栄養を開始するのが原則です。

※経静脈栄養は、入室後3〜7日たってから

経腸栄養が困難な場合は経静脈栄養の適応ですが、感染増加などのデメリットがあるため、通常、ICU入室後3〜7日たってから開始します。

栄養剤は、内頸静脈や鎖骨静脈に刺入した中心静脈（CV）カテーテルから投与します。迷入・逸脱がないか、マーキング位置を毎日確認し、画像検査でも確かめます。CRBSI（カテーテル関連血流感染症）のリスクもあり、刺入部の腫脹・発赤などがないかも見ておきましょう。

経静脈栄養（PN）は、感染リスクを高める点に注意

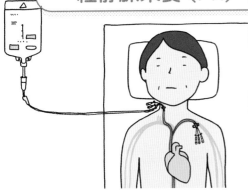

腸管を使えない場合にかぎり実施。下記含有量は1バッグあたりの量。

メリット
- 誤嚥や嘔吐、下痢が起きない
- 不快感や苦痛が少ない
　　　　　　　　など

デメリット
- CRBSIのリスクがある
- 腸を使わないため、バクテリアル・トランスロケーションが起きる
- 上部消化管出血、肝機能障害などのリスクが高まる　　など

TPN基本液	製品	用量	糖	アミノ酸	脂質	エネルギー量	NPC/N	Na⁺	K⁺	Ca²⁺	Mg²⁺	Cl⁻
	ハイカリック液-1号	700mL	17.1%	—	—	480kcal	—	—	30mEq	8.5mEq	10mEq	—
	ハイカリック液-2号	700mL	25%	—	—	700kcal	—	—	30mEq	8.5mEq	10mEq	—
	ハイカリック液-3号	700mL	35.7%	—	—	1000kcal	—	—	30mEq	8.5mEq	10mEq	—
	ハイカリックNC-L	700mL	17.1%	—	—	480kcal	—	50mEq	30mEq	8.5mEq	10mEq	49mEq
	ハイカリックNC-N	700mL	26%	—	—	700kcal	—	50mEq	30mEq	8.5mEq	10mEq	49mEq
	ハイカリックNC-H	700mL	35.7%	—	—	1000kcal	—	50mEq	30mEq	8.5mEq	10mEq	49mEq
	ハイカリックRF	1000mL	50%	—	—	2000kcal	—	50mEq		6mEq	6mEq	30mEq
	リハビックス-K1号	500mL	17%	—	—	340kcal	—	5mEq	10mEq	4mEq	1mEq	—
	リハビックス-K2号	500mL	21%	—	—	420kcal	—	—	15mEq	7.5mEq	25mEq	—
+アミノ酸	ピーエヌツイン-1号	1000mL	12%	20g	—	560kcal	158	—	—	—	—	—
	ピーエヌツイン-2号	1100mL	16.4%	30g	—	840kcal	158	50mEq	30mEq	8mEq	6mEq	50mEq
	ピーエヌツイン-3号	1200mL	20.9%	40g	—	1160kcal	164	51mEq	30mEq	8mEq	6mEq	50mEq
+アミノ酸、脂質	ミキシッドL	900mL	12.2%	30g	15.6g	700kcal	126	35mEq	27mEq	8.5mEq	—	44mEq
	ミキシッドH	900mL	16.7%	30g	19.8g	900kcal	16	35mEq	27mEq	8.5mEq	—	40.5mEq
+アミノ酸、ビタミン	ネオパレン1号	1000mL	12%	20g	—	560kcal	153	50mEq	22mEq	4mEq	4mEq	50mEq
	ネオパレン2号	1000mL	17.5%	30g	—	820kcal	149	50mEq	27mEq	5mEq	5mEq	50mEq
	フルカリック1号	903mL	13.3%	20g	—	560kcal	154	50mEq	30mEq	8.5mEq	10mEq	49mEq
	フルカリック2号	1003mL	17.5%	30g	—	820kcal	150	50mEq	30mEq	8.5mEq	10mEq	49mEq
	フルカリック3号	1103mL	22.7%	40g	—	1160kcal	160	50mEq	30mEq	8.5mEq	10mEq	49mEq
+アミノ酸、ビタミン、微量元素	エルネオパNF1号	1000mL	12%	20g	—	560kcal	153	50mEq	22mEq	4mEq	4mEq	50mEq
	エルネオパNF2号	1000mL	17.5%	30g	—	820kcal	149	50mEq	27mEq	5mEq	5mEq	50mEq
	ワンパル 1号	800mL	15%	20g	—	560kcal	158	50mEq	25mEq	8mEq	6mEq	50mEq
	ワンパル 2号	800mL	22.5%	30g	—	840kcal	158	50mEq	30mEq	8mEq	6mEq	50mEq

（各製剤添付文書より作成。製品名などが変更になる場合があり、最新の情報を確認してください）

経腸栄養中はとくに、嘔吐・誤嚥、下痢に注意

全身状態の維持・改善に役立つ経腸栄養ですが、実施中は嘔吐や誤嚥、下痢に悩まされることも。
発症時の対処法とともに、予防法も覚えておきましょう。他疾患との鑑別も重要です。

⁂嘔吐時の誤嚥は、VAPのリスクに

栄養剤の投与中は、嘔吐や下痢などの問題がしばしば見られます。嘔吐物を誤嚥すると、肺炎を発症しかねず、たいへん危険です。

しかし、嘔吐したら即中止ではありません。嘔吐・誤嚥しにくいような工夫が大切です。たとえば投与時は、もし嘔吐しても誤嚥しにくいように、必ず頭高位をとります。夜に嘔吐する例も見られ、この場合は日中だけ投与するなど、投与のタイミングを調整してください。

下痢を起こしたときは、滴下速度が速すぎないか点検を。同時に、背景に別の疾患がないかも考えます。とくに疑うべきはCD（クロストリディオイデス・ディフィシル）腸炎で、白血球数・CRP値上昇、発熱、大腸拡張による鼓音、腹部膨満などの徴候がないかを高めます。

嘔吐や下痢が起きにくいよう、投与法などを工夫

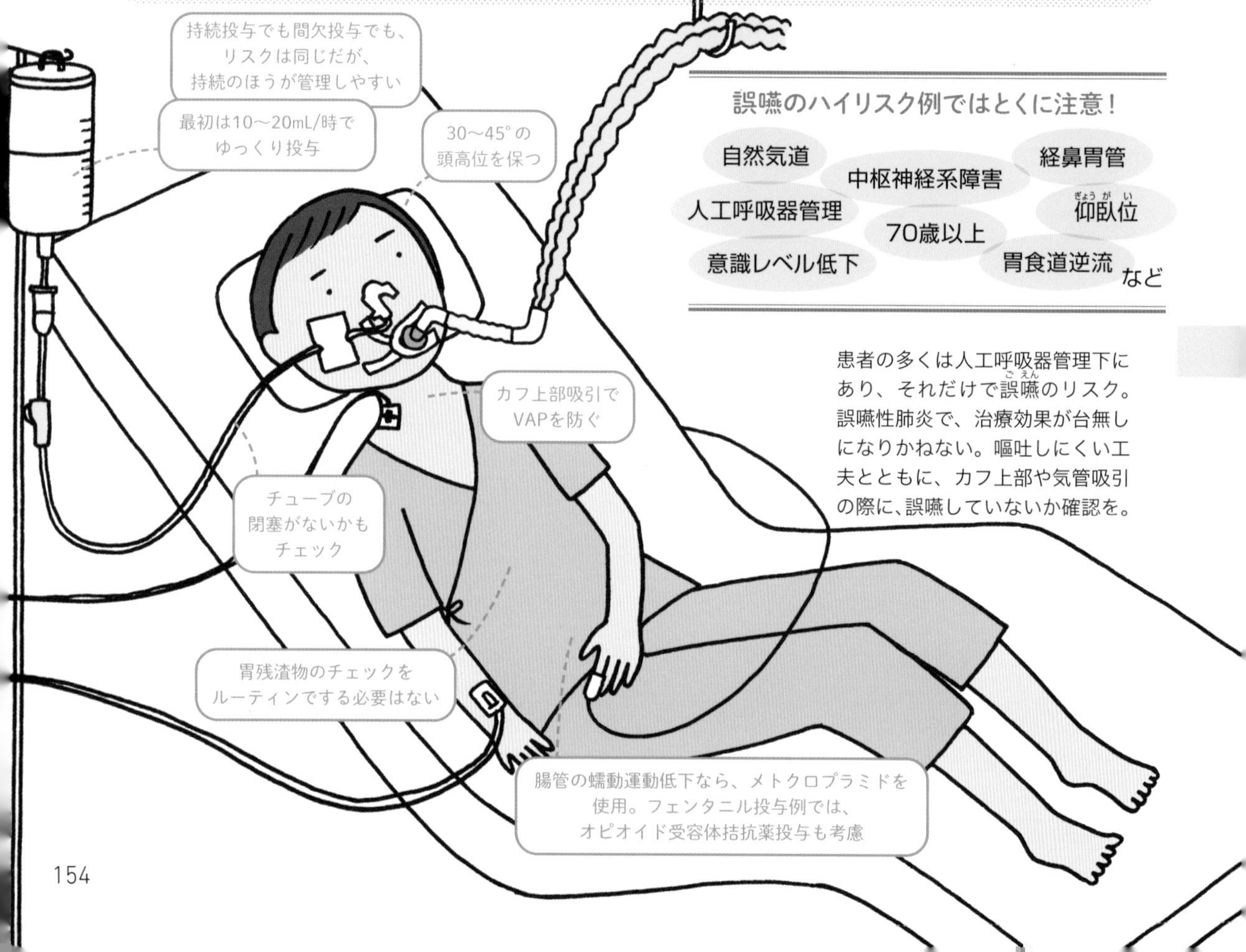

持続投与でも間欠投与でも、リスクは同じだが、持続のほうが管理しやすい

最初は10〜20mL/時でゆっくり投与

30〜45°の頭高位を保つ

誤嚥のハイリスク例ではとくに注意！

自然気道　中枢神経系障害　経鼻胃管

人工呼吸器管理　70歳以上　仰臥位

意識レベル低下　胃食道逆流　など

患者の多くは人工呼吸器管理下にあり、それだけで誤嚥のリスク。誤嚥性肺炎で、治療効果が台無しになりかねない。嘔吐しにくい工夫とともに、カフ上部や気管吸引の際に、誤嚥していないか確認を。

カフ上部吸引でVAPを防ぐ

チューブの閉塞がないかもチェック

胃残渣物のチェックをルーティンでする必要はない

腸管の蠕動運動低下なら、メトクロプラミドを使用。フェンタニル投与例では、オピオイド受容体拮抗薬投与も考慮

腸管使用不可となれば、経静脈栄養に

全身状態の悪化などで、経静脈栄養に切り替えざるをえないことがあります。たとえば敗血症性ショックで、多臓器不全に陥り、3〜5日間以上経過した場合。高用量カテコラミンを投与例も、経腸栄養は中止します。NOMI（→P156）の発症例も、腸管虚血を増悪させる可能性があり、経腸栄養はおこないません。このような重症患者では、炎症性サイトカインなどの影響で蛋白質の異化亢進も認められます。エネルギー過剰投与や高血糖となりやすく、最大でもエネルギー量25kcal/kg/日程度にとどめます。血糖コントロール不良であれば、さらにエネルギー量を減らします。より正確に算出したほうがよいときは、間接熱量計で測定、計算します。

鼻周囲の潰瘍、胃管のずれにも注意して

ICUでの経腸栄養は通常、経鼻胃管でおこないます。チューブを留置した後は、先端が胃内にあることを、必ずポータブルX線で確認します。

鼻に管が入っている状態は、患者にとって大きな苦痛。できるだけ細いチューブを使いましょう。経腸栄養のメリットをよく理解し、協力を得るとともに、つらい思いに十分耳を傾け、不快さ、つらさの軽減に努めます。

チューブの留置中は、固定テープによる潰瘍にも注意を。迷入・逸脱を防ぐため、鼻と頬を専用テープで固定しますが、貼付部に発赤などがないか、よく見ておきます。胃管の位置がずれていないかも、定期的にX線画像で確認してください。

発症時は原因を検索。投与法の調整も検討

頻度として多いのは嘔吐。下痢や吐血時は、ほかの疾患が背景にないかを確かめる。

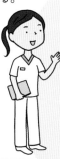

> 下痢したから即中止、ではありません

下痢

重大疾患との鑑別が重要。栄養剤や投与法の変更も考えて

CD腸炎を疑う徴候があれば、すぐ医師に相談し、専用の検査キットで調べる。虚血性腸炎やNOMIの可能性もあり、便の色・性状・量・回数、便中の粘液・血液の有無をよく見ておくと、鑑別に役立つ。

まず鑑別すべき下痢の原因

- CD腸炎（クロストリディオイデス・ディフィシル）
- 虚血性腸炎
- NOMI（非閉塞性腸間膜虚血）

→P156、204

嘔吐

呼吸器管理にも悪影響。夜だけの投与や薬などで対処

嘔吐しにくい投与法をまず考える。栄養剤が胃から先に進まないときには、メトクロプラミドを使用。アジスロマイシン、大建中湯などを使うことも。オピオイドが原因なら、オピオイド受容体拮抗薬が有効。

嘔吐の改善に役立つ薬

- メトクロプラミド（商プリンペラン）
- アジスロマイシン（商ジスロマック）
- 大建中湯
- パンテノール（商パントール）
  （ナルデメジン［商スインプロイク］）

吐血

嘔吐時は、潰瘍などによる血液が混ざっていないか確認

「48時間を超える人工呼吸器管理」などのリスク因子（→P156）があり、吐物が暗赤色の場合は、ストレス潰瘍による吐血を疑う。鮮紅色の吐血のときは、大至急医師を呼ぶ。黒色便が見られた場合は、上部消化管出血のことも。

上部消化管出血のおもな原因

胃・十二指腸潰瘍

少量のことも、急速大量のこともある

ICUで多いストレス潰瘍や、NOMIにも注意

ICUで発症する消化器疾患として、もっとも多いのがストレス潰瘍。予防的治療が肝心です。
ほかにもNOMIや上腸間膜動脈閉塞症など、命にかかわる疾患の徴候を覚えておきましょう。

☼75％以上の患者が、胃粘膜障害を発症

消化管潰瘍の既往がなくとも、ICUで集中治療を受けていると、ストレス潰瘍やそれによる消化管出血を起こすことがよくあります。

もっとも重要なのは予防。48時間を超える人工呼吸管理など、下記のリスク因子があれば、ストレス潰瘍を起こす可能性が高いと考えて、あらかじめ薬を投与します。それでも消化管出血を起こしてしまった場合は、経腸栄養を一時的に中止。多くの場合、内視鏡的な止血が必要になります。止血後もPPIを投与し、潰瘍の治療をおこないます。

☼心血管術後などは、NOMIが起きやすい

NOMI（非閉塞性腸間膜虚血）とは、腸間膜の血管主管部に閉塞がないのに、腸間膜の末梢側の血管が攣縮し、斑状またはびまん性に血流が障害され、腸管虚血や腸管壊死が起こる病気。リスク因子は、「高齢」「不整脈を含む心疾患」「CKD（慢性腎臓病）」「心不全」「薬剤（血管収縮薬、利尿薬）」「心拍出量低下」「循環血液量減少」「長時間の体外循環」などです。

腹部膨満や腹痛、下血、打診時の鼓音に加え、白血球数、CPK値・乳酸値上昇などが見られたら、NOMIを疑って医師に相談しましょう。

ストレス潰瘍のリスクがあれば、PPIなどを投与

ストレス潰瘍の発症率は高いが、全例に予防的投薬はしない。リスク因子で決定する。

リスク評価

最高リスク	高リスク	中等度リスク
☑人工呼吸器管理中で、経腸栄養をおこなっていない	☑血液凝固異常が懸念される	☑人工呼吸器管理中で、経腸栄養をおこなっている
☑慢性肝疾患がある	☑中等度リスクの項目に2つ以上あてはまる	☑AKI（急性腎障害） ☑敗血症 ☑ショック

1つ以上に該当 　　1つ以上に該当 　　2つ以上に該当

予防薬

薬剤名	種類	通常経路	通常投与量
ファモチジン（®ガスター）	H₂受容体拮抗薬	点滴静注	20mgを1日2回（腎機能低下例では減量）
ランソプラゾール（®タケプロン）	PPI	点滴静注	30mgを1日1回
オメプラゾール（®オメプラゾン）	PPI	点滴静注静注	20mgを1日1回
エソメプラゾール（®ネキシウム）	PPI	内服（経管）	10～20mgを1日1回

＊多くのリスク因子をもつ患者では、PPIを選択することが多い。点滴静注では、5％ブドウ糖液50mLなどに希釈して、30分かけて投与

危険な腸管虚血や感染症を、つねに疑う

消化器疾患や、消化器手術の術後入室でなくても、腹部のアセスメントは必須。

\ ここをCheck /

- ☑ 腹部の痛み、腹部膨満はない？
- ☑ 発熱など、バイタルサインの変動は？
- ☑ 下痢や血便など、便の異常は？
- ☑ CPK、乳酸値、WBCの上昇は見られない？
- ☑ 経腸栄養の胃内残量増加、または嘔吐はない？
- ☑ 下半身に網状皮斑（もうじょうひはん）はない？
- ☑ CRTの延長はない？

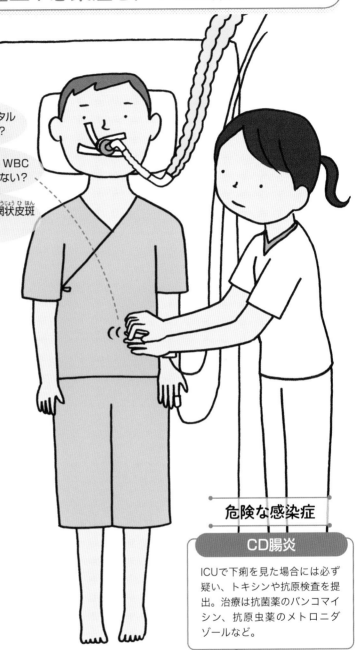

危険な腸管虚血

NOMI（非閉塞性腸間膜虚血）

腸管の虚血や壊死が起こる。徴候に気づいたらすぐ、造影CTまたは腹部血管造影などをおこない、血管拡張薬を投与。壊死を認めれば緊急手術をおこなう。

虚血性腸炎

急激に発症する腹痛や下血が特徴。診断には、下部消化管内視鏡検査が有用。壊死型は手術の対象。

上腸間膜動脈閉塞症

血栓や塞栓のために腸管が虚血に陥り、壊死を起こす病気。腹痛、腹部膨満、嘔吐、下血などが徴候。NOMIとも鑑別が必要。

危険な感染症

CD腸炎

ICUで下痢を見た場合には必ず疑い、トキシンや抗原検査を提出。治療は抗菌薬のバンコマイシン、抗原虫薬のメトロニダゾールなど。

⁂腹部症状のチェックや、アセスメントを頻回に

ICU患者では、腹部の特異的症状や身体所見が、はっきり出ないことも多いもの。症状や経過、触診や打診などのアセスメント、各種検査所見をくり返しチェックし、上記のような危険な病態に早期に気づけるようにします。NOMIや虚血性腸炎、上腸管膜動脈閉塞症などの危険な腸管虚血は、とにかく疑って、早期に介入することが大切です。

また、ICUの患者で下痢を見たら、必ずCD腸炎を疑いましょう。とくに高齢者で、「発熱」「白血球上昇」「低アルブミン血症」をともなう場合には高リスクとされています。疑ったときはすぐ、トキシンや抗原検査をおこないます。

神経内分泌反応や炎症反応で、血糖値が変動する

「内分泌・代謝ってむずかしい……」。これが多くのナースの偽らざる本音では？　でも重症患者では生体反応による代謝の変動が少なからず起きるもの。基本的なしくみを押さえておきましょう。

∷高度侵襲下での、生体反応をおさらい

敗血症などの重症病態、手術などの侵襲が起きると、その修復のための生体反応が起こります。大きく分けて2系統あり、1つが古典的にいわれてきた「神経・内分泌反応」。視床下部-下垂体-副腎皮質系（HPAA）と、交感神経の亢進により、各種ホルモンや、ノルアドレナリンなどのカテコラミンが分泌されます（下表）。

もう1つの反応が、サイトカインによる炎症反応。TNF-α、IL-6などが局所的に発現し、白血球の活性化、血管透過性亢進をまねきます。発熱・腫脹・疼痛・熱感として現れる炎症所見で、大侵襲時は、頻脈、頻呼吸、発熱などをともなう「全身性炎症反応症候群（SIRS）」が起きます。サイトカインはさらに、カテコラミンやホルモン産生を促す作用ももっています。

∷敗血症や高侵襲手術では、変動も大きい

このような生体反応により、カテコラミンやホルモンが増加すると、代謝機能も大きく変動。これらを総称して異化と呼びます。

糖代謝では、インスリンの働きが低下したり、糖新生が促進されたりします。そのためICUの患者は、容易に高血糖に陥ります。非糖尿病患者でも、血糖値の確実なモニタリングを。BUN（血中尿素窒素）もしばしば上昇します。とくに敗血症性ショックをきたしているような重症患者、心血管手術などの高侵襲手術後は、注意が必要です。脂質代謝も影響を受けるため、栄養療法では、栄養剤の種類と量を調整します。

異化期はこのような代謝の変動が起きますが、生体が回復に向かい同化期に移行すると、変動が落ち着き、生体の修復過程が始まります。

神経・内分泌ホルモンにより、代謝が大きく変わる

	糖代謝	蛋白代謝	脂質代謝
カテコラミン	グリコーゲン分解 インスリン拮抗作用		脂肪分解
コルチゾール	糖新生 インスリン拮抗作用	異化	脂肪分解
成長ホルモン	糖新生 インスリン拮抗作用	異化／合成	脂肪分解
グルカゴン	糖新生 グリコーゲン分解		脂肪分解
抗利尿ホルモン	グリコーゲン分解		
備考	肝臓のグリコーゲン分解、筋蛋白、グリセロールからの糖新生促進による高血糖、インスリン感受性低下による耐糖能障害	異化：糖質では賄えないエネルギー消費量に対し、筋蛋白を崩壊させ、グルタミンやアラニンなどのアミノ酸を動員する。これは糖新生により肝臓でグルコースに変換される 合成：CRPなどの急性相蛋白が肝で合成される	異化：脂肪は遊離脂肪酸（脂肪酸はそのままあるいは肝でケトン体に変換されて、心・腎・筋肉のエネルギー源として使用される）とグリセロール（糖新生に利用）に分解される

カテコラミンやホルモンが多く分泌されることで、糖・蛋白・脂質代謝が変動する。

（「重症患者の生体反応と代謝動態の基礎知識」海塚安郎、臨床栄養vol.132（5）：534-545、2018より引用、一部改変）

侵襲後は代謝が変動。時間とともに変化する

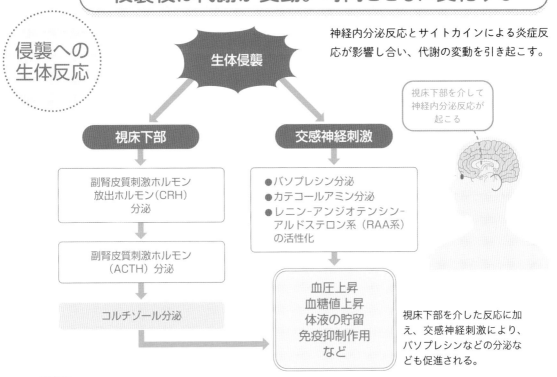

神経内分泌反応とサイトカインによる炎症反応が影響し合い、代謝の変動を引き起こす。

視床下部を介した反応に加え、交感神経刺激により、バソプレシンなどの分泌なども促進される。

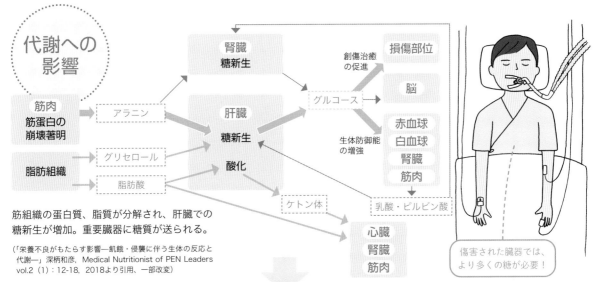

筋組織の蛋白質、脂質が分解され、肝臓での糖新生が増加。重要臓器に糖質が送られる。

（「栄養不良がもたらす影響─飢餓・侵襲に伴う生体の反応と代謝─」深柄和彦, Medical Nutritionist of PEN Leaders vol.2（1）：12-18, 2018より引用、一部改変）

傷害された臓器では、より多くの糖が必要！

糖代謝の変動
糖新生が活発になり、高血糖に陥りやすい

肝臓でのグルコース産生（糖新生）と組織での代謝サイクルは、平常時の約150％まで増加するとされ、血糖値が上昇しやすい。

蛋白代謝の変動
蛋白異化が進み、筋肉量が減少

筋組織の分解で生じたアミノ酸は、糖新生や組織の修復に使われる。敗血症時はとくに蛋白異化が著明で、160〜260g/日にも及ぶ。

脂質代謝の変動
肝臓での糖新生に大量の脂質が使われる

脂質は、肝臓での糖新生における重要なエネルギー源。侵襲下では脂肪組織での脂肪分解が進み、血中の脂肪酸濃度も上昇する。

インスリン持続投与で、血糖値を180mg/dL以下に保つ

侵襲下では高血糖に陥りやすいことを前提に、血糖値を確実にコントロールしていきます。
目標値は144〜180mg/dLで、この範囲を保てるよう、指示どおりにインスリンを投与します。

∴血糖管理で、感染や臓器障害を防ぐ

高侵襲下の血糖値上昇は、術後の創傷治癒を遅らせ、感染症や、脳神経系などの臓器障害のリスクも高めます。随時血糖200mg/dL以上では、院内死亡率が18倍になるとの報告も。

こうしたデータの蓄積から、ICUでは十分な血糖管理が求められるようになりました。

しかし低いほどいいかというと、そうではありません。目標血糖値80〜110mg/dL前後の厳格なコントロール群では、死亡率が高まることもあきらかに。そのため現在は、180mg/dL以下の管理が妥当とされ、『日本版重症敗血症診療ガイドライン（J-SSCG）2020』でも、144〜180mg/dLが目標値とされています。

4時間に1回は測定し、インスリン投与量を管理

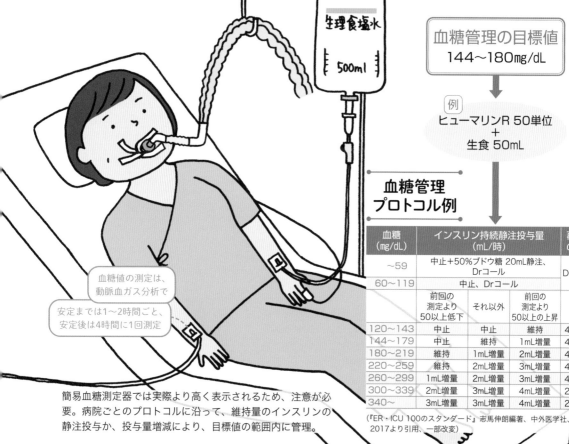

生理食塩水 500ml

血糖値の測定は、動脈血ガス分析で

安定までは1〜2時間ごと、安定後は4時間に1回測定

血糖管理の目標値
144〜180mg/dL

例
ヒューマリンR 50単位
＋
生食 50mL

血糖管理プロトコル例

血糖 （mg/dL）	インスリン持続静注投与量 （mL/時）			再検査 の時間
〜59	中止＋50％ブドウ糖 20mL静注、 Drコール			Drに確認
60〜119	中止、Drコール			
	前回の 測定より 50以上低下	それ以外	前回の 測定より 50以上の上昇	
120〜143	中止	中止	維持	4時間後
144〜179	中止	維持	1mL増量	4時間後
180〜219	維持	1mL増量	2mL増量	4時間後
220〜259	維持	2mL増量	3mL増量	4時間後
260〜299	1mL増量	2mL増量	3mL増量	4時間後
300〜339	2mL増量	3mL増量	4mL増量	2時間後
340〜	3mL増量	3mL増量	4mL増量	2時間後

簡易血糖測定器では実際より高く表示されるため、注意が必要。病院ごとのプロトコルに沿って、維持量のインスリンの静注投与か、投与量増減により、目標値の範囲内に管理。

（『ER・ICU 100のスタンダード』志馬伸朗編著、中外医学社、2017より引用、一部改変）

◈ 変動しやすい前提で、4時間に1回は測定

侵襲下での血糖は変動しやすいのが特徴。危険な高血糖、低血糖症状を防ぐためにも、血糖値安定までは、1〜2時間に1回は測定します。安定後も、4時間に1回は動脈血ガス分析で測定しましょう。通常は、目標血糖値に管理するためのプロトコルが施設ごとに作成されています。もしない場合も、医師の指示簿に沿って、上昇時はインスリンを増量します。80mg/dL以下になるような低血糖時は、脳神経系の症状も出やすく危険。インスリンを中止し、50%ブドウ糖20ccをすぐ投与しながら医師を呼びます。

◈ 経腸栄養を開始し、血糖値が落ち着いたら皮下注に

栄養療法の影響も見逃せません。とくに開始直後は、血糖値を入念にモニタリングします。

経静脈栄養をおこなう患者では、高血糖に陥りやすく、多くはインスリン静注で血糖を管理します。持続経腸栄養で、血糖コントロールが悪い場合は、インスリン静注を継続。間欠的経腸栄養の患者や、血糖が比較的落ち着いている場合は、皮下注にします。この段階でも、4時間に1回の測定は続けます。低血糖による意識障害や頻脈、発汗、高血糖による意識障害、脱水、倦怠感などがないかも見ておきましょう。

意識レベルなどもよく見て、急な変動に気づく

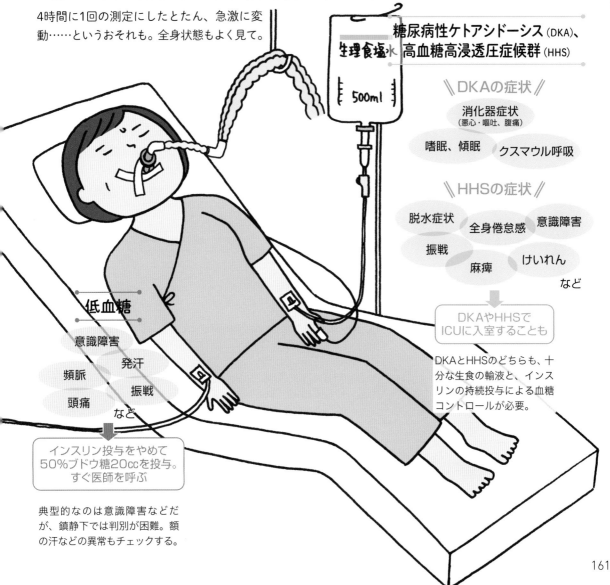

4時間に1回の測定にしたとたん、急激に変動……というおそれも。全身状態もよく見て。

糖尿病性ケトアシドーシス(DKA)、高血糖高浸透圧症候群(HHS)

＼ DKAの症状 ／
消化器症状（悪心・嘔吐、腹痛）
嗜眠、傾眠　クスマウル呼吸

＼ HHSの症状 ／
脱水症状　全身倦怠感　意識障害
振戦　麻痺　けいれん　など

DKAやHHSでICUに入室することも

DKAとHHSのどちらも、十分な生食の輸液と、インスリンの持続投与による血糖コントロールが必要。

低血糖
意識障害　発汗　頻脈　振戦　頭痛　など

インスリン投与をやめて50%ブドウ糖20ccを投与。すぐ医師を呼ぶ

典型的なのは意識障害などだが、鎮静下では判別が困難。額の汗などの異常もチェックする。

敗血症性ショックの治療などで、ステロイドを使用することも

ICUではしばしばステロイドを投与します。敗血症性ショックで初期治療に反応しない場合や、基礎疾患に対してステロイドを使用している場合、その他ステロイドを治療薬として使う場合です。

❋ショックでの副腎不全にステロイドを使う

ICUにおけるステロイド使用の目的は3つあります。1つめは、治療抵抗性の敗血症性ショックの治療。2つめは、慢性的にステロイドを使用している場合のステロイド補充。3つめは、間質性肺炎などの原疾患に対する治療です。

敗血症性ショックでは、輸液や循環作動薬投与の初期治療に反応せず、ショックが遷延する場合におこないます。敗血症性ショックでは、相対的副腎不全に陥ることがあるからです。ショックから6時間以内に開始し、5日以上、最長7日間までの投与が推奨されています。使うのはヒドロコルチゾンで、1日300mg以下の低用量で静注します。血行動態が改善し、循環作動薬が必要なくなれば、徐々に中止します。

長期使用で起こるような副作用は心配いりませんが、上記の投与期間でも、消化管出血や高血糖、ICU-AW（→P218）などの合併症には注意を。免疫抑制による感染も懸念され、白血球数やCRP値、その他感染徴候にも注意します。

初期治療に反応しない、敗血症性ショックの患者に使用

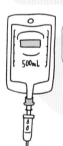

初期輸液＆循環作動薬に反応しない

蘇生輸液を投与し、改善しなければ、高用量の循環作動薬を使用する（→P97）。

有効なのは敗血症性ショックの場合。ショックをともなわない敗血症には使用しない。

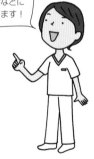

ほかには間質性肺炎やCOPDの増悪時などに使うことがあります！

相対的な副腎不全を改善

ヒドロコルチゾン静注

ノルアドレナリンへの反応が悪い場合に、少量を静注で併用（例：ヒドロコルチゾン300mg/日持続静注）。相対的副腎不全の改善のほか、昇圧薬への反応性改善などの効果がある。

血行動態改善

循環作動薬不要になれば、減量・中止

5日間以上、7日間までが原則で、血行動態が改善すれば中止する。血行動態、免疫抑制のリバウンドを防ぐため、徐々に減らす。

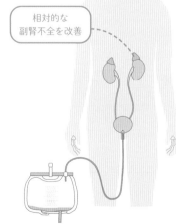

甲状腺疾患、副腎不全患者にも、ステロイドを使う

いずれも頻度は高くないが、致死的な病態。診断後はすぐステロイドで治療する。

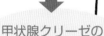

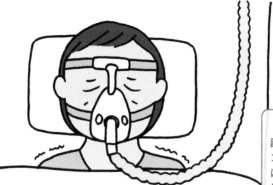

甲状腺疾患

病態

甲状腺中毒症状で危険な臓器障害に至る。
基礎疾患のバセドウ病のほか、甲状腺手術、感染、アミオダロンなどの薬が引き金になることも。

↓

甲状腺クリーゼの症状に注意！

高熱、頻脈、循環不全、下痢、黄疸がおもな症状。臓器障害が急激に進み、致死率も10%と高いため、これらの徴候に早期に気づくことが大事。

副腎不全

病態

副腎皮質でつくられる糖質コルチコイドの急激な減少に、重症病態、感染などが加わって起こる。
ステロイドの急な減量・中止も原因となる。

↓

副腎クリーゼの症状に注意！

原因不明な低血糖、低血圧、低Na血症があれば疑う。非特異的な症状が多く、発見がむずかしいため、病歴や薬剤服用歴を確実に聴取しておく。

❖ 長期服用患者は、ステロイドカバーを

ステロイドの補充（ステロイドカバー）は、慢性的にステロイドを使用していた患者が対象です。

リウマチ・膠原病、ネフローゼ症候群、間質性肺炎などの疾患では、ステロイドを長期に使用します。その結果、「視床下部-下垂体-副腎皮質（HPA）系」の機能が抑制され、ステロイドを投与しないと、ステロイドホルモンの絶対量が不足してしまいます。それを補うために使用します。

ICUで発症した急性副腎不全（副腎クリーゼ）、甲状腺クリーゼでも、ステロイドの補充が欠かせません。

❖ 術後管理でステロイドを使うこともある

ステロイド長期使用例では、手術の際にもステロイドカバーをおこないます。**普段の使用量と同量以上のステロイドを当日、翌日に投与し、以降は徐々に減らしていくのが一般的です。**

手術当日や翌日のステロイドの量は、手術侵襲の大きさで調整します。心血管手術や膵頭十二指腸切除術、肝切除、大腸全摘術などは、高侵襲手術の代表。通常は1日あたり150mg程度のヒドロコルチゾンを投与します。

このほか、アナフィラキシーショックを起こしたとき、COPDの急性増悪時、抜管後の喉頭浮腫・気道狭窄（きょうさく）のリスクが高い場合なども、ステロイドの適応です。

重症例では血球数、凝固・線溶系の異常が起きやすい

ICUでは、血液検査の数値を頻回に見ることになります。「基準値を超えている」といった理解だけでは初動が遅れてしまうため、「この変動は何を意味するか」を考えて見る習慣をつけましょう。

ICUでよく見られる、血算異常の原因を覚える

個人差や病態による差異も大きい。「普段見慣れた数値と違わないか」という視点で見る。

白血球の変動

白血球数（WBC）	
	男 3900〜9800/μL
	女 3500〜9100/μL

好中球 40〜74%	リンパ球 19〜48%	単球 3.4〜9.0%
好酸球 0〜7%	好塩基球 0〜2%	

➕ 増加 WBC＞1万1000/μL　　➖ 減少 WBC＜4000/μL

感染症を疑って、徴候をチェック

創、カテーテル刺入部の腫脹、発赤　バイタルサイン変動　CRP、プロカルシトニン上昇 など

敗血症も含め、感染症を疑ってかかる。局所の感染徴候、頻呼吸・頻脈、血圧低下、CRP値、プロカルシトニン値上昇などの全身徴候はないか確認。

分画から考えられる原因は？

- 好中球　手術侵襲、外傷、薬剤性 など
- リンパ球　ウイルス感染症 など
- 単球　ウイルス／真菌感染症、自己免疫疾患 など
- 好酸球　アレルギー、薬剤性、気管支喘息 など
- 好塩基球　アレルギー、慢性骨髄性白血病 など

感染症以外の原因は？

敗血症の初期には白血球数が減少することも少なくない。「上昇していないから、感染じゃない」と決め込んで考えず、意識や呼吸、血圧のほか、顔色なども見る。

緊急性の高い、敗血症の徴候をチェック

意識障害　頻呼吸　低血圧 など

分画の変動は、感染症の場合もそうでない場合も参考になる。感染徴候がなければ、薬剤性やアレルギー、自己免疫疾患などの異常も考えられる。

分画から考えられる原因は？

- 好中球　感染症、薬剤性 など
- リンパ球　自己免疫疾患、薬剤性、放射線治療の既往 など
- 汎血球減少、2種以上の減少　汎血球減少症（再生不良性貧血）、薬剤性、ウイルス感染症、自己免疫疾患、骨髄異形成症候群 など

敗血症以外の原因は？

白血球増加時と同様、分画の変動も判断材料に。感染以外では薬剤性などがある。2種以上、またはすべての血球減少時は、再生不良性貧血などを疑って全身を見る。

敗血症など、危険な病態をまず疑って

ICUでは連日、血液検査の数値を確認し、治療への反応を見ます。「この変動は何を意味するのか」がわからないと、医師に適切な報告、相談をすることもできません。血球系の数値が変動する理由を覚えておきましょう。

異常時は、危険な病態から鑑別するのが基本。白血球数上昇時、血小板減少時は敗血症、赤血球数やHb値低下時は貧血を疑い全身を見ます。

感染以外の原因なら、1つずつ鑑別を

感染症の有無の判別には、CRP値やプロカルシトニン値をあわせて確認。発熱、意識障害、血圧・呼吸数・脈拍数、CRT、網状皮斑、局所の腫脹・発赤などの身体所見も重要。これらの要因がなければ、感染症以外の原因を考え、ほかの検査値もあわせて確認。気づいたことを医師に報告、相談し、原因を検索します。貧血の判別でも、バイタルサインは有用な情報です。

赤血球の変動

RBC（赤血球数）	（男）435〜555万/μL	（女）386〜492万/μL
Hb（ヘモグロビン）	（男）13.7〜16.8g/dL	（女）11.6〜14.8g/dL
Ht（ヘマトクリット）	（男）40.7〜50.1%	（女）35.1〜44.4%
MCV（平均赤血球容積）83.6〜98.2fL		Ret（網赤血球数）0.2〜2.0%

➕ RBC、Hb増加　　　➖ RBC、Hb減少

多血症や、二次性の赤血球増加を考える

増加例はあまり多くなく、緊急性もさほど高くはない。ほかの数値やバイタルサイン、身体所見をよく確認したうえで、医師に報告。

出血を疑って、アセスメント＆初期対応！

とくに重要なのはHb値。重症病態では貧血に陥りやすく、大至急輸血しなくてはならないことも（→P166）。バイタルサインなどとともに、すぐ医師に相談。

血小板、凝固・線溶系の変動

PLT（血小板数）15.8万〜34.8万/μL	
PT（プロトロンビン時間）正常対照値±10%	APTT〈活性化部分トロンボプラスチン時間〉対照値±25%
D-ダイマー <1μg/mL	Fbg（フィブリノゲン）200〜400mg/dL

➕ PLT増加（>40万/μL）　　　➖ PLT減少（<15万/μL）

血小板増加症などを考える

頻度は高くないが、血小板増加症の可能性がある。本態性なら入院時に気づける。二次性は感染症や出血により起きることがある。

感染症、とくに重症敗血症の特徴は？

とくに重要なのはPLT。初期には低下しないことも多く、バイタルサインや手足の冷たさ、CRTなどにも注意する。異常があれば、すぐ医師に相談。

PT/APTTなどとあわせて、そのほかの原因を考える

DIC以外では、HIT（ヘパリン起因性血小板減少症）や肝不全に注意。HITではしばしば血栓症を合併し、たとえば脳梗塞、肺塞栓症、静脈血栓症などが起こる。

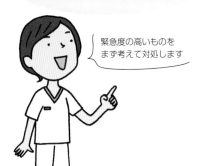

緊急度の高いものをまず考えて対処します

赤血球、血小板、FFPの輸血閾値を知っておく

「この数値ならこの程度の輸血が必要では」と予測できると、初期対応がスムーズに。血球ごとの輸血の閾値を覚えておきましょう。万一の事故を防ぐ、投与時のチェック体制も重要です。

輸血の閾値がわかると、迅速に対応できる

数値だけでなく、「活動性の出血か」「出血傾向があるか」も重要な判断基準。

赤血球製剤（RBC）

輸血の閾値

活動性の出血	>8g/dL
活動性の心筋虚血（急性冠症候群、急性心筋梗塞）	>8g/dL
心血管イベントリスクのある非心臓手術後、心臓手術後、急性心不全	8g/dL
活動性の出血のない重症患者、消化管出血患者	7g/dL

投与量

2単位（容量約280mL。400mL全血採血由来）の投与で、約1.5g/mLの上昇

患者の体重や、活動性出血の有無によっても変化する。

血漿製剤（FFP）

輸血検討例

凝固因子を補充	凝固阻害因子＆線溶因子を補充	血漿因子を補充
PT-INR2.0以上、APTT2倍以上、Fbg100～150mg/dL以下の出血など	プロテインCやSの欠乏による血栓症、PI欠乏による出血時	TTP（血栓性血小板減少性紫斑病）などで血漿の補充・交換が必要な場合

投与量

2単位（容量約240mL。400mL全血採血由来）の投与で、10%程度の上昇

患者の体重や、活動性の出血の有無、凝固因子の産生の程度、凝固因子の消費の程度によっても変わる。

濃厚血小板製剤（PC）

輸血の閾値

重篤な活動性出血、観血的処置、手術		10万/μL以上が目標
敗血症などの内科的疾患	あきらかな出血なし	1万/μL以上
	出血リスクあり	2万/μL以上
	観血的処置	5～10万/μL以上が目標

投与量

10単位（容量約200mL）の投与で、4万μL程度の上昇

患者の体重や活動性の出血の有無、凝固因子の産生の程度、凝固因子の消費の程度によっても変わる。
重篤な活動性出血があるときは、10万/μL以上を目標に。
通常、手術や観血的処置時には、外科的止血が得られるタイミングにあわせて投与する。

※活動性出血では、止血が重要

活動性出血があれば、止血が不可欠です。止血には「圧迫止血」「内視鏡的な止血」「放射線科的な止血」「外科的止血」の4つがあります。

Hb値の高度低下時は赤血球製剤を輸血します。凝固因子不足で止血が不十分な場合はFFPの投与を検討。出血量が多く（例：2000mL以上）、血小板数が著しく減少していれば、濃厚血小板製剤（PC）投与が必要です。その他、トラネキサム酸、フィブリノゲン製剤、クリオプレシピテート、抗凝固薬に対する拮抗薬（例：ワーファリンに対するケーリー、ケイセントラ）も使います。

※投与後の容態の変化がないか、5分は観察

Hbや血小板、凝固因子などの著しい低下時、輸血は生命維持に不可欠な処置ですが、副作用もあります。投与開始後はとくに急性反応が起きやすく、ベッドサイドで観察します。

輸血中から起きやすいおもな症状は、血圧低下、呼吸困難など、下図に示したものです。ほかにはABO血液型不適合による血管内溶血で、血圧低下、腎不全、DIC（播種性血管内凝固症候群）などの危険があります。非溶血性の副作用では、アナフィラキシーショックや、輸血関連急性肺傷害（TRALI）などがあります。

プロトコルに沿って、ダブルチェック後に輸血を開始

厚生労働省の「輸血療法の実施に関する指針」に沿って実施。ダブルチェックを確実に。

＼＼ 輸血の手順 ／／

① 同意書を取得

輸血の必要性、製剤の種類と量、リスクを伝え、同意を得たうえでおこなう。記録を保管。

② オーダー〜払い出し

オーダー後、クロスマッチ（交叉適合試験）を実施。払い出し時はダブルチェックを。

③ 認証システムでチェック

医師−看護師間、看護師間で、輸血認証画面とリストバンド、製剤、伝票をダブルチェック。

④ バーコードを認証

製剤とリストバンドのバーコードをバーコードリーダーで認証し、輸血認証画面で確認。

⑤ 1mL/分で輸血開始

輸血を開始。最初の10〜15mLは1mL/分、その後は5mL/分までの速度で。ただしショック時には急速投与が必要（5〜15分で2単位）。

重篤な副作用として、ABO血液型不適合輸血時の溶血性副作用（右記）、TRALI、アナフィラキシーショック、TACO（輸血関連循環過負荷）が起こりうる。急速大量輸血時には、低Ca血症がしばしば起こるので、適宜Ca製剤（塩化Caなど）を補充する。

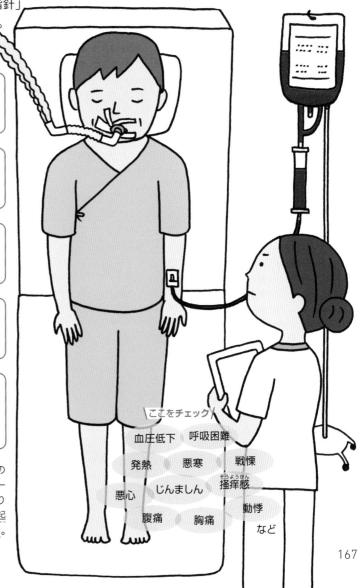

ここをチェック

血圧低下　呼吸困難
発熱　悪寒　戦慄
悪心　じんましん　搔痒感（そうようかん）
腹痛　胸痛　動悸
など

DICには、抗凝固療法や、凝固因子・血小板の補充で対処

ICUの敗血症患者や外傷患者では、DIC（播種性血管内凝固症候群）をきたすリスクが高まります。血液検査の結果のうち、凝固・線溶系の数値にも目を光らせておきます。

感染症を背景に、DICを発症することが多い

基礎疾患

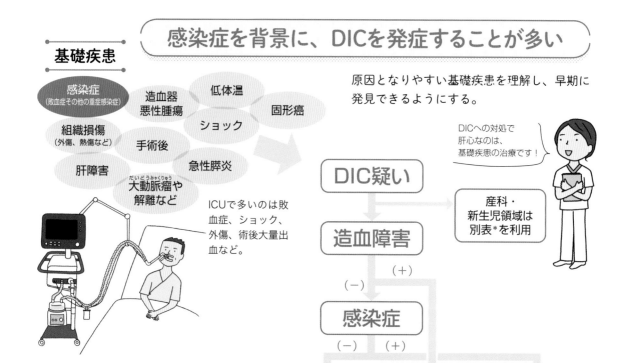

感染症（敗血症その他の重症感染症）、造血器悪性腫瘍、低体温、固形癌、組織損傷（外傷、熱傷など）、ショック、手術後、急性膵炎、肝障害、大動脈瘤や解離（だいどうみゃくりゅう）など

ICUで多いのは敗血症、ショック、外傷、術後大量出血など。

原因となりやすい基礎疾患を理解し、早期に発見できるようにする。

DICへの対処で肝心なのは、基礎疾患の治療です！

DIC疑い → 造血障害 →（－）→ 感染症 →（－）（＋）

（＋）→

産科・新生児領域は別表*を利用

診断基準

基礎疾患で、基準となる数値とスコアが異なる。肝不全による凝固障害の除外も大事。

	項目	基本型		造血障害型		感染症型	
一般止血検査	血小板数（×10⁴/μL）	12<	0点			12<	0点
		8< ≦12	1点			8< ≦12	1点
		5< ≦8	2点			5< ≦8	2点
		≦5	3点			≦5	3点
		24時間以内に30%以上の減少	+1点			24時間以内に30%以上の減少	+1点
	FDP（μg/mL）	<10	0点	<10	0点	<10	0点
		10≦ <20	1点	10≦ <20	1点	10≦ <20	1点
		20≦ <40	2点	20≦ <40	2点	20≦ <40	2点
		40≦	3点	40≦	3点	40≦	3点
	フィブリノゲン（mg/dL）	150<	0点	150<	0点		
		100< ≦150	1点	100< ≦150	1点		
		≦100	2点	≦100	2点		
	プロトロンビン時間比	<1.25	0点	<1.25	0点	<1.25	0点
		1.25≦ <1.67	1点	1.25≦ <1.67	1点	1.25≦ <1.67	1点
		1.67≦	2点	1.67≦	2点	1.67≦	2点
分子マーカー	アンチトロンビン（%）	70<	0点	70<	0点	70<	0点
		≦70	1点	≦70	1点	≦70	1点
	TAT、SFまたはF1＋2	基準範囲上限の2倍未満	0点	基準範囲上限の2倍未満	0点	基準範囲上限の2倍未満	0点
		2倍以上	1点	2倍以上	1点	2倍以上	1点
	肝不全	なし	0点	なし	0点	なし	0点
		あり	−3点	あり	−3点	あり	−3点
	DIC診断	6点以上		4点以上		5点以上	

（「日本血栓止血学会DIC診断基準 2017年版」DIC診断基準作成委員会、2017より作成）

❊ICUでは、敗血症からのDICが多い

血液検査の結果を見るときは、凝固・線溶系の数値も重要です。重症病態では、凝固-抗凝固系のバランスが崩れて血栓が形成されたり、線溶-線溶抑制のバランスが崩れて出血傾向をきたします。これらが同時に起きるのが「DIC（播種性血管内凝固症候群）」。ICUに多い敗血症由来のDICでは線溶抑制が、外傷の場合は線溶亢進が強く起きる傾向があります。

❊原疾患の治療がもっとも重要

血栓症状が問題となる場合は、抗凝固薬を使用。凝固系の亢進を抑えることで、線溶抑制も改善してきます。外傷で線溶系が亢進し、出血が止まらない場合は、止血、輸血とともにプラスミン阻害薬（トラネキサム酸など）を投与。出血傾向があれば、FFPやPCを補充します（→P166）。これらの対処療法と同時に、敗血症など、原疾患を確実に治療することが重要です。

凝固・線溶系の全体像、薬剤の作用ポイントを理解する

ここでは、凝固・線溶系に作用する各種薬剤の作用ポイントを理解しておきたい。

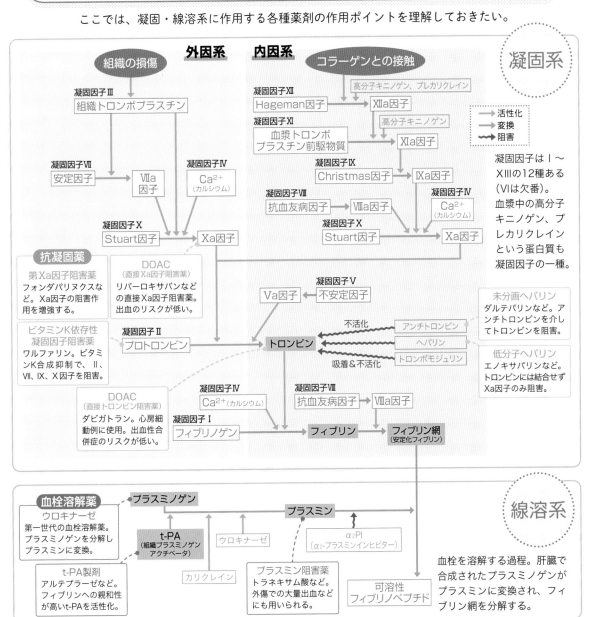

DVT予防には、入室時のリスク評価が重要

下肢などの深部静脈に血栓ができる「DVT（深部静脈血栓症）」を発症すると、命にかかわる「PE（肺塞栓症）」をまねきます。入室時からリスク評価をおこない、予防策を徹底します。

リスクに応じて、IPCや抗凝固療法で予防

リスク階層化

リスク分類は4つ。付加的リスク因子があれば1段階上の分類と考えて対策を。

リスクレベル	一般外科・泌尿器科・婦人科手術
低リスク	60歳未満の非大手術 40歳未満の大手術*
中リスク	60歳以上、あるいは危険因子のある非大手術 40歳以上、あるいは危険因子がある大手術
高リスク	40歳以上の癌の大手術
最高リスク	VTE（静脈血栓塞栓症）の既往あるいは血栓素因のある大手術

*大手術…腹部・骨盤部の手術、45分以上の手術

付加的危険因子

危険因子の強度	危険因子
弱い	肥満 エストロゲン治療 下肢静脈瘤
中等度	高齢 長期臥床 うっ血性心不全 呼吸不全 悪性疾患 中心静脈カテーテル留置 癌化学療法 重症感染症
強い	VTEの既往 血栓性素因 下肢麻痺 ギプスによる下肢固定

（「肺血栓塞栓症および深部静脈血栓症の診断，治療，予防に関するガイドライン（2017年改訂版）」伊藤正明ほか，日本循環器学会，2018より作成）

予防策

早期離床＆積極的な運動

60歳未満の非大手術、40歳未満の大手術で、付加的なリスク因子もなければ、早期離床と、下肢の他動運動などで予防。ただしICUで該当することはあまりない。

弾性ストッキング または IPC

中リスクなら弾性ストッキングかIPC（間欠的空気圧迫療法。いわゆるフットポンプ）で予防。弾性ストッキングは適切に装着できないと効果がなく、IPCを選択することが多い。

IPC または 抗凝固療法

高リスクなら、IPCか、低用量未分画ヘパリンで予防。8時間または12時間ごとに、5000単位の未分画ヘパリンを皮下投与する。投与中はAPTTの過延長がないかをチェック。

抗凝固療法＆IPC併用

低用量未分画ヘパリンとIPCを併用。腹部手術後の患者ではヘパリンのほか、エノキサパリン1日2回皮下注、フォンダパリヌクス1日1回皮下注も選択肢。

ICUに入る患者の多くは、IPCや抗凝固療法の適応

重症例でなくても、術後などは起きやすい

DVTやPEは、すべての入院患者に起こりえる病態です。安静に過ごすことで下肢の深部静脈に血栓ができ（DVT）、静脈血にのって上行し、肺動脈を閉塞させます（PE）。

入室時にリスク評価を徹底し、IPCや抗凝固療法での予防を確実に実施します（左図参照）。

ICUでは中心静脈カテーテル留置部位にも血栓ができることがあり、抜去後や再留置時に、PEの原因となることも。次回、同じ部位に穿刺するときには十分な注意が必要です。

DOACなどで抗凝固療法をおこなう

予防策を徹底したうえで、下肢の腫脹、熱感、皮膚の色の変化など、DVT徴候をよく見ます。フィブリンから生じる物質「D-ダイマー」の値も確認。胸痛や呼吸困難、失神、ショックなど、PEの徴候があれば、大至急医師を呼びます。

心停止やショックがあれば、PCPS（→P126～）が必要なことも。それ以外の場合は臨床リスク評価に沿って、DOAC（フォンダパリヌクス→ P169）や低分子ヘパリンの皮下注、未分画ヘパリンの持続静注などをおこないます。

発症時はまず心拍を確認し、リスクに応じて治療

PEの徴候に気づいたらすぐ、心拍の有無、ショックをきたしていないかを確かめる。

心停止やショックがあれば、蘇生輸液、循環作動薬で初期治療し、PCPSで循環管理。なければ抗凝固療法で治療。

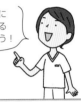
ここに至る前に血栓に気づけるようにしましょう！

急性PE（肺塞栓症）発症

心停止は？ あり／なし

PCPSで循環管理

ショックは？ あり／なし

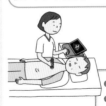
オリジナルのPESI11項目を6項目にし、緊急時でも使いやすくしたもの

臨床リスク評価
〈簡易版PESIスコア：s-PESI〉

- 年齢≧80歳 ……………………………1点
- がん ………………………………………1点
- 慢性心不全または慢性肺疾患 ……1点
- 脈拍数≧110回/分 …………………1点
- 収縮期血圧＜100mmHg…………1点
- 酸素飽和度＜90%………………1点

≧1点　　0点

中リスク

- 右室機能障害（心エコーまたはCT検査）
- 心臓バイオマーカー（トロポニンやBNP）

どちらも陽性　　どちらも陰性または1つ陽性

高リスク　　中[高]リスク　　中[低]リスク　　低リスク

抗凝固療法＋血栓溶解療法
抗凝固療法、血栓溶解療法のほか、必要なら経カテーテル的または外科的血栓摘除も検討。

抗凝固療法
抗凝固療法をすぐ始めるが、血行動態悪化のリスクが高く、モニタリングを徹底。

抗凝固療法
心機能障害がなければ、低分子ヘパリンかフォンダパリヌクスの皮下注、DOAC、未分画ヘパリンなどで治療。

抗凝固療法
心肺機能に異常をきたすリスクは低く、抗凝固療法での改善、早期退院が見込める。

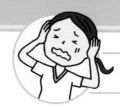

ICUの「困った！」を解決

「先輩は先を見越して動けるのに、私は医師の指示が出るまでわかりません……」

❖ 治療、処置の流れを頭に思い描いて

病態ごとの治療法、術後に起こりやすい異常、その他の急変時対応は、ある程度パターン化されています。ICUのベテランナースたちが、先を見越してテキパキ動けるのは、それが頭に入っているから。経験の浅い新人のうちは、なかなか真似できないものです。

でも、一度経験した治療やケア、対応を書き留め、学んでいけば、知識が蓄積されていきます。「その処置にはどんな物品を、どの順番で使うか」なども整理し、次に同じ事態が起きたときに、先読みして動けるようにします。

❖ 「いつもならこうなる」の予測が大事！

臨床から学んでいくときには、医学書、看護書、論文を参照し、知識を整理していくことも大事です。近年は、クリティカルケア領域でもガイドラインが充実していますから、標準治療として推奨される内容を把握しておきます。

このように経験と学習を積み重ねていくと、多くの病態で、「いつもならこうなる」の予測ができるようになるはず。術後ケアも同じで、正常な回復過程を頭に入れておけば、それと違う反応が起きたときに、いち早く気づいて対処できるようになります。

例1 必要な物品＆行動の予測

NPPVでの管理中にSpO₂低下＆意識が混濁！

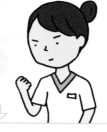

気管挿管する可能性大！

気管挿管の準備と介助
気管挿管の手順とリスクが頭に入っていれば、必要な物品を用意しておき、すぐ介助に入れる。

挿管後のアセスメント
「血圧・心拍数の上昇」「血圧低下」など、起こりうる問題を念頭に置いてアセスメントする。

例2 正常経過と異変の予測

CABG術後患者が入室！

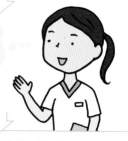

順調な場合の経過は？

起こりうる合併症は？

手術当日のアセスメント
抜管後の正常な回復過程と、舌根沈下による気道閉塞、意識障害など、起こりうる問題を考えながら見る。

翌日以降のアセスメント
「減少していた血管内容量が術後2、3日で戻る」など、正常な生体反応を思い描いて経過を見ていく。

PART 4

一刻を争う敗血症をはじめ、
急変時の初動がわかる

ICUに多い
プロブレムと初期対応

病態は違っても、急変時対応の基本の考えかた、初動のポイントは同じです。

これを身につけたうえで、敗血症やショックのような重大な病態への対処、

嘔吐や下痢のように頻度の高い異常への対処を学んでいきましょう。

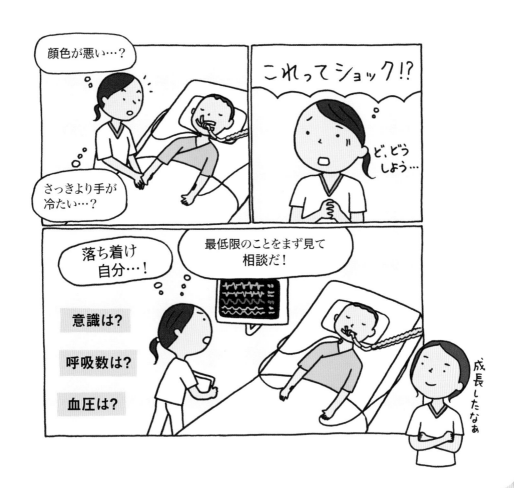

急変時に重要なのは
「予測」「初期対応」「原因検索」

ICUで過ごす重症患者に急変はつきもの。突然のSpO₂や血圧の低下、意識障害などがしばしば
見られます。必要な対処をあわてずおこなうための、トラブル対処の原則を覚えておきましょう。

考えられる可能性は？　原因を考えながら対処を

どんな急変にも役立つ、対処と原因追究の3原則を覚えておこう。

トラブル対処の3原則

①　予測・予防が重要
術後や、肺炎による呼吸不全、脳梗塞、心筋梗塞など、よくある病態の経過を覚えておくと、次に何が起こるか、何をすべきか予測でき、すばやく対応できる。

②　その場でできることから対処
初期の状態評価と安定化のため、その場でできることをおこなう。肺炎による呼吸不全なら、酸素療法や気管挿管など。

③　対処療法と同時に原因検索
酸素投与、気管挿管などの対処療法は必須だが、根本治療ではない。原因検索も同時に進め、根本治療を。肺炎なら培養をとって提出し、抗菌薬を投与するなど。

手がさっきより
冷たい。
額には冷汗……

これは何かある!!

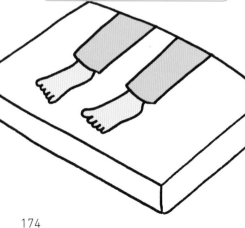

トラブル原因追究の3原則

①　命にかかわる病態を疑う
命にかかわる原因は、頻度が低くても確実に否定する必要がある（胸痛→心筋梗塞→心電図・エコー）。

②　頻度の高い病態を疑う
頻度の高い病態を思い浮かべて介入する（人工呼吸中のSpO₂低下→痰詰まり→吸引）。

③　決まった順序で考える
それでもわからなければ、「頭～つま先の順」「人工呼吸器→呼吸回路→気管チューブ」と、決まった順で検索。

ありえないようなトラブルは、まずない

ICU勤務に慣れないうちは、あらゆる急変に驚き、慌ててしまうものです。でも、経験を積むうちに、「こんな急変が起こるかも」といった予測がつき、備えられるようになります。

実際、ICUで起こる急変は、ある程度パターン化されています。たとえば人工呼吸器の高圧アラームが鳴れば、痰詰まりを考えます。CABG（冠動脈バイパス術）後の頻脈であれば、心房細動を疑います。術後当日の低血圧、頻脈、乏尿なら、炎症による体液の血管外漏出で生じる血管内低容量が考えられますし、術後3日目以降の発熱をともなう低血圧であれば、敗血症を疑います。

急変対応はスピードが命ですから、よく起こることを念頭に置いて臨床推論をしながら、その場でできる対処を進めていきます。

情報不足のままでは、相談もできない

急変対応では、対処療法と原因検索を同時に進めるのが原則です。たとえば低酸素血症なら、100%酸素投与をしつつ、意識を含めたバイタルサイン、尿量を確認し、動脈血ガス分析でPaO_2を測定します。原因検索には胸部X線検査や心エコーも必要です。その際、「見逃せば命にかかわる病態（たとえば心筋梗塞、気胸など）がないか、確実にチェックしましょう。

こうした対処はひとりではできません。その場でできる対処をしつつ、すぐ応援要請を。ただ、「SpO_2が急に低下しました。どうすればいいですか？」では、相手も判断できません。報告・相談時のルール「ISBAR」（下図）に則り、現在の状況、患者の背景、経過、想定される原因を伝えます。重症感がある、何かあると感じるときは、切迫感を出して応援を呼ぶようにします。

大至急の初期対応をしつつ、応援を要請

相手が先輩やリーダーの場合も、医師の場合も、伝えるべき情報と流れは同じ。

I dentification 誰 or どこ
どの病棟の誰なのかを名乗らず、急変内容を話し始めると、相手も対応に困る。あわてているときほど、自分の所属と名前を忘れないように。

S ituation 状況
問題となっている数値や身体所見。「リザーバーマスク15L/分で、RR40回/分、$SpO_2$88%です」などと、現状の対処の内容も忘れず伝えて。

B ackground 背景
年齢、性別、原疾患と経過は、臨床推論に欠かせない情報。糖尿病や心不全といった既往、高度肥満など、関連しそうな情報も伝える。

A ssessment 評価
状況と背景をもとにした評価を伝える。「肺炎で入院3日目、乳酸値上昇や乏尿、血圧低下も見られ、敗血症が疑われます」など。

R ecommendation 提案
時間のロスをなくすため、使う可能性の高い機器、薬、検査の手配などを提案する。現状で進められそうな、ほかの処置もあれば提案。

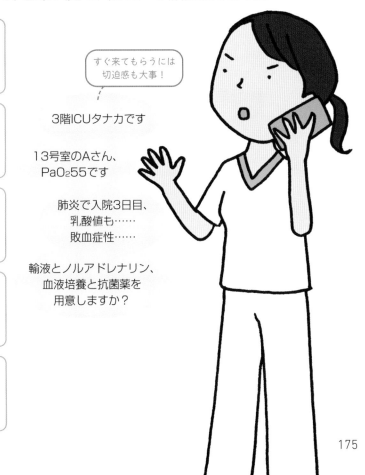

すぐ来てもらうには切迫感も大事！

3階ICUタナカです

13号室のAさん、$PaO_2$55です

肺炎で入院3日目、乳酸値も……敗血症性……

輸液とノルアドレナリン、血液培養と抗菌薬を用意しますか？

「感染臓器」「病原微生物」「重症度」をまず考える

ICUに入室してくる重症患者、術後患者は、基礎疾患や手術侵襲の影響で免疫機能が低下し、
感染症にかかりやすい状態。感染を疑うとき、まず考えるべき要因を覚えておきましょう。

☼ ICU患者の約半数が、感染症を発症

世界88か国のICUでおこなわれた調査「EPIC Ⅲ試験」によると、ICU患者の感染症有病率は54%。感染を起こした患者の院内死亡率は30%に及んでいました。いかに高率で感染症を発症するか、また重症化しやすいかがわかります。

ICU入室後の感染症として頻度が高いのは、VAP（人工呼吸器関連肺炎）などの肺炎、尿路感染症、CRBSI（カテーテル関連血流感染症）など。これらを機に臓器障害を起こすのが「敗血症」で、命を落とす危険がさらに高まります（→P178）。

バイタルサインはもちろん、血液検査でのWBC（白血球数）、CRP（C反応性蛋白）などを経時的に確認し、感染徴候に早期に気づけるようにします。

☼ 初期評価では、「重症感」も大事

感染症の初期評価では、「感染部位（感染巣）」「病原微生物」「重症度」を考えます。

トラブル対応の原則のとおり、たとえば、「開腹手術の術後患者で、術後7日目での発熱、痰の増加、WBC増加、低酸素血症なら肺炎だろう。肺炎なら病原微生物は腸内細菌だろう」などと、ある程度パターン化できます。病原微生物は培養検査でも調べますが、感染部位が推定可能なら、そこからある程度絞り込めるのです。

疑うきっかけとしては、敗血症の簡易的評価ツールである「qSOFA」（→P179）が参考になります。バイタルサインのみで評価できるので、感染症を疑うときにはさっとチェックし、先輩や医師への連絡時に伝えます。パッと見の重症感も大事。「ぐったりしている」「さっきまでと顔色が違う」などの違和感も大切にします。

発熱の半数は感染症。でも、半分はそれ以外

感染性でない発熱もある。代表的な原因を覚えておこう。

よくある非感染性要因

術後早期
術後48時間以内は発熱しやすく、大侵襲手術ほど高率に見られる。

薬剤性
抗菌薬などが原因となりやすい。疑わしければ投与中止が原則。

輸血
輸血製剤中の白血球抗体に対する、患者の抗体反応として起こる。

原因不明
原因の鑑別をおこなっても、原因が見つからないことも多い。

まれにある非感染性要因

虚血
心筋梗塞や脳血管障害、虚血性大腸炎などで発熱が見られることも。

PE（肺塞栓症）
DVT（深部静脈血栓症）は無症候性だが、PEは発熱しやすい。

無石胆嚢炎
重症患者の1.5%に発症という報告も。胆汁の排出が滞って起こる。

副腎不全
副腎皮質ステロイドが急激に欠乏したときに見られる（→P163）。

（『ICUブック 第4版』ポール L.マリノ著、稲田英一監訳、メディカル・サイエンス・インターナショナル、2015より作成）

患者背景をもとに、どこのどんな感染症かを考える

結果的に、感染部位の特定が困難なこともあるが、頭からつま先まで評価し、原因を検索。

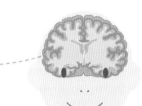

脳神経

開頭手術後の髄膜炎や、水頭症治療のVPシャント（脳室-腹腔シャント）の感染など。

呼吸器

VAP（人工呼吸器関連肺炎）が最多で、ほかには縦隔炎（じゅうかくえん）、気管支炎、膿胸などがある。

心臓

感染性心内膜炎・心外膜炎のほか、ペースメーカーや人工弁など留置物の感染など。

消化器

下痢があればCD腸炎疑い（→P204）。ほかに腹膜炎、腹腔内膿瘍、胆嚢炎、胆管炎など。

感染部位

皮膚軟部組織

術後の創感染、褥瘡（じょくそう）での細菌感染、蜂窩織炎（ほうかしきえん）など。いずれも毎日の観察で気づける。

カテーテル刺入部

尿道カテーテル、末梢または中心静脈カテーテル、Aライン、体外循環用カテーテルなど。

血液

カテーテル関連のほか、バクテリアル・トランスロケーション（→P153）などによる血流感染症。

病原微生物

細菌

もっとも高頻度。感染部位がわかれば、グラム陽性菌／陰性菌の別、菌種などを絞り込む。

真菌

免疫機能低下例では、カンジダ属、アスペルギルス属による深在性真菌症のリスクもある。

ウイルス

細菌より頻度は低いが、ロタウイルス、ノロウイルスなど腸管内のウイルスも原因に。

重症度

SOFAスコア

敗血症を疑ったらSOFAスコアを計算。経時的にその増減を追うことも大事。

⇒P179

患者背景

原疾患、既往歴、手術侵襲のほか、「高齢で低栄養」なども重症度、予後に影響する大きな要因。

敗血症、敗血症性ショックの徴候にすぐ気づく

ICUでの感染症治療中にもっとも懸念されるのが、敗血症や敗血症性ショックの発症です。
感染症による臓器障害で、死亡率も高いため、徴候の早期発見、早期診断が何より大切です。

感染症だけでなく、臓器障害も起きている

世界的診断基準「Sepsis-3」や
日本の診療ガイドラインの定義。

感染症
病原微生物の体内への侵入（感染）により症状が出ている状態。

敗血症

臓器障害
炎症や組織低灌流により、細胞障害および代謝異常が起こる。

敗血症の定義
感染症によって重篤な臓器障害が引き起こされる状態

敗血症性ショックの定義
急性循環不全により細胞障害および代謝障害が重度となり、ショックをともなわない敗血症と比べて死亡の危険性が高まった状態

∷感染による全身炎症が、臓器障害を引き起こす

敗血症は、感染症によって重篤な臓器障害が引き起こされる状態です。致死率は15〜50％に上るとされ、ICUで見られる危険な病態の代表です。このうち、急性循環不全を起こした重篤な状態が「敗血症性ショック」で、ショックをともなわない敗血症に比べ、死亡率が高まります。

敗血症の原因は、感染にともなう全身性の炎症反応の活性化。免疫機能を担う細胞が、病原微生物の構成成分を認識し、炎症性サイトカインが過剰に産生され、全身に徴候が現れます。血管拡張や血圧低下、凝固異常も起こり、臓器の灌流障害や細胞の機能障害が発生します。これが敗血症性ショックの病態です。

∷すぐに血液検査し、臓器の機能をチェック

敗血症の診断には、SOFAスコアを用います。「脳神経」「呼吸器」「循環器」「肝臓」「腎臓」「凝固」の重要臓器機能の障害の程度を点数化して、評価するものです。感染症やその疑いがある状態で、スコア2点以上の急上昇が見られれば、敗血症と診断できます。

バイタルサインのみで確認できる「qSOFA」と異なり、動脈血ガス分析でのPaO_2の評価、血液検査での臓器評価が必要。敗血症を疑うときは、これらの検査をただちに始めます。並行してすぐDrコールを。血圧低下などで、敗血症性ショックを疑うときは、「輸液や循環作動薬を準備しますか」「心エコーもしますか」と確認しておきましょう。

ガイドラインに沿って、SOFAを使って診断

一刻を争う病態。統一されたプロトコルに沿って、スピーディに検査、診断を進める。

感染症疑いあるいは感染症
肺炎などの感染症と診断されている、あるいは発熱やWBC、CRP上昇などが見られる。

→ Yes

qSOFA≧2点
- 意識変容（GCS<15）
- 呼吸数≧22回/分
- 収縮期血圧≦100mmHg

一般病棟や救急外来でも使われる、敗血症のスクリーニング。1項目1点として、2点以上あれば敗血症疑い。

→ No

敗血症を疑う
qSOFAが陰性でも、「何かおかしい」「敗血症が除外できない」。

→ No → **モニタリング**　臓器障害を疑わせる身体所見、バイタルサインの変動がないか、モニタリングを継続。
← 再評価

→ Yes

臓器障害の評価：SOFA≧2点の急上昇

スコア	0	1	2	3	4
意識 グラスゴー・コーマ・スケール	15	13〜14	10〜12	6〜9	<6
呼吸 PaO_2/FiO_2 (mmHg)	≧400	<400	<300	<200 および呼吸補助	<100 および呼吸補助
循環	平均血圧 ≧70mmHg	平均血圧 <70mmHg	ドパミン <5μg/kg/分 あるいは ドブタミンの併用	ドパミン 5〜15μg/kg/分 あるいは ノルアドレナリン ≦0.1μg/kg/分 あるいは アドレナリン ≦0.1μg/kg/分	ドパミン >15μg/kg/分 あるいは ノルアドレナリン >0.1μg/kg/分 あるいは アドレナリン >0.1μg/kg/分
肝 血漿ビリルビン値 (mg/dL)	<1.2	1.2〜1.9	2.0〜5.9	6.0〜11.9	≧12.0
腎 血漿クレアチニン値 尿量（mL/日）	<1.2	1.2〜1.9	2.0〜3.4	3.5〜4.9 <500	≧5.0 <200
凝固 血小板数 (×10³/μL)	≧150	<150	<100	<50	<20

→ No → **モニタリング**　2点以上の急上昇がなくても、敗血症を疑わせる所見があれば、モニタリングを継続。
← 再評価

→ Yes

確定診断：敗血症
SOFA2点以上の急上昇なら敗血症と診断。血液培養や、輸液や抗菌薬投与などの初期治療を開始（→P180）。

→

適切な輸液をおこなったうえで、以下の2つを満たす
1. 平均血圧65mmHg以上の維持に血管作動薬が必要
2. 血中乳酸値>2mmol/L（18mg/dL）

No →

→ Yes

確定診断：敗血症性ショック
蘇生輸液を投与しても上記2項目に該当するなら、敗血症性ショックとして診断、治療。

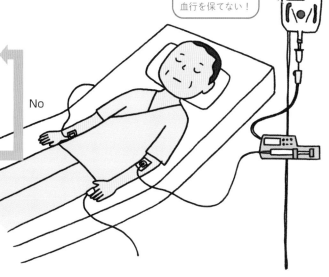

カテコラミンを投与しないと血行を保てない！

（「日本版敗血症診療ガイドライン（J-SSCG）2020」日本集中治療医学会編、日本集中治療医学会雑誌 vol.28（Supple）：S1-S411，2021より作成）

敗血症なら血行動態を安定化。抗菌薬も早期に開始

敗血症の診断がついたら、対処療法と根本治療を同時に、かつスピーディに進めます。
診断時点では起因菌が同定できていないため、幅広い菌に効く広域抗菌薬で、治療を開始します。

「Hour-1 bundle」を念頭に置いて、初期治療を

国際的な敗血症対策として提唱された。これら5つを発見から1時間以内に進める。

感染部位同定のための画像検査なども急ぎます！

Ⅰ 乳酸値の測定

SⅴO₂とともに酸素需給バランスの指標に

酸素需給バランスの指標となる乳酸値を測定し、組織低灌流（そしきていかんりゅう）に陥っていないかチェック。2mmol/Lを超えるときは敗血症性ショックを疑って再検査。

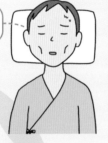

Ⅱ 血液培養

喀痰、尿などの培養検体

＋

血液培養2セット

根本治療には、病原微生物を同定し、それにあった抗菌薬を投与する必要がある。抗菌薬投与前に、感染を疑う部位の検体と、血液2セットを採取して検査部へ。

Ⅴ 血管収縮薬の投与

急速輸液後もMAP 65mmHg以上を保てないなら、ノルアドレナリンなどの血管収縮薬で血圧を上げる。

第一選択はノルアドレナリン

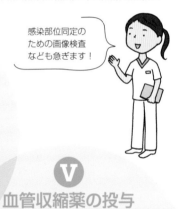

Ⅲ 広域抗菌薬の投与

培養の結果を待たず投与を始める

抗菌薬投与開始が遅れるほど、死亡率が上がる。培養のための検体、血液採取後すぐに、経験的治療（エンピリックセラピー）として、広域の抗菌薬を投与する。

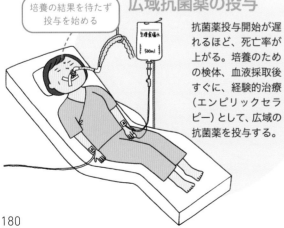

Ⅳ 蘇生輸液の投与

「乳酸値＞4mmol/L」であれば、組織低灌流の危険が高い。輸液反応性のテストもかねて、リンゲル液か生理食塩水30mL/kgを30分〜1時間で急速投与する。

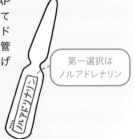
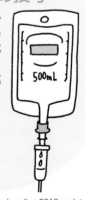

（「The Surviving Sepsis Campaign bundle：2018 update.」Levy MM, Evans LE&Rhodes A, Intensive Care Medicine vol.46（6）：925-928, 2018より作成）

∴診断後なるべく早く、抗菌薬を使う

敗血症の診断後は、一刻も早く治療を始めないと、臓器障害が進んで死に至ります。そこで国際的な敗血症対策「Surviving Sepsis Campaign」の一環として提唱されたのが、「Hour-1 バンドル（1時間バンドル）」です。診断から1時間以内の、培養検査や抗菌薬投与、急速輸液などの投与を推奨しています。

じつのところ、「血圧が下がる前に抗菌薬を投与しないと救命できない」「1時間以上経過しても救命できる」など、いろいろなデータがあるのはたしか。ただ、血圧低下から抗菌薬投与開始までの時間が短いに越したことはありません。

∴培養や画像検査など、やることはいっぱい

乳酸値の測定、検体・血液採取とその提出、輸液投与と投与中の全身観察、画像検査など、すべてが急ぎです。人手を集めて対処します。

抗菌薬は、感染部位ごとの病原微生物を想定し、幅広い菌に効く広域抗菌薬を使います。ただしこれを続けると、耐性菌発生のリスクが高まるという問題も。培養検査の結果が出しだい、起因菌にあった狭域抗菌薬に切り替えます。抗菌薬の選択（下表）は、種類が多く一見複雑に見えますが、使用する薬剤の種類は多くありません。とくにICUで敗血症や敗血症性ショックの初期治療に使う薬剤は、ほぼ決まっています。

感染部位と患者背景から菌を想定し、抗菌薬を選択

画像などではっきり同定できていなくても、患者背景も含めて感染部位を推定し、抗菌薬を選択。耐性菌の可能性も含めて考える。

感染部位	患者背景・病態		おもに想定される原因菌	薬剤の例
肺炎	市中	下記以外	肺炎球菌、インフルエンザ桿菌、クレブシエラ、マイコプラズマ、レジオネラ	CTRX（セフトリアキソン）2g 24時間ごと ±AZM（アジスロマイシン）500㎎ 24時間ごと
		インフルエンザ後、壊死性肺炎	上記+黄色ブドウ球菌（市中型MRSAを含む）	CTRX 2g24時間ごと ±VCM（バンコマイシン）
	医療関連・人工呼吸器関連		肺炎球菌、大腸菌、緑膿菌、黄色ブドウ球菌	「CFPM（セフェピム）2g 8時間ごと or TAZ/PIPC（タゾバクタム/ピペラシリン）4.5g 8時間ごと」 ±VCM
	細胞性免疫低下+ニューモシスチス予防なし+両側陰影		ニューモシスチス	ST：トリメトプリムとして240〜320㎎ 8時間ごと or ペンタミジン 4mg/kg 24時間ごと
尿路感染症	市中（ESBL産生菌リスク低い）		大腸菌	CTRX 1〜2g 24時間ごと
	市中（ESBL産生菌リスク高い）			CMZ（セフメタゾール）1〜2g 8時間ごと or TAZ/PIPC 4.5g 8時間ごと or MEPM（メロペネム）1g 8時間ごと
	医療関連		大腸菌、クレブシエラ、エンテロバクター、緑膿菌、腸球菌	「TAZ/PIPC 4.5g 8時間ごと or MEPM 1g 8時間ごと」 ±VCM
胆道・腹腔内感染症	市中（ESBL産生菌リスク低い）		大腸菌、バクテロイデスなどの嫌気性菌	SBT/ABPC 3g 6時間ごと or 「CTRX 2g 24時間ごと+MNZ（メトロニダゾール）500㎎ 8時間ごと」
	市中（ESBL産生菌リスク高い）			CMZ 1〜2g 8時間ごと or TAZ/PIPC 4.5g 8時間ごと
	医療関連		大腸菌、バクテロイデスなどの嫌気性菌、エンテロバクター、緑膿菌、腸球菌 ±カンジダ	「TAZ/PIPC 4.5g 8時間ごと or（CFPM 2g 8時間ごと+MNZ 500㎎ 8時間ごと）or MEPM 1g 8時間ごと」 ±MCFG（ミカファンギン）100㎎ 24時間ごと
カテーテル関連血流感染症	血管内カテーテル		表皮ブドウ球菌、黄色ブドウ球菌（MRSA含む）、大腸菌、緑膿菌 ±カンジダ	VCM +CFPM2g 8〜12時間ごと ±MCFG 100㎎ 24時間ごと
感染巣不明または全身性	市中		肺炎球菌、髄膜炎菌、β溶血性レンサ球菌、大腸菌	CTRX 2g 24時間ごと
	医療関連		緑膿菌、MRSA	「CFPM2g 8時間ごと or TAZ/PIPC 4.5g 8時間ごと or MEPM 2g 8時間ごと」 +VCM

（「日本版敗血症診療ガイドライン（J-SSCG）2020」日本集中治療医学会編，日本集中治療医学会雑誌 vol.28（Supple）：S1-S411，2021より引用、一部改変）

VAPやCRBSIなど、治療由来の感染症にも注意

敗血症対策では、初期対応も重要ですが、予防や感染早期の発見も大切です。
ICUでよく見る感染症について、重症化を防ぐ早期の対応を覚えておきましょう。

∴ 敗血症を起こす前に、感染症への介入を

　ICU入室後の敗血症の原因でとくに多いのは、医療関連の肺炎、尿路感染症、血流感染、創感染など。ほかには腹腔・腸管感染症、血流感染症も多く報告されています。これらの医療介入をともなう患者では、つねに疑いをもち、早期発見・早期治療で敗血症を防ぎましょう。

　肺炎ではVAP（人工呼吸器関連肺炎）が多く、全挿管患者の9〜27％で発症するとされています。耐性菌が起因菌のことも多く、治療に難渋しやすいのも問題です。人工呼吸器管理下で、「発熱」「CRP、PCT上昇」「酸素化の悪化」「胸部X線上の浸潤影」「膿性痰の出現、増加」が見られたら、まずVAPを疑ってください。

∴ 初動はやっぱり、培養と抗菌薬

　感染症治療の原則に則って、培養検査と同時に広域抗菌薬投与を開始します。投与中は、アレルギー症状がないか必ず確認してください。多くの抗菌薬では腎機能に応じて、投与量と頻度が決まります。バンコマイシンのように投与前に血中濃度（トラフ濃度）を頻回に測定することで、腎機能障害を防ぎつつ、最大の効果が保たれる薬もあります。抗菌薬が効果を示せば、解熱などの臨床症状、白血球数などの血液検査の数値も改善してくるはずです。

　VAPを起こすと、人工呼吸器期間が長くなり、長期予後も悪化します。VAPバンドル（→P68）をチーム全員で徹底し、予防に努めましょう。

発熱と肺の浸潤影などは、VAPを疑って治療

人工呼吸器管理中は、気管内吸引で検体を容易に採取できる。同時に抗菌薬治療を開始。起因菌でもっとも頻度が高いのは緑膿菌。

誤嚥予防などの対策も徹底しましょう

臨床的診断：肺炎の疑い
（胸部X線で浸潤影＋発熱、白血球数増加、膿性痰、酸素化の悪化など）

↓

下気道検体を採取

↓

経験的抗菌薬治療を開始

↓

2〜3日後　培養結果と臨床反応を評価

症状増悪
- 培養陰性 → ほかの病原体、ほかの感染部位、診断を検索
- 培養陽性 → 抗菌薬の追加・変更 and/or ほかの病原体、ほかの感染部位、診断を検索

症状改善
- 培養陰性 → 抗菌薬中止を考慮
- 培養陽性 → de-escalation（→P189）を考慮

（「周術期の感染症—ICUでの感染症管理—」志馬伸朗, 日本臨床麻酔学会誌, vol.37（4）：532-540, 2017より引用、一部改変）

CRBSI（カテーテル関連血流感染症）は、重症度で初動が変わる

ICU在室患者のほとんどが、何らかのカテーテルを留置している。感染対策は非常に重要。

診断

急性発熱をともなう
短期留置型中心静脈カテーテル（CVC）
もしくは動脈カテーテル（AC）挿入中の患者

軽症もしくは中等症患者
（血圧低下や臓器障害をともなわない）

重症患者
（血圧低下、循環不全、臓器障害の徴候や症状）

抗菌薬加療を考慮

血液培養2セット（1セットは末梢）

ほかに発熱原因が同定されなければ、CVCもしくはACを抜去する。カテ先を培養し新しい場所に挿入するか、ガイドワイヤーを介し交換。可能であれば刺入部とカテーテルハブを培養する

■ 血液培養2セット採取
（1セットは末梢静脈）
■ CVCもしくはACを抜去。カテ先を培養し新しい場所に挿入するか、ガイドワイヤーを介して交換

適切な抗菌薬治療の開始

血液培養陰性かつCVCやACが培養されていない

血液培養陰性かつCVCやACの培養陰性

血液培養陰性かつCVCやACの培養で15CFU以上

血液培養陽性かつCVCやACの培養で15CFU以上（ロールプレート法）もしくは10²CFU以上（超音波処理）

発熱が持続しほかの感染巣が見つからなければCVCやACを抜去し培養する

ほかの感染巣の検索

黄色ブドウ球菌では5〜7日間治療し、感染徴候の注意深い観察、適宜血培再検。他菌種の場合は適宜血培再検や感染徴候の注意深い観察

重症なら広域抗菌薬治療を開始。軽症〜中等症では培養結果を待つことも。いずれも疑いの強いカテーテルは抜去。

治療

短期留置型中心静脈カテーテル（CVC）
もしくは動脈カテーテル（AC）関連血流感染症

複雑性

非複雑性
（血管内異物・心内膜炎・化膿性血栓性静脈炎がなく、血流感染と発熱が72時間以内に改善。黄色ブドウ球菌であればこれに加えて活動性悪性腫瘍や免疫不全のないもの）

化膿性血栓性静脈炎、心内膜炎、骨髄炎など

コアグラーゼ陰性ブドウ球菌

腸球菌

グラム陰性桿菌

カンジダ属

黄色ブドウ球菌

カテーテルを抜去。4〜6週間の抗菌薬全身投与：成人の骨髄炎では6〜8週

● カテーテルを抜去。5〜7日間の抗菌薬全身投与
● カテーテルが抜去できない場合、10〜14日間の抗菌薬全身投与＋抗菌薬ロック療法

カテーテルを抜去。7〜14日間の抗菌薬全身投与

カテーテルを抜去。7〜14日間の抗菌薬全身投与

カテーテルを抜去。最初の血液培養陰性化から14日間の抗真菌薬投与

カテーテルを抜去。14日間以上の抗菌薬全身投与

経験的治療を開始し（→P181）、検査結果が出た後は、起因菌に応じた抗菌薬、抗真菌薬に変更。複雑性では4週間以上要する。

（「Clinical practice guidelines for the diagnosis and management of intravascular catheter-related infection : 2009 update by the Infectious Diseases Society of America.」Mermel LA et al., Clinical Infectious Diseases vol.49（1）: 1-45, 2009より引用）

⁂ 尿道の感染症はとくに、予防が肝心

肺炎についで多い尿路感染症は、そのほとんどが「尿道留置カテーテル関連尿路感染症（CAUTI）」です。頻度は高いものの、予防効果も高い感染症。不要なカテーテルは留置せず、外せる状況になればすぐ抜去すること、長期留置しないことが重要です。術後は24時間をめどに抜去します。閉鎖式カテーテルの使用、スタンダード・プリコーションの遵守も徹底を。

発症の徴候は発熱、悪寒、意識障害、側腹部痛、急性血尿など。徴候に気づいたらすぐ尿培養検査をおこない、広域抗菌薬を開始します。

CRBSI（カテーテル関連血流感染症）でも、予防策の徹底と、感染巣であるカテーテルの抜去は基本。治療は上図の流れでおこないます。

腹腔内・腸管感染症では、危険なCD腸炎（→P204）を真っ先に疑って。検査キットなどで早めに検査し、抗菌薬治療を開始します。

基本のアセスメントに戻り、呼吸不全の初期評価を

呼吸不全も、ICUで頻繁に見られる急変のひとつ。大事なのはやっぱり、予測と予防です。
基本のアセスメントに忠実に、呼吸数や呼吸パターンを頻回に確認し、異変を早期にキャッチします。

呼吸とともに、組織低灌流の所見もチェック

ABCアプローチ

Airway **C**irculation
Breeze

「A（気道）」「B（呼吸）」「C（循環）」の確認から。気道の開通、胸の動き、息の音、手でふれて呼吸があることを確認。よくわからないときはまず頸部に聴診器をあて、息の音を確認する。

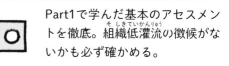

Part1で学んだ基本のアセスメントを徹底。組織低灌流（そしきていかんりゅう）の徴候がないかも必ず確かめる。

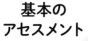
基本のアセスメント

☑ 呼吸数は？
25回/分以上の頻呼吸、10回/分以下の徐呼吸、前回観察時からの大幅な変化がないかを見る。

☑ 呼吸パターンは？
シーソー呼吸、呼気の延長、鼻翼呼吸、呼吸補助筋の使用に注意。胸の動きの左右差も確かめる。

☑ バイタルサインは？
意識レベル低下、血圧低下、頻脈、徐脈、不整脈などがないか。発熱や低体温などにも注意。

☑ 呼吸音は？
呼吸音の減弱・消失、痰の貯留による水泡音、音の左右差などを、すばやくチェック。

☑ 身体所見は？
会話可能か、そのときの意識の内容が適切かも評価。手足の冷感、CRT延長、網状皮斑（もうじょうひはん）などの循環の指標も。

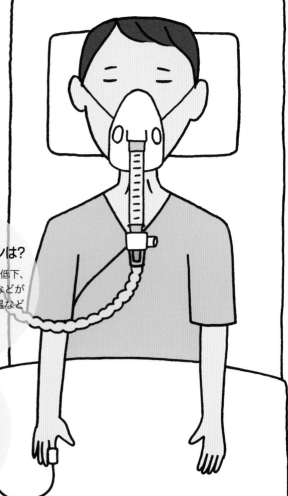

::: 呼吸数や胸の動きをすばやく確かめる

基本に忠実に、迅速にアセスメントを進めます。呼吸数はモニターに表示されますが、呼吸パターンとともに、念のため胸の動きでチェックします。呼吸音は時間をかけずにすばやく確かめます。

呼吸を確認できず、頸動脈も触知できないときは、心肺停止と判断。BLS（一次救命処置）の手順どおりにただちに胸骨圧迫を開始します。

::: 挿管例では、回路の異常なども見る

挿管患者での初動は、下図の方法で。痰詰まりなら、気管内吸引で改善することも多く、気道閉塞の除外にも役立ちます。パッと頭に思いついたことを、まずおこなうことも有用です。

よくならない場合は、非挿管患者では「①気道」「②肺」「③胸郭」の順に、挿管患者では「①人工呼吸器」「②回路」「③気道」「④肺」「⑤胸郭」の順に見て、原因を考えていきます。

人工呼吸器管理中は、まず5つのファーストステップを

ICU勤務に慣れてきたら、ここまで進めてから先輩を呼べると理想的。

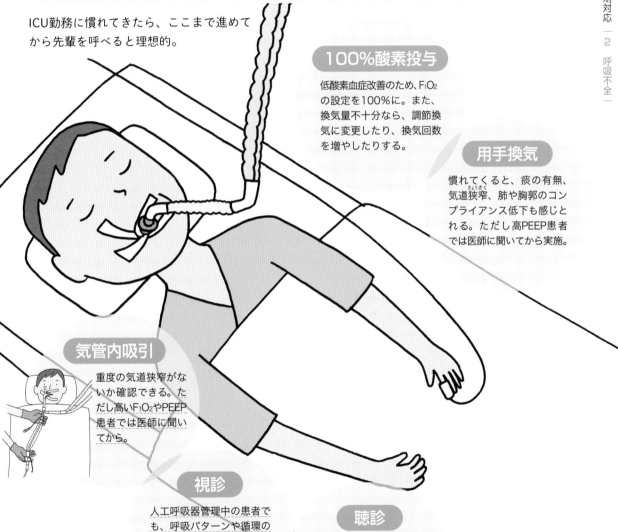

100%酸素投与

低酸素血症改善のため、F_IO_2の設定を100%に。また、換気量不十分なら、調節換気に変更したり、換気回数を増やしたりする。

用手換気

慣れてくると、痰の有無、気道狭窄、肺や胸郭のコンプライアンス低下も感じとれる。ただし高PEEP患者では医師に聞いてから実施。

気管内吸引

重度の気道狭窄がないか確認できる。ただし高いF_IO_2やPEEP患者では医師に聞いてから。

視診

人工呼吸器管理中の患者でも、呼吸パターンや循環の指標など、見た目でわかる情報は重要。呼吸器と胸の動きの同調性もチェック。

聴診

呼吸音の減弱や左右差、副雑音などがないかチェック。基本の方法どおりに胸部、背部8か所ずつおこなうが、時間をかけすぎないように。

血ガス、胸部X線画像など、検査をすみやかに進める

トラブル原因追究の3原則（→P187）をもとに、その場ですぐできる検査から進めていきます。
それでも原因がわからないときは、胸部CT検査や、ほかの臓器の機能評価をおこないます。

その場でできる検査から、どんどんおこなう

その場でできる血ガス、X線検査をまずおこなおう。必要時に特殊検査を追加する。

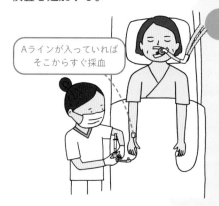

Aラインが入っていればそこからすぐ採血

動脈血ガス分析

pH、PaCO₂、PaO₂をもとに呼吸不全のタイプを判断

すぐに動脈血を採血し、pH、$PaCO_2$、PaO_2を確認。高度なアシドーシス、高度な高二酸化炭素血症を除外する。人工呼吸器管理下なら、P/F比がどの程度かもチェック。前回のデータと比較し、どのような変化があるかも確認する。

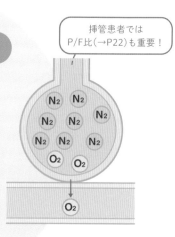

挿管患者では
P/F比（→P22）も重要！

胸部X線画像

気胸、胸水、大きな無気肺など、著明な変化を見逃さない

浸潤影や
縦隔偏位（じゅうかくへんい）はない？

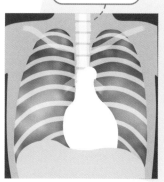

まずは気管チューブ、そのほかのデバイスの位置が適切かを確認する。頻度が高いのは肺炎による肺水腫、無気肺、胸水など。命にかかわるのは気胸。著明な変化はX線画像で同定可能だが、診断がむずかしい場合も多い。

特殊検査

CT、エコーなどで、その他の原因を探る

12誘導心電図、血液検査、心肺エコー、胸部CT検査などで、原因を探る。たとえばPE（肺塞栓症）を疑う場合には、心エコーで三尖弁逆流の増加、造影CT検査で肺動脈内の血栓の存在、血液検査でDダイマーの上昇などを評価する。

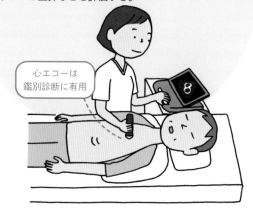

心エコーは
鑑別診断に有用

∴ 相談時に、検査の手配も確認しておく

呼吸不全とわかったら、人を集めて対処を進めます。確信がもてなかったり、原因がまるで推測できていなくても大丈夫。できるだけ早く徴候を捉え、チームで対処することで、最悪の事態を未然に防ぐことができます。「さっきまでと違う」「何かおかしい」という感覚を大切にしてください。

リーダーや医師への相談時に、「血ガスとりますか」「ポータブルX線も用意しますか」と確認しておくと、初動がスムーズ。ほかのナースと分担し、検査とその手配を進めます。より詳細に調べたいときは特殊検査も必要です。

∴ 致死的なのは「気胸」「気道閉塞」「PE」

致死的な病態の可能性をつねに念頭に置き、積極的に除外します。頻度が高い病態は、やはり起こる可能性が高いもの。しかし原因がよくわからないことも多く、その場合は順序よく考えていきます。このとき重要なのが、「心筋梗塞の既往がある患者のCOPD急性増悪」「人工呼吸3日目」といった患者背景と経過。ここから鑑別や絞り込みができる病態も多くあります。

なお、原因が呼吸器とはかぎりません。中枢神経系の異常、肺以外での感染、血行動態の悪化で、呼吸が悪化することも。原因不明の場合は思い込みをとり払い、臓器順に検索します。

3原則に則って、原因を考えていこう

左ページの検査をおこないながら、原因を同定する。

① 命にかかわるものは?

気胸　　**気道閉塞**　　**PE**（肺塞栓症）

致死的な疾患から除外を。ICUにおける気胸は胸部X線でわからないことも多く、肺エコーが有用。気管吸引をおこない、吸引チューブがスムーズに通れば、すぐに命にかかわるような気道閉塞は除外できる。PEは、リスク因子（→P158）とあわせて鑑別。

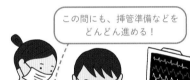

この間にも、挿管準備などをどんどん進める!

② 頻度が高い病態は?

肺水腫　**無気肺**　**肺炎**
胸水　**ARDS**（急性呼吸窮迫症候群）

術後肺水腫は、リフィリングが始まる術後2、3日目に多い。VAP（人工呼吸器関連肺炎）は、人工呼吸開始後すぐ（3〜5日後）にはまれ。ARDSは敗血症後や、誤嚥後に起きやすい。

③ 決まった順番で考える

人工呼吸器→呼吸回路→気道→肺→胸郭の順　　生理学的背景

不明時は、人工呼吸器→肺→胸郭の順で考える（→P185）。あるいは臓器順に検索することも。生理学的背景では「V/Qミスマッチ」「シャント」「拡散障害」のほか、呼吸中枢などが原因の「肺胞低換気」も考えられる。

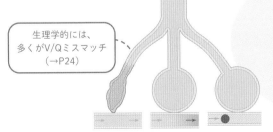

生理学的には、多くがV/Qミスマッチ（→P24）

原因に応じた初期治療、根本治療を同時に進める

「いま、何が起きているか」を把握できれば、初期治療は決まってきます。
並行して原因検索をおこない、可能性が高い根本原因の治療も並行して進めていきます。

⁂医師とともに、原因検索を進めていく

低酸素血症がある場合、酸素投与などの初期対応は決まっています。さらに根本の病態に応じ、特異的治療をおこないます。

肺水腫があれば、病歴や心エコーから原因検索（心原性／非心原性）。利尿薬の投与や、挿管患者ではPEEP増量、非挿管患者ではNPPVをお

こないます。上気道閉塞の場合は、緊急の気管挿管の準備を（→P52）。喉頭浮腫が原因なら、エピネフリンのネブライザー投与、ステロイド薬で改善をはかります。気胸は肺エコーで確認し、緊張性気胸ならその場で緊急脱気。ICUで起こる気胸は位置や広がりの同定が困難な場合も多く、CT検査を要することもあります。

共通する初期対応と、特異的診断・治療を理解する

原因	初期対応	特異的診断・治療
無気肺	酸素投与 聴診 視診 動脈血ガス分析 胸部X線画像	●理学療法　●ファイバーで喀痰吸引 ●PEEP増量／NPPV
低換気		●麻薬・筋弛緩薬・鎮静薬の拮抗薬投与 ●換気回数増／NPPV
肺水腫		●利尿薬 ●PEEP増量／NPPV ●原因検索（心原性／非心原性）
肺炎		●喀痰培養・血清培養 ●抗菌薬投与
拡散性低酸素（全身麻酔後）		●高濃度酸素投与
上気道閉塞（喉頭浮腫）		●エピネフリンのネブライザー投与 ●ステロイド静注　●気管挿管
誤嚥（ごえん）		●口腔咽頭吸引　●気管挿管＋吸引
気管支攣縮（れんしゅく）		●気管支拡張薬 ●ステロイド
気胸		●肺エコー　●CT検査 ●ドレナージ
肺塞栓症		●心エコー　●造影CT検査 ●抗血栓療法

原因も対処も
パターンは
決まっています

呼吸不全の代表的な根本病態、初期対応、特異的診断・治療は上記のとおり。肺水腫のように、さらなる原因検索が必要な場合も。

:::酸素投与では治らない。根本治療も迅速に

初期対応の多くは、対処療法にすぎません。背景にある根本の病態を検索し、適切な治療をすることで、救命が可能になります。

肺炎の場合は、喀痰や血液を培養検査に出すと同時に、幅広い菌に効く広域抗菌薬を投与します。これをエンピリックセラピー（経験的治療）といいます。起因菌がわかった段階で、狭域抗菌薬への切り替えをおこないます（de-escalation治療）。

VAP（人工呼吸器関連肺炎）では、耐性菌が起因菌のことも多く、薬剤耐性の有無も培養検査で調べて治療していきます。

:::患者や家族の不安にも、こまやかな配慮を

ICU入室後に呼吸不全をきたし、人工呼吸器が必要になると、入室日数は長引きます。それまでの管理が、台無しになることもしばしば。治療上も問題ですが、本人・家族の落胆も大きいものです。

「なぜ急変したのか」という疑問に言葉を尽くして答え、現状の治療内容もわかりやすく説明し、不安の軽減に努めます。治療意欲、リハビリの意欲を高く保ち、ともに早期回復をめざせるような心理的ケアを心がけます。身体的苦痛を少しでも軽くするための、こまめな体位変換、マッサージなども有効です。

肺炎では培養検査をおこない、抗菌薬を投与する

X線画像や血液検査などで肺炎と診断されたときは、根本治療である抗菌薬投与もすみやかに開始。

エンピリックセラピー

入院後48時間以降のICU発症の肺炎では、肺炎球菌、大腸菌、緑膿菌、黄色ブドウ球菌を想定し、抗菌薬を選択。

感染巣	患者背景・病態		おもに想定される原因菌	薬剤の例	備考
肺炎	市中	下記以外	肺炎球菌、インフルエンザ桿菌、クレブシエラ、マイコプラズマ、レジオネラ	CTRX（セフトリアキソン）2g 24時間ごと ±AZM（アジスロマイシン）500mg 24時間ごと	レジオネラのリスクは、水系曝露がある肺炎患者で、男性、喫煙、慢性心疾患、肺疾患、糖尿病、末期腎不全、固形臓器移植、免疫不全、担癌、50歳以上のリスクがある場合に考慮
		インフルエンザ後、壊死性肺炎	上記＋黄色ブドウ球菌（市中型MRSAを含む）	CTRX 2g 24時間ごと ±VCM（バンコマイシン）	MRSAリスクは糖尿病、COPD、心不全などで医療曝露がある場合に考慮
	医療関連・人工呼吸器関連		肺炎球菌、大腸菌、緑膿菌、黄色ブドウ球菌	「CFPM（セフェピム）2g 8時間ごと or TAZ/PIPC（タゾバクタム／ピペラシリン）4.5g 8時間ごと」 ±VCM	早期あるいは耐性菌リスクがない場合には市中肺炎の選択肢が適用可能。MRSAリスクは上記に同じ
	細胞性免疫低下＋ニューモシスチス予防なし＋両側陰影		ニューモシスチス	ST：トリメトプリムとして240〜320mg 8時間ごと or ペンタミジン 4mg/kg 24時間ごと	ST:トリメトプリムとして15mg/kg/日≒本邦のST合剤（1錠または1g中のトリメトプリムは80mg）で1回3〜4錠または3〜4g 8時間ごと

（「日本版敗血症診療ガイドライン（J-SSCG）2020」日本集中治療医学会編、日本集中治療医学会雑誌 vol.28（Supple）:S1-S411, 2021より引用、一部改変）

de-escalation 治療

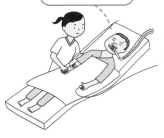

VAPではとくに耐性菌のことが多い

黄ブ菌(MRSA／MSSA)
MRSAではバンコマイシン、MSSAではセファゾリンかアンピシリン／スルバクタムなどで治療。

肺炎球菌
ペニシリンGへの感受性を見て、ペニシリンGかアンピシリン、セフトリアキソンを選択。

クレブシエラ属
アンピシリンには自然耐性があり、通常、セフトリアキソンやセファゾリンで治療する。

緑膿菌
セフタジジム、セフェピム、ピペラシリン／タゾバクタムなどを使用。多剤耐性なら感染対策の徹底を。

インフルエンザ桿菌
アンピシリン、またはアンピシリン／スルバクタム、セフトリアキソンを使用。

エンテロバクター属
アンピシリンには自然耐性。セフトリアキソン、セフォタキシム、セフェピムなどを使用。

バイタルサインとフィジカルアセスメントで初期評価

「さっきまでとは顔色が違う」「手が冷たい」——たったこれだけの所見でも、ショックを疑うには十分。
臓器障害を防ぎ、進行をくい止めるために、すみやかにアセスメントし、医師に相談します。

ショックのマネジメントの流れを理解しておこう

初期対応の流れ全体を先に見ておこう。全身評価とタイプの同定後、輸液などをおこなう。

低血圧　MAP<65mmHg

ショックのタイプを同定
特異的治療を開始

初期輸液
輸液反応性のテストもかねて、生理食塩水かリンゲル液を急速投与（30分で500〜1000mL）。輸液後に循環の指標をチェック。

モニタリング
● 乳酸値
● ScvO₂
　（中心静脈血酸素飽和度）
● 尿量
● 臓器機能

輸液反応性の評価 （→P96）

輸液反応性あり　　　　　　　**輸液反応性なし**

追加輸液　　　適切なボリューム　　　循環作動薬
　　　　　　血圧維持できない

十分な血圧　　　　　　　　　　　十分な血圧

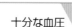

酸素供給の評価
追加輸液や循環作動薬の投与で血圧が改善したら、ScvO₂などで酸素需給バランスをチェック。その維持に必要な量の輸液や薬剤量に。

心原性ショックの場合は、原因となっている心疾患の治療が必要（→P193）。
それ以外では、この流れで血行動態を改善し、組織低灌流による臓器障害を防ぐ。

輸液・循環作動薬の用量適正化

（『Fundamental Critical Care Support Version 6.3』Society of Critical Care Medicine, 2016より作成）

∴組織低灌流の全身所見をすぐ調べる

ショックとは、組織の酸素需給バランスが崩れることで起こる症候群。発見と初期対応が遅れるほど、全身の臓器障害が進みます。

早期発見には、Part2で学んだ身体所見が重要。「MAP＜65mmHg」「手足の冷感」「皮膚の色の変化」「額の汗」「CRT延長」などがサインです。酸素需給バランスの指標として、乳酸値は必ず確認します。

これらの所見が異常を示すなら、酸素需給バランスが崩れている可能性あり。輸液によって酸素供給量を増加させる意義があります。この状態を、"輸液必要性がある"といいます（→P97）。

∴CVカテやAライン未留置なら、すぐ準備

CVカテーテルを留置するなら、ScvO₂測定機能つきのものにするかどうかを医師に確認し、器具一式を急いで準備するようにします（→P103）。

また、マンシェットで測る収縮期血圧、拡張期血圧では、ショックか否かを正確に評価できません。Aライン留置のための穿刺用の器具一式を早急に準備します（→P107）。

こうした手配、カテーテル留置の介助だけでも人手がいります。ひとりで対処しようとせず、なるべく多くのスタッフを集め、手分けして対応しましょう。

組織低灌流による検査所見、臨床所見を評価する

意識レベルが低下する。意識の内容も重要で、不穏などがないか、会話が可能か確認。

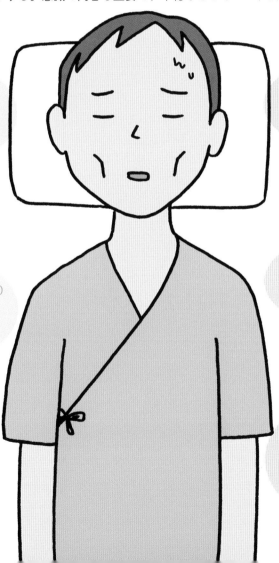

検査所見

乳酸値
DO₂（酸素供給量）が低下し、嫌気性代謝が亢進すると、乳酸値が上昇する。

ScvO₂
ScvO₂が低下していれば、酸素需給バランスが悪化している可能性が高い。

BUN/Cr
（血中尿素窒素／クレアチニン比）
腎機能低下の指標として、血液検査で、BUN/Crをチェックする。

特異的検査
血算、血液培養、心電図、心エコー、心筋酵素など、ショックのタイプを同定するための検査を考える。

臨床所見

意識変容
意識レベルをGCS、JCSで評価。会話ができるかも確かめる。

CRT
（毛細血管再充満時間）
4秒以上に延長していれば、末梢循環不全の所見。しばしば冷感がある。

網状皮斑
（もうじょうひはん）
末梢循環不全の徴候で、下肢などの血管が赤〜紫の網目状に見える。

乏尿
（ぼうにょう）
尿量が0.5mL/kg/時以下なら、循環血液量不足。腎機能低下も疑う。

特異的臨床所見
頭痛、胸痛、咳、痰、腹痛、悪心・嘔吐、皮下出血など、ショックのタイプ同定のための所見をチェック。

血行動態や心エコーなどで4つのタイプを同定

ショックの診断後は、血行動態にどんな異常があるか、心エコーでわかる異常がないかを調べ、4つのタイプのどれにあたるかを同定します。患者背景や経過も、同定に有用な情報です。

血行動態の変化、心エコーの異常を探る

患者背景のほか、臨床経過（例：術後日数）、血行動態の変化、心エコーなどからタイプを同定。

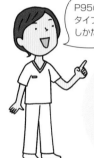

P95のように、タイプごとに変動のしかたが異なります！

脈拍数
100回/分以上の頻脈、60回/分未満の徐脈。頻脈性不整脈にも注意する。

CVP（中心静脈圧）
心原性ショックや閉塞性ショックでは、CVPが上昇することが多い。

心拍出量
心原性や閉塞性ショックでは低下することが多い。残る2タイプでは、代償して低下しないことも。

末梢循環
CRT延長などの末梢循環不全の所見。血液分布異常性では保たれていることも。

心エコー
心原性や閉塞性の診断、重症度評価に役立つ。

術後患者では、日数からの予測も有用

術後0〜1日目のショック

命にかかわる原因
- 術後出血
- 気胸
- 心筋虚血
- PE（肺塞栓症）

よく見る原因
- 鎮痛・鎮静

サイトカインによる炎症反応
⬇
- 術後の末梢血管拡張
- 相対的な容量低下

トラブル原因追究の原則に沿って、致死的な原因から鑑別。このタイミングでは、術後出血や気胸などに注意。

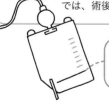

血性排液が100mL/時以上なら術後出血を疑う

術後2日目以降のショック

命にかかわる原因
- 敗血症性ショック
- 術後出血
- 気胸
- 心筋虚血
- PE

よく見る原因
- 発作性心房細動

敗血症性ショックなどに注意。サイトカインによる炎症反応が軽快し、血管緊張が回復し、間質から血管内に水が戻ってくる。術後心房細動による血圧低下もある。

血管透過性が低下し、水分が戻ってくるタイミング

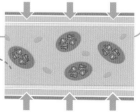

⁘心原性の鑑別のため、心エコーは必ず用意

ショックは「血液分布異常性ショック」「循環血液量減少性ショック」「心原性ショック」「閉塞性ショック」の4タイプに分けられます。

ショックに気づいたら、患者背景と臨床経過、血行動態の変化を手がかりに、タイプを同定。たとえばCOPD患者が人工呼吸中にショックに陥ったら、気胸を疑い、肺エコーをおこないます。

また、心原性ショックの場合には、初期輸液が病態を増悪させる可能性があるため、心エコーは早めにおこないます。

⁘術後であれば、手術内容や日数も考慮

術後数日間は、神経内分泌反応、サイトカインによる炎症反応で血行動態が大きく変化。ショックが起こりやすいタイミングといえます。

術後1日目までは、血管内低容量に陥りやすい時期。術後合併症関連では、術後出血による循環血液量減少性ショックに注意します。2日目以降は相対的な血管内容量低下とともに、術後感染による敗血症性ショックなどに注意。気胸やPEによる閉塞性ショック、心筋虚血による心原性ショックはまれですが、術後日数を問わず、命にかかわる病態なので注意しましょう。

ショックのタイプと、背景にある病態を同定

初期治療をおこないながら、4つのタイプ分けを並行して進める。

Ⅰ 血液分布異常性ショック

代表的なのが敗血性ショック

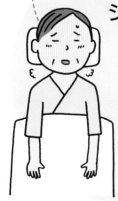

ICUでは敗血症性がもっとも多い。末梢血管の拡張により、相対的に重要臓器への血流が減ることから「血液分布異常性」という。ほかにはアナフィラキシーショックがある。

Ⅱ 循環血液量減少性ショック

外傷のほか大動脈瘤破裂などが原因に！

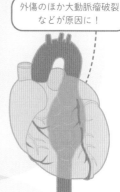

外傷や術後出血、術後の生体反応による血管内容量減少などで、循環血液量が減少して起こる。胸部や腹部の大動脈瘤破裂も大出血をきたすため、ショックに陥りやすい。一方、出血性消化管潰瘍のように少量ずつの出血も原因となる。

Ⅲ 心原性ショック

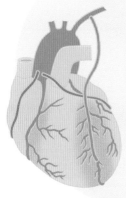

急性心筋梗塞によるものがもっとも多く、致死率が高い。急性心筋梗塞では心収縮力低下だけでなく、乳頭筋断裂、心筋や心室中隔の穿孔が合併し、致死的なショックに陥ることがある。そのほか、不整脈、心筋炎、弁膜症も原因となりえる。いずれの場合も、大至急対処が必要。

Ⅳ 閉塞性ショック

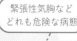
緊張性気胸などどれも危険な病態

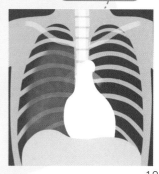

緊張性気胸、心タンポナーデ、またはPE（肺血栓塞栓症）による心臓や大血管内の閉塞、外からの圧迫が原因で、左室充満が不十分に。開心術後はつねに心タンポナーデに注意する。いずれも初期治療が必要だが、根本治療は閉塞の解除。

193

初期対応としては
急速輸液が多い

ショックの初期治療は多くの場合、急速輸液。ショックを疑うときは、輸液や循環作動薬をすぐ準備しましょう。ただし心原性ショックや閉塞性ショックは緊急性が高く、すぐに根本治療を考慮します。

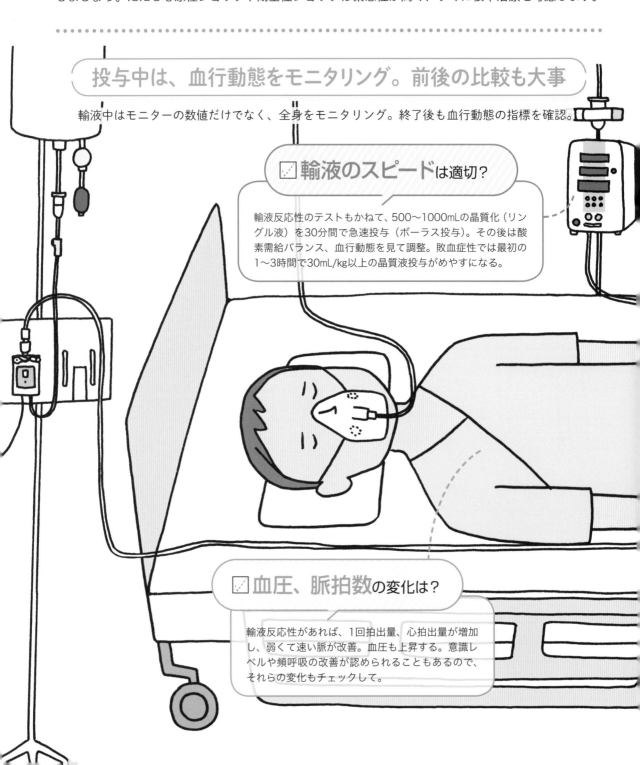

投与中は、血行動態をモニタリング。前後の比較も大事

輸液中はモニターの数値だけでなく、全身をモニタリング。終了後も血行動態の指標を確認。

☑ 輸液のスピードは適切？

輸液反応性のテストもかねて、500〜1000mLの晶質化（リンゲル液）を30分間で急速投与（ボーラス投与）。その後は酸素需給バランス、血行動態を見て調整。敗血症性では最初の1〜3時間で30mL/kg以上の晶質液投与がめやすになる。

☑ 血圧、脈拍数の変化は？

輸液反応性があれば、1回拍出量、心拍出量が増加し、弱くて速い脈が改善。血圧も上昇する。意識レベルや頻呼吸の改善が認められることもあるので、それらの変化もチェックして。

❖静脈環流量を増やし、輸液反応性を見る

ショックの初期治療はほとんどの場合、急速輸液により静脈還流量を増やすこと。ただし静脈還流量がすでに十分あり、心室が張った状態であれば（輸液反応性 →P96）、それ以上輸液をしても心拍出量は増えず、血圧も上昇しません。まずは晶質液（リンゲル液）を急速投与し、反応性を見ます。反応性があれば、手足が温かくなるなどの変化があるはず。投与中から投与後まで、身体所見のモニタリングを続けましょう。

❖反応しないときは循環作動薬を使う

輸液投与後に、身体所見や心拍出量、血圧などの数値が改善していなければ、輸液反応性がないと判断。この間に用意しておいた、ノルアドレナリンなどの循環作動薬を投与します。不十分なら、複数の薬を使うこともあります。

ただ、これで血行動態が改善しても、それを維持できなければ意味がありません。対処療法とモニタリングを続けながら、原疾患の治療を早急に進めます。

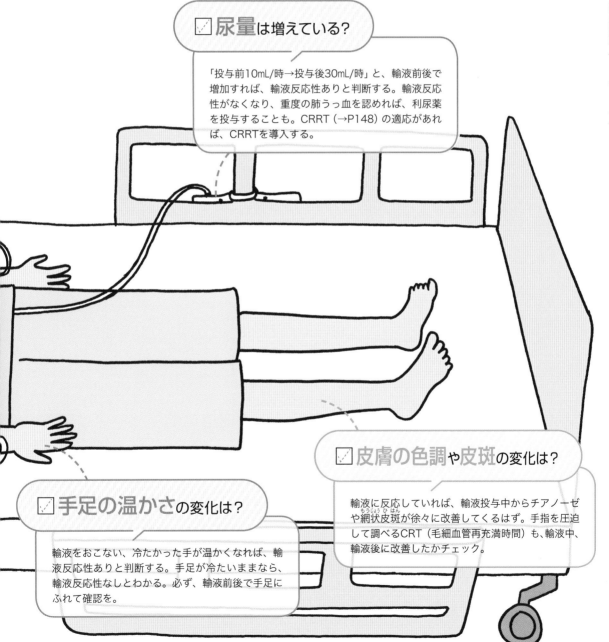

☑ 尿量は増えている？

「投与前10mL/時→投与後30mL/時」と、輸液前後で増加すれば、輸液反応性ありと判断する。輸液反応性がなくなり、重度の肺うっ血を認めれば、利尿薬を投与することも。CRRT（→P148）の適応があれば、CRRTを導入する。

☑ 皮膚の色調や皮斑の変化は？

輸液に反応していれば、輸液投与中からチアノーゼや網状皮斑が徐々に改善してくるはず。手指を圧迫して調べるCRT（毛細血管再充満時間）も、輸液中、輸液後に改善したかチェック。

☑ 手足の温かさの変化は？

輸液をおこない、冷たかった手が温かくなれば、輸液反応性ありと判断する。手足が冷たいままなら、輸液反応性なしとわかる。必ず、輸液前後で手足にふれて確認を。

軽い意識障害、けいれん、片麻痺は脳血管障害を疑う

脳神経系は、SCU（脳卒中ケアユニット）という専門のICUがあるくらい、専門的な領域。
しかし一般ICUで脳血管障害を発症することも多く、代表的な徴候は理解しておく必要があります。

ICU発症の脳梗塞、脳出血などは見逃されやすい

急性期の神経症状

ICUでは鎮痛・鎮静下の患者も多く、脳血管障害の初期徴候を捉えるのがむずかしい。

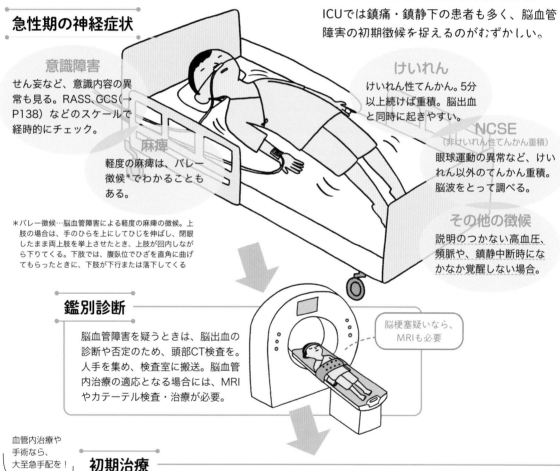

意識障害
せん妄など、意識内容の異常も見る。RASS、GCS（→P138）などのスケールで経時的にチェック。

麻痺
軽度の麻痺は、バレー徴候*でわかることもある。

けいれん
けいれん性てんかん。5分以上続けば重積。脳出血と同時に起きやすい。

NCSE
（非けいれん性てんかん重積）
眼球運動の異常など、けいれん以外のてんかん重積。脳波をとって調べる。

その他の徴候
説明のつかない高血圧、頻脈や、鎮静中断時になかなか覚醒しない場合。

*バレー徴候…脳血管障害による軽度の麻痺の徴候。上肢の場合は、手のひらを上にしてひじを伸ばし、閉眼したまま両上肢を挙上させたとき、上肢が回内しながら下りてくる。下肢では、腹臥位でひざを直角に曲げてもらったときに、下肢が下行または落下してくる

鑑別診断

脳血管障害を疑うときは、脳出血の診断や否定のため、頭部CT検査を。人手を集め、検査室に搬送。脳血管内治療の適応となる場合には、MRIやカテーテル検査・治療が必要。

脳梗塞疑いなら、MRIも必要

初期治療

血管内治療や手術なら、大至急手配を！

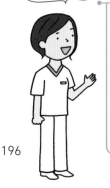

脳梗塞
主幹脳動脈閉塞なら、発症後6時間以内にt-PAで血管内再開通療法、または血管内治療。

TIA
（一過性脳虚血発作）
約半数は48時間以内に脳梗塞に。画像検査などで評価し、アスピリンなどで梗塞を予防。

脳出血
血圧は180mmHg以下に管理。手術適応のことも多いが、出血部位により適応が異なる。

くも膜下出血
侵襲的処置は避け、安静にして再出血を防ぐ。重症なら救命処置、呼吸・循環管理が必須。

∴ 典型症状なら、すぐドクターコールを

脳神経系の術後はもちろん、「高血圧」「糖尿病」「脂質異常症」「心房細動」「CKD」「喫煙歴」などのリスク因子をもつ患者では、ICUでの治療中に、脳血管障害を起こす危険があります。

致死的な疾患であり、後遺症も残りやすく、原疾患の治療にももちろん悪影響。徴候に気づいたらすぐ、脳神経外科の医師に連絡します。

とくに脳出血は危険で、死亡率16％。後遺障害も約7割に認められます。出血部位により、「被殻出血」「視床出血」「皮質下出血」「小脳出血」「脳幹出血」に分けられます。被殻や視床などの大脳基底核に起きるものが大半ですが、脳幹出血では突然の呼吸停止の危険もあります。

∴ ICU発症の脳血管障害は見逃されやすい

脳は「大脳」「小脳」「脳幹」で構成され、大脳は高次脳機能、脳幹は生命機能維持というように、各部で機能が異なります。各部が傷害されると、それぞれ特有の症状が現れます。これを神経学的局所症状（フォーカルサイン）といい、脳血管障害の早期発見のための重要な徴候です。

しかし多くのICU患者は鎮静されているか、もともと意識障害があり、その診断はむずかしいのです。

「あれ、さっきまでと何だか違う」という印象を大事にして、疑いが晴れなければ、すぐに医師に相談しましょう。

部位別の徴候「フォーカルサイン」も覚えておこう

脳血管障害の早期発見と、脳以外の疾患との鑑別に役立つ。

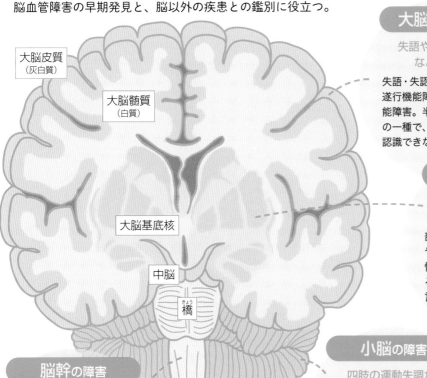

大脳皮質（灰白質）

大脳髄質（白質）

大脳基底核

中脳

橋（きょう）

延髄（えんげ しょうがい）

大脳皮質の障害

失語や半側空間無視などが起こる

失語・失認・失行、注意障害、遂行機能障害などの高次脳機能障害。半側空間無視は失認の一種で、病巣対側の対象を認識できない。

皮質下部の障害

片麻痺や言語障害などが生じやすい

部分的に生じる「不全片麻痺」や、上肢・下肢の「運動失調性片麻痺」、発語に支障が出る「構音障害」など。認知、言語、視力の障害も。

小脳の障害

四肢の運動失調が、典型的な徴候

小脳は運動機能、姿勢の維持、バランス感覚にかかわる場所。「まっすぐ歩けない」「姿勢を保てない」「めまい、ふらつきが生じる」のが典型症状。

脳幹の障害

眼振、瞳孔異常などが生じる

脳幹は生命活動の中枢。異常の徴候は、呼吸や血圧の変動、四肢の運動・知覚麻痺、瞳孔異常、眼球運動の障害、眼振、構音障害、嚥下障害、呼吸パターンの異常など。

意識レベルの変化や
せん妄などの徴候に注意

意識障害は、脳血管障害だけでなく、幅広い脳神経系の異常のサイン。せん妄も、ICUで高頻度に見られる急性の脳障害のひとつです。いずれも、背景に何があるかを考えることが大切です。

意識障害に気づいたら、瞳孔の異常、麻痺の有無をチェック

意識障害の背景にある重大な疾患、異変を見逃さないようにする。

意識障害 発見!!

重症患者では2、3時間おきにGCS、JCSで評価するなどして、早期発見に努める。ケアしながら、自然に話しかけて反応を見ることも大事。

GCS、JCSですぐ評価（→P138）

1. 開眼 (eye opening：E)	R
自発的に開眼	4
呼びかけにより開眼	3
痛み刺激により開眼	2
なし	1
2. 最良言語反応 (best verbal response：V)	V
見当識あり	5
混乱した会話	4
不適当な発語	3
理解不明の音声	2
なし	1
3. 最良運動反応 (best motor response：M)	M
命令に応じて可	6
疼痛部へ	5
逃避反応として	4
異常な屈曲反応	3
伸展反応（除脳姿勢）	2
なし	1

Ⅲ. 刺激をしても覚醒しない状態（3桁の点数で表現）	
300. 痛み刺激にまったく反応しない	
200. 痛み刺激で少し手足を動かしたり、顔をしかめる	
100. 痛み刺激に対し、払いのけるような動作をする	
Ⅱ. 刺激すると覚醒する状態（2桁の点数で表現）	
30. 痛み刺激を加えつつ呼びかけをくり返すと、かろうじて開眼する	
20. 大きな声、または体を揺さぶることにより開眼する	
10. 普通の呼びかけで容易に開眼する	
Ⅰ. 刺激しないでも覚醒している状態（1桁の点数で表現）	
3. 自分の名前、生年月日が言えない	
2. 見当識障害がある	
1. 意識清明とは言えない	

考えられる可能性は？

危険な低血糖などから鑑別。わからないときは、AIUEO TIPSで原因検索。

緊急性の高い要因
- 低血糖
- 低酸素
- 低血圧（各種ショック）

頻度の高い要因
- 過鎮静
- たんに眠っている など

AIUEO TIPS（→P139）が鑑別に有用

A	Alcohol	アルコール関連
I	Insulin	低／高血糖、糖尿病性昏睡
U	Uremia	尿毒症
E	Encephalopathy	脳症（肝性脳症、脳腫瘍）
	Electrolytes	電解質異常
	Endocrinopathy	甲状腺などの内分泌系の異常
O	Oxygen	低酸素血症、高二酸化炭素血症、一酸化炭素中毒
	Opiate, Overdose	薬物中毒、麻薬

T	Trauma	頭部外傷
	Temperature	低体温／高体温
I	Infection	感染症
P	Psychiatric	精神疾患（うつ、統合失調症）
S	Stroke SAH	脳卒中／くも膜下出血
	Seizure	けいれん
	Shock	ショック

麻痺をチェック
閉眼し、両手のひらを上に向け、両腕を水平に挙上してもらう。軽度麻痺側は徐々に下がってくる（バレー徴候）。

瞳孔をチェック
左右の瞳孔の大きさが違う「アニソコリア（アニソコリー。瞳孔不同）」や、対光反射の減退・消失、眼球運動の異常がないか。

筋力・感覚機能を評価
「手をぎゅっと握って」などの指示で確認（→P143）。左右差、上下差に注意しながら、筋力を評価する。

病歴からの推察
病歴に戻って原因を考える。動脈瘤破裂によるくも膜下出血、クリッピング術後で、新たに顔面を含む右不全麻痺を見たら、大脳左半球の脳動脈スパスムを疑うなど。

動脈血ガス分析
脳血管は、$PaCO_2$の上昇により拡張する。脳圧亢進患者では$PaCO_2$を必ず調べる。低血糖の有無もチェック。

画像検査
意識障害のほか、片麻痺などの神経学的異常があれば、頭部CTを。頭部CTにより、脳出血が除外できる。

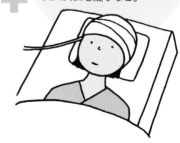

∵意識障害では、脳か脳以外かまず考える

意識レベルの低下時は通常、中枢神経系の異常を疑います。しかし低酸素血症や低血圧、低血糖、敗血症、鎮静薬、肝・腎障害など、ほかの原因も。**中枢神経系が原因かそれ以外かをまず考えましょう。**麻痺や瞳孔の異常など、フォーカルサイン（→P197）がヒントになります。筋力の左右差や上下差にも注意。これらがあれば中枢神経系の異常を疑い、画像検査をします。

∵ICU患者の10〜60%が、せん妄を発症

意識障害の一種として頻度が高く、予後を悪化させるのがせん妄です。不穏や興奮のような精神症状と混同されがちですが、急性の脳障害の一種。興奮をともなう過活動型より、低活動型や混合型のほうが多いことにも注意します（→P141）。**低酸素血症、高二酸化炭素血症、痛みなどの身体的要因、チューブ類の不快感などが増悪因子となるため、その除去に努めます。**

せん妄に気づいたら、とり除ける要因をとり除く

準備因子

高齢　病前からの認知機能障害　薬剤
うつ病　アルコール依存　脳血管障害やせん妄の既往　など

もともとある要因で、せん妄発症のリスクとなるもの。入室時にスクリーニングし、ハイリスク患者では、生活リズムの調整などの対策を。

せん妄の三大徴候は「注意力欠如」「概日リズムの消失」「急性発症・変動性の経過、昼夜逆転」。

直接因子

敗血症　頭部外傷　手術侵襲
感染症　薬剤　電解質異常　など

直接の原因となるもの。重症例、手術侵襲の大きな例では要注意。サイトカインによる炎症も一要因で、感染症なども原因となる。

促進因子

ICU　人工呼吸　痛み
ストレス　管や機器の拘束感　不安感、不快感　など

これだけで発症するわけではないが、せん妄発症を促し、悪化させる要因。苦痛を感じさせる状況は、すべて促進要因となる。

過活動型より低活動型が多いことに注意

せん妄発症!!

予防が何より肝心だが、発症時は以下の3つの視点で対処を。

身体的要因の改善
痛みや睡眠障害などを改善。チューブ類を見えにくい位置に配置するなどの調整も有用。

環境の改善
日中は光が入る部屋で生活リズムを調整し、積極的離床を促す。夜間は暗くしてアラーム音量を下げ、刺激や不安を軽減。

薬物治療
過活動型せん妄には、鎮静薬のデクスメデトミジン、非定型抗精神病薬が有用。夜間睡眠の促進のため、非ベンゾ系の睡眠導入剤を。

原因の同定後すぐに、薬や血管内治療を開始

4 神経系症状

原因の同定後すぐに、薬や血管内治療を開始

脳神経系の急変の代表的な原因として、脳血管障害の初期治療を覚えておきましょう。
多くは保存的治療ですが、カテ室、オペ室への搬送が必要な場合もあります。

ICU内で保存的治療をすることも多い

脳梗塞

頻度が高いのは脳梗塞。ときに脳出血やTIA、まれにくも膜下出血を起こすことも。

ICP亢進などがあれば15〜30°の頭高位に

代表的な治療

血栓溶解療法

rt-PA（アルテプラーゼ）0.6 mg/kgを、発症から4.5時間以内に静脈内投与。心原性脳梗塞の場合はDOAC（直接経口抗凝固薬）などで抗凝固療法をおこなう。

抗血小板療法

再発予防に、アスピリン160〜300mg/日を経口投与。軽症かつ心原性脳塞栓症以外なら、アスピリン、クロピドグレルの2剤併用も有効。

血管内再開通療法

内頸動脈、中大脳動脈のような主幹動脈の閉塞では、血管内治療をおこなうことも。ステントリトリーバーなどの器具で血栓を回収。

その他の管理

脳保護療法
抗酸化作用をもつ脳保護薬エダラボンを点滴静注。

呼吸・血圧管理
気道確保、$PaCO_2$や血圧のコントロールなど。

VTE・PE予防
頭蓋内出血の懸念があれば、フットポンプなど非薬物学的な予防法を。

脳浮腫管理
頭蓋内圧亢進時に高張グリセロールを静注。

開頭外減圧管理
ICPを下げるため、ドレナージをすることも。

体位の管理
ICP亢進などがあれば15〜30°の頭高位に。

栄養管理
誤嚥（ごえん）の懸念がなければ、早期経腸栄養を。

ABCD³-Iスコア

TIA（一過性脳虚血発作）

年齢	60歳以上＝1点
血圧	収縮期血圧≧140mmHgまたは拡張期血圧≧90mmHg ＝1点
臨床症状	片側の運動麻痺＝2点 麻痺をともなわない言語障害＝1点
持続時間	60分以上＝2点 10〜59分＝1点
糖尿病	糖尿病＝1点
再発性TIA	7日以内のTIA既往＝2点
画像所見	同側内頸動脈の50%以上狭窄＝2点 DWIでの急性期病変＝1点
計 点	

上記の脳梗塞予測スコアで評価後、アスピリンで再発予防。4〜7点は中リスク、8点以上が高リスク。

（「Addition of brain and carotid imaging to the ABCD² score to identify patients at early risk of stroke after transient ischaemic attack : A multicentre observational study.」Merwick A et al., Lancet Neurology vol.9 (11)： 1060-1069, 2010／「Predictive value of brain and vascular imaging including intracranial vessels in transient ischaemic attack patients : External validation of the ABCD³-I score.」Purroy F et al., European Journal of Neurology vol.20(7)： 1088-1093, 2013より引用）

脳梗塞の治療は、保存的治療が中心

ICUで脳梗塞を発症した場合、血栓溶解療法の適応となるケースもありますが、出血性脳梗塞のリスクが高い患者が多く、多くの場合、保存的治療が優先されます。内頸動脈や中大脳動脈などの主幹脳動脈に閉塞があれば、血管内治療の適応となることも。TIAの場合は、アスピリン投与で、脳梗塞、TIA急性期再発予防をおこないます。もっとも重要なのは、早く気づいて、神経内科医や脳外科医などの専門医にコンサルトすることです。

脳出血発症時は、血圧やICPを管理する

脳出血の場合、原因の多くは高血圧。カルシウム拮抗薬のニカルジピンで、収縮期血圧を140mmHg程度に下げます。ICP（頭蓋内圧）亢進に対しては、グリセロールやマンニトール投与、$PaCO_2$の軽度の低下、減圧開頭などをおこないます。脳動脈破裂によるくも膜下出血では、早急に重症度を判定。再出血防止とICP管理のために、鎮痛・鎮静・降圧、$PaCO_2$の上昇を防ぐ管理をします。再出血予防のため、開頭クリッピング術や血管内治療をおこなうこともあります。

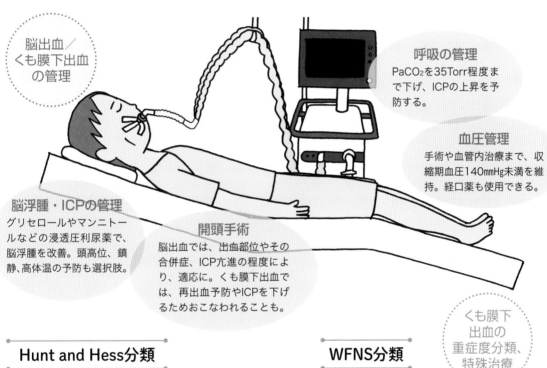

脳出血／くも膜下出血の管理

呼吸の管理
$PaCO_2$を35Torr程度まで下げ、ICPの上昇を予防する。

血圧管理
手術や血管内治療まで、収縮期血圧140mmHg未満を維持。経口薬も使用できる。

脳浮腫・ICPの管理
グリセロールやマンニトールなどの浸透圧利尿薬で、脳浮腫を改善。頭高位、鎮静、高体温の予防も選択肢。

開頭手術
脳出血では、出血部位やその合併症、ICP亢進の程度により、適応に。くも膜下出血では、再出血予防やICPを下げるためおこなわれることも。

くも膜下出血の重症度分類、特殊治療

Hunt and Hess分類

Grade I	無症状か、最小限の頭痛および軽度の項部硬直を認める
Grade II	中等度から強度の頭痛、項部硬直を認めるが、脳神経麻痺以外の神経学的失調は見られない
Grade III	傾眠状態、錯乱状態、または軽度の巣症状を示す
Grade IV	昏迷状態で、中等度から重篤の片麻痺があり、早期除脳硬直および自律神経障害をともなうこともある
Grade V	深昏睡状態で除脳硬直を示し、瀕死の様相を示す

（「Surgical risk as related to time of intervention in the repair of intracranial aneurysms.」Hunt W.E. et al., Journal of Neurosurgery vol.28（1）：14-20、1968より引用）

WFNS分類

Grade	GCS score	主要な局所神経症状 （失語あるいは片麻痺）
I	15	なし
II	13〜14	なし
III	13〜14	あり
IV	7〜12	有無を問わない
V	3〜6	有無を問わない

（「Report of World Federation of Neurological Surgeons Committee on a universal subarachnoid hemorrhage grading scale.」Journal of Neurosurgery vol.68（6）：985-986、1988より引用）

開頭手術または血管内治療

最重症例を除き、急性期に、開頭手術か血管内治療がおこなわれることが多い。発症後14日間以内は、遅発性脳血管攣縮による脳梗塞のリスクがあり、予防のために血圧や循環血液量を維持する治療（大量輸液や昇圧剤）がおこなわれる。ファスジルやオザグレルを併用することも。

5 嘔吐・下痢

嘔吐時は消化管閉塞の有無や、内容物の停滞をチェック

経腸栄養開始後によく見られるのが、嘔吐。ただし腸閉塞やICP亢進が原因のこともあり、「経腸栄養のせい」と決めつけるのは危険です。背景やほかの徴候を見て、原因別に初期対応にあたります。

⁙ 誤嚥性肺炎だけは、何としても防ぎたい

ICU患者の嘔吐でもっとも心配なのが、嘔吐物の誤嚥です。挿管していない例では、誤嚥による窒息が命取りに。窒息を防げても、誤嚥性肺炎で全身状態が悪化してしまいます。経腸栄養開始後に嘔吐した場合は、栄養剤や投与方法を調整し、慎重に進めていきます。

70歳以上の高齢者ではとくに高リスクで、30〜45°の頭高位で経腸栄養をおこなうなど、予防に努めます。なお、持続投与する場合は、長時間の頭高位による褥瘡にも注意しましょう。

麻痺性イレウスや、カテコラミン使用中の重症患者では、腸管の蠕動運動も低下しがち。それにより嘔吐が起きる場合は、胃管で減圧し、必要なら消化管運動改善薬も使います。

⁙ 消化管だけでなく、脳神経系も評価する

経腸栄養開始直後の嘔吐では、経腸栄養の影響をまず疑いますが、嘔吐にはほかの原因もあります。まず鑑別すべきは、命にかかわる重症病態。腸閉塞やICP（頭蓋内圧）亢進などです。

腸閉塞の場合は、排ガス・排便がなくなるほか、腹部膨満感、腹痛、聴診時の腸蠕動音の変化などを認めます。これらの症状があれば、画像検査で原因の検索を。絞扼性ではとくに、早急に手術し、絞扼を解除する必要があります。

ICP亢進の鑑別には、アニソコリア（瞳孔不同 →P198）や意識障害の有無を確認しましょう。頭痛などの症状、バイタルサインの変動も必ず確認します。これらの徴候もあれば、脳神経外科医を呼んで、精査してもらいます。

非挿管例では、側臥位で誤嚥・窒息を防ぐ

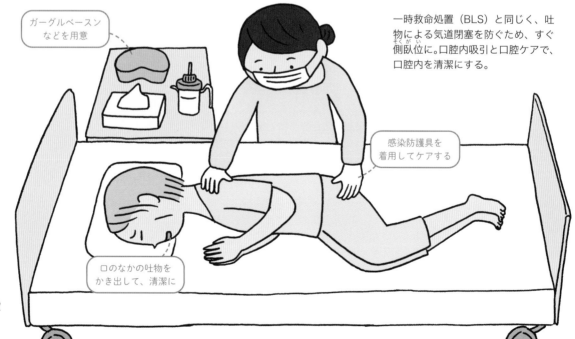

ガーグルベースンなどを用意

一時救命処置（BLS）と同じく、吐物による気道閉塞を防ぐため、すぐ側臥位に。口腔内吸引と口腔ケアで、口腔内を清潔にする。

感染防護具を着用してケアする

口のなかの吐物をかき出して、清潔に

よくある5つの原因を想定し、鑑別、対処を進める

嘔吐のおもな原因は5つ。特殊な検査をしなくても、多くは背景因子と身体所見で鑑別できる。

I 消化管閉塞

腹部症状で推測し、X線画像で診断

腸閉塞には、腸管どうしや腸管と腹膜の癒着で起きる「癒着性」、腸管がからまるなどして血流障害が起きる「絞扼性」がある。後者は腸管壊死をまねくため、緊急手術が必要。

イレウスと腸閉塞の違いも知っておこう

症状・徴候	イレウス〈麻痺性イレウス〉	腸閉塞〈癒着性腸閉塞〉	〈絞扼性腸閉塞〉
腸蠕動	腸蠕動音の減弱・消失	腸蠕動音の亢進、金属音	腸蠕動音の減弱・消失
腹痛	なし、または持続的な痛み	間欠的・周期的な痛み	強く持続的な痛み
悪心・嘔吐	あり	あり	強い痛みと同時に起こる反射性の悪心・嘔吐
排ガス・排便	停止	停止	
腹部膨満感	あり	あり	
脱水	正常	あり	
X線検査	●大腸、小腸全体に及ぶ腸管拡張ガス像 ●鏡面像（ニボー）軽度	●閉塞部胃より口側に腸管拡張ガス像 ●鏡面像（ニボー）多数	●腸管拡張ガス像（ただし無ガス像のことも） ●鏡面像（ニボー）多数
血液検査	Ht（ヘマトクリット）上昇	Ht上昇	●Ht上昇 ●WBC、CRP上昇

II 経腸栄養の停滞

栄養剤や投与法の変更、消化管運動改善薬が有効

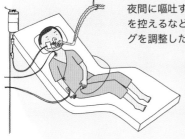

夜間に嘔吐するなら夜間は投与を控えるなど、投与のタイミングを調整したり、栄養剤を変えてみる。消化管運動改善薬のメトクロプラミドや、エリスロマイシンのほか、漢方薬の六君子湯なども有効。

III 薬剤性

オピオイド使用例では嘔吐が起きやすい

フェンタニルやモルヒネなどで鎮痛している場合は、嘔吐中枢にある「化学受容器引き金帯（CTZ）」のオピオイド受容体が刺激され、嘔気・嘔吐が起きやすい。可能であれば減量・中止。必要に応じて末梢性μオピオイド受容体拮抗薬を。

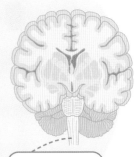

延髄にある嘔吐中枢（VC）が刺激される

IV 頭蓋内圧の亢進

瞳孔の左右差、血圧、脈拍などをすばやくチェック

瞳孔の左右差、対光反射の減退・消失、意識障害がないかなど、脳神経系の所見をひととおりチェック（→P142）。異常所見があれば脳が原因と考え、すぐ医師に見てもらう。

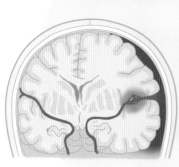

V PONV（術後悪心・嘔吐）

4つのリスクを多くもつほどPONVを発症しやすい

PONVは、術後患者全体の20〜30％に起こる合併症。4つのリスク因子に該当すれば高リスク、2〜3つなら中リスク。術前やICU入室時に評価し、予防策を講じることが大事。

＼入室時にリスク評価／

術後のオピオイド使用

乗りもの酔いまたはPONVの既往

女性

非喫煙者

5 嘔吐・下痢

下痢は性状と量を評価。CD腸炎の可能性も考えて

下痢も重症患者に起きやすい、消化器系の異常の代表。とくに経管栄養例では高頻度に起こります。
ただし「経管栄養のせい」という決めつけは禁物。重大疾患から疑って、鑑別を進めていきましょう。

重大なのはCD腸炎、よくあるのは栄養剤と薬剤

重大疾患であるCD腸炎は、検査自体は容易なので、疑わしければすぐ検査を。

下痢

CD感染症診療ガイドラインでは、1日3回以上か平常時より多い便塊数で、BSS（ブリストル便性状スケール）5以上を下痢のめやすとしている。ただし実際に介入を要するのは、7の水様便の場合が多い。

BSSで性状をチェック

| Type1 コロコロ便 | Type2 硬い便 | Type3 やや硬い便 | Type4 普通便 | Type5 やや軟らかい便 | Type6 泥状便 | Type7 水様便 |

遅い（約100時間）　←　消化管の通過時間　→　速い（約10時間）

全身の評価&鑑別

感染性か、非感染性かの鑑別がもっとも重要。発熱、腹痛、白血球数増加、画像検査での大腸の拡張所見などがあれば、感染を疑う。血便や下血があれば、虚血性腸疾患を疑って対処（→P157）。

発熱　腹痛　腹部聴診　CD検査
排便量　血液検査　投与薬剤　画像所見

命にかかわる原因　　CD腸炎

メトロニダゾールかバンコマイシンですぐ治療

感染を疑うときは、便を検体として提出し、トキシンや抗原の迅速検査を。陽性なら下表のMN基準などで重症度を評価。軽症〜中等症はメトロニダゾール、重症〜超重症はバンコマイシンが第一選択薬。再発抑制の薬を使うことも。

項目／点数	0	1	2	3
年齢	65歳未満	65歳以上	—	—
腹部膨満感もしくは下腹部痛	なし	あり	—	—
体温（℃）	37未満	37以上37.5未満	37.5以上38.5未満	38.5以上
下痢症状（回／日）（下痢：ブリストルスケール5以上）	0〜2（血便があれば1点加算）	3〜9（血便があれば1点加算）	10以上（血便があれば1点加算）	—
白血球数（/μL）	1万2000未満	1万2000以上1万5000未満	1万5000以上2万未満	2万以上
eGFR値（mL/分/1.73m³）	80以上	50以上80未満	30以上50未満	30未満もしくは透析（HDなど）患者
血清アルブミン値（g/dL）	3.0以上	2.5以上3.0未満	2.0以上2.5未満	2.0未満
画像所見（腸管拡張、壁肥厚、腸管周囲の脂肪組織繊維浸潤像、他の原因で説明できない腹水、偽膜の存在）	なし	—	あり	—

4点以下 ➡ 軽症　　10〜13点 ➡ 重症
5〜9点 ➡ 中等症　　14点以上 ➡ 超重症

よくある原因　　経腸栄養剤

浸透圧などが異なる栄養剤に切り替える

経腸栄養剤投与時は、経腸栄養剤の浸透圧の高さで起こる「浸透圧性下痢」が多い。滴下速度をゆっくりにするほか、浸透圧の低い栄養剤への変更も検討。脂肪や乳糖・乳蛋白が原因なら、これらを含まないものに変える。

＋

抗菌薬などの薬剤

広域抗菌薬が原因となりやすい

AAD（抗菌薬関連下痢症）といって、第二、第三世代のセフェム系、広域ペニシリン系抗菌薬など、幅広い菌に効く抗菌薬を使うことで、腸管細菌叢のバランスが乱れて下痢を生じる。早期のde-escalation、疑わしい薬の中止が肝心。

3原則に則り、命にかかわるものから鑑別

下痢は重症患者でなくても起こる症状のため、つい軽視してしまいがち。しかし、なかには致死的な病態もあります。その代表がCD（クロストリディオイデス・ディフィシル）腸炎。まずはここから鑑別を進めていきます。

よくある原因としては、経管栄養や抗菌薬が考えられ、その場合は栄養剤の変更、投与法の調整、抗菌薬の変更などで対処します。

重症例では1日10回以上排便することもあり、肛門周囲の皮膚トラブルが起きないよう、確実に除去することも重要なケアです。

下血の場合は、重大疾患と考えて対処

排便異常の代表である便秘も、背景に重大な疾患が隠されていることがあります。消化管閉塞や腸管虚血、腹部コンパートメント症候群などの鑑別を、まず進めます（下図参照）。

なお、下血の場合は、「背景に何かある」ではなく、あきらかに重大な事態です。可能性としてあげられるのは、虚血性腸炎や、急性腸間膜虚血症、腸管出血性大腸菌感染症（EHEC）、炎症性腸疾患など。腸管壊死の危険が高いため、すぐ医師に報告し、腹部造影CT検査を実施。一刻も早く治療を開始します。

便が出ないときは、消化管閉塞をまず疑って

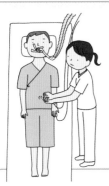

便秘
便が数日出ていないだけでなく、腹部膨満感などの症状があれば、便秘と考えて対処。

重大疾患がないとわかれば、薬で対処療法を。それでも出なければ浣腸・摘便で対処。

すぐできる検査で評価
おおまかな鑑別のため、血液検査、動脈血ガス分析、腹部エコー、X線検査などを実施。

鑑別のための評価

イレウスを疑う要因	腹圧上昇の徴候	随伴症状
● 術後　　● 敗血症 ● 膵炎　　● 腹膜炎 ● オピオイド投与 ● カルシウム拮抗薬　● 抗コリン薬 ● 循環作動薬　● 電解質異常　など	● 膀胱内圧上昇 　（≧20mmHg） ● 原因不明の乏尿 ● 原因不明の血圧低下　など	● 下血　など

腹部CT検査
腹部CT検査をおこなう。造影CT検査が必要な場合もある。

命にかかわる原因

消化管閉塞／腸管虚血
一刻も早い介入が必要
病態に応じて、開腹手術、腹腔鏡下手術、腹部血管造影および腹部血管内治療が必要になる。

腹部コンパートメント症候群
内科的・外科的減圧をおこなう
イレウスによる腸管浮腫、腹腔内や後腹膜の血腫、大量腹水により、腹腔内圧が上昇し、臓器障害を起こす症候群のこと。鎮静や筋弛緩、または外科的治療で腹腔内圧を下げる。

よくある原因

麻痺性イレウス
胃管やロングチューブで腸管内を減圧
腸管の機械的閉塞がある「腸閉塞」と異なり、腸管の蠕動運動が減弱した状態。術後にも多く見られる。胃管かロングチューブで減圧する保存的治療で対処できる。

習慣性便秘
消化管閉塞を確実に除外する
ICU入室前からの慢性便秘症かを確認。フェンタニルなどの増悪因子の除去、浣腸・摘便をまず考える。高度便秘による下部消化管閉塞では、手術が必要になることもある。

強い痛み、バイタルサインの変動は出血の可能性あり

ICUで起こる出血のほとんどは、体内で起こるもの。ひと目見てわからないぶん、手足の冷感のような組織低灌流の所見がないか、バイタルサインが変動していないかを、つねに見ておきます。

☼ICU患者は、出血リスクが高い

ICUには、人工呼吸器管理中の敗血症、多臓器不全患者、抗凝固療法や抗血小板療法中など、出血リスクの高い患者が滞在しています。

バイタルサインや手足の冷感、乳酸値などの組織低灌流（そしきていかんりゅう）の所見に目を光らせ、早期発見に努めましょう。

出血部位によっては、胃管の排液や、腹部膨満にも注意。頭蓋内出血を疑うなら、神経学的徴候や意識レベルにも注意を払います。

☼出血源を考えながら、アセスメントを

出血の徴候に気づいたら、まず血液検査でHb、Htを確認しましょう。あきらかに低下していれば、どこからの出血かを考えます。ただし急性出血では、Hb、Htがすぐには上昇しないことも知っておいてください。頻度が高いのは上部消化管出血で、ほかには術後出血、後腹膜出血、下部消化管出血、頭蓋内出血など。また、動脈（どうみゃく）瘤（りゅう）や動脈瘤解離の既往がある患者では、その破裂を考えなくてはいけません。

バイタルサインだけでなく、身体所見も見逃さない

バイタルサインだけでは発見が遅れる可能性も。手足の冷感などの所見をつねに見ておく。

出血量とバイタルサイン

血液喪失量15％未満の段階では、血圧や脈拍数、呼吸数などのあきらかな変動を認めない。

	Class1	Class2	Class3	Class4
血液喪失量（%）	<15	15〜30	30〜40	>40
脈拍数（回/分）	<100	100〜120	120〜140	>140
血圧	正常	正常	低下	著しく低下
脈拍	正常	減	減	減
呼吸数（回/分）	14〜20	20〜30	30〜40	>35
精神状態	軽度不安	不安	不穏	不穏〜無気力

（「出血性ショック」萩原一樹・高野一城，Emer-Log vol.32（2）：187-194，2019より引用）

身体所見＆血液検査

手足の冷感
出血による末梢循環不全があれば、手足が冷たくなってくる。

乳酸値
酸素需給バランスが崩れると上昇。ScvO₂とあわせて評価するとよい。

皮膚の色
皮膚や粘膜が青白くなるチアノーゼのほか、下肢などの網状皮斑（もうじょうひはん）も重要。

CRT
正常値は2秒未満。4秒以上であれば、末梢循環不全の徴候。

Hb、Ht
出血初期には低下せず、輸液をしてはじめて低下がわかることも。

出血部位同定のため、積極的な侵襲的検査が必要

代表的なのは消化管出血。頻度が
高いのは術後出血や外傷後出血。

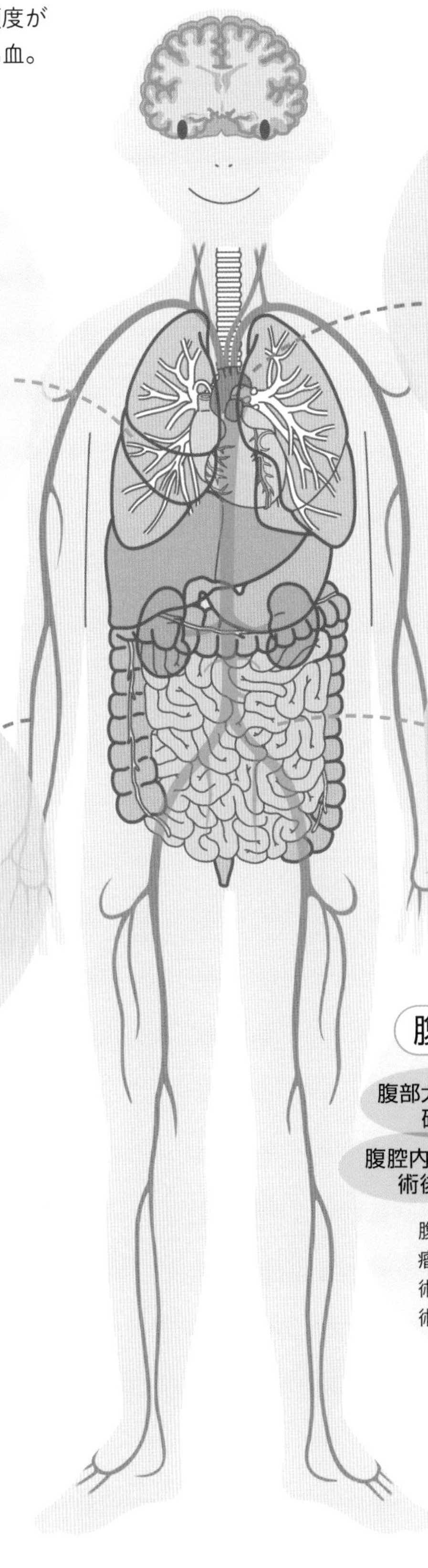

頭蓋内出血

脳出血　　くも膜下出血

全身の出血徴候があきらかになら
ず、意識レベル低下や、神経学的
所見で判明することが多い。高血
圧性脳出血、腫瘍関連の脳内出血、
動脈瘤（どうみゃくりゅう）破裂によるくも膜下出血、
開頭術後の頭蓋内血腫などが原因。

胸腔内出血

胸部大動脈瘤破裂　　外傷

開心術後、肺切除後　など

血胸、血気胸、縦隔内出血、心嚢（しんのう）内
出血などが起こる。いずれの場合
も、出血性ショックだけでなく、緊
張性血胸や血気胸、心タンポナー
デによる閉塞性ショックをきたし
うる。

消化管出血

出血性胃・
十二指腸潰瘍　　大動脈瘤
消化管破裂
憩室（けいしつ）出血　　など

頻度が高いのは出血性胃・十二
指腸潰瘍。大腸憩室出血は高齢
者に多い。いずれも積極的な内
視鏡検査・処置が必要。

外出血

動静脈ラインの外れ

内シャント瘤（りゅう）破裂
など

頻度は高くないが、血液透析を
長期におこなってきた患者で、
シャントにできた静脈瘤が破裂
するなど。そのほか、動静脈の
ラインの外れによる、医原性出
血もある。

腹腔内・後腹膜出血

腹部大動脈瘤
破裂　　腸骨動脈瘤
破裂

腹腔内手術
術後　　腹腔内
動脈瘤破裂　　腫瘍内出血
など

腹部大動脈瘤や、腹腔内の動脈
瘤が破裂する。そのほか、肝臓手
術、膵頭十二指腸切除、消化管手
術の術後も、比較的頻度が高い。

6 出血

画像検査で部位を同定。輸血して、すぐ止血治療を

出血の初期対応では、時間をムダにできません。出血源と考えられる部位の造影CT検査をおこない、出血部位を同定。輸血も急いでおこなったうえで、止血のための治療をただちに始めます。

出血部位の同定と、輸血の準備が先決

急速輸血のための、太い末梢静脈ラインを確保する。カテ室や内視鏡室にもすぐ連絡。

Step I
造影CT検査

疑わしい部位を撮像。
不明時のみ全身を見る

出血源をあきらかにするには造影CTが有用。出血源が不明なときには、全身の造影CTが必要なことも。ただしこの間にショックを起こすおそれもあり、太い末梢静脈ラインを複数確保しておく。すでにショックであれば、気道確保をして輸液の準備を整え、検査室に移動する。

> 人を集めて、
> 検査技師や輸血部への
> 連絡も急いで！

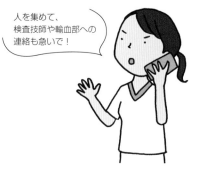

> 身体所見から予測される
> 部位を撮る

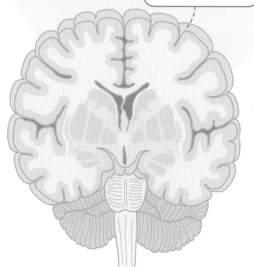

Step II
輸血

大量出血時には、
FFPや血小板も投与する

大量出血には、「Hb10g/dL」「フィブリノゲン150mg/dL」「血小板数10万/μL」をめやすに、RBC（赤血球製剤）、FFP（血漿製剤）、PC（濃厚血小板製剤）を投与。併行して、抗プラスミン製剤のトランサミン2g程度を点滴静注。抗凝固薬の拮抗薬（→P167）を使用することも。

> 赤血球だけでなく
> FFP、血小板も必要

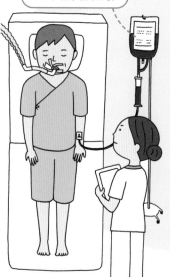

∴出血疑いなら、ただちにCTの手配を

出血とわかったらすぐ検査室に連絡し、出血源同定のための造影CTの手配を。原疾患や、出血を疑う部位なども、簡潔に伝えます。20ゲージ以上の輸血ラインも複数確保します。

輸血の手配なども必要ですから、人手を集め、手早く分担して進めましょう。輸血や止血剤の点滴をした状態で、検査室に搬送します。ショック時には、気道確保を含めたABC（→P29）を確実に維持できる体制を整え、移動中・検査中も、一瞬も目を離さないようにします。

∴ICU帰室後の呼吸・循環管理も重要

出血源の同定後は、カテーテル治療、IVR（画像下治療）、手術のいずれかで止血します。カテ室やオペ室のナースには、「抗血栓薬を服用している」などの重要情報を、口頭で確実に申し送りします。

治療後も、注意深くモニタリングを続けます。確実な止血が得られていれば、血行動態は安定するもの。不安定な状態が続くなら、再出血がないか、すぐ医師に相談しましょう。

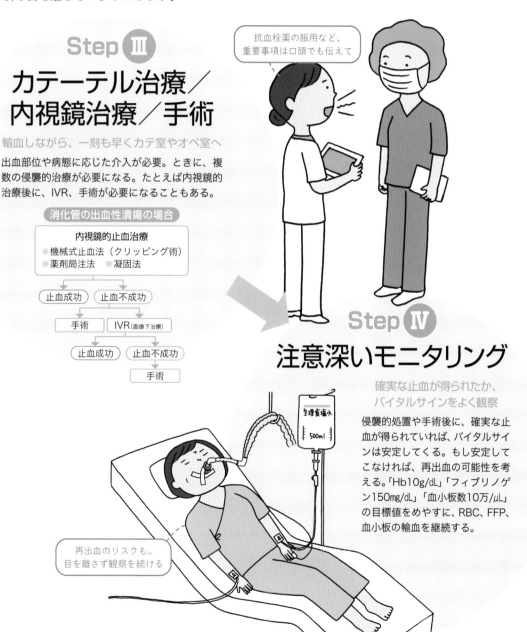

Step Ⅲ

カテーテル治療／内視鏡治療／手術

輸血しながら、一刻も早くカテ室やオペ室へ

出血部位や病態に応じた介入が必要。ときに、複数の侵襲的治療が必要になる。たとえば内視鏡的治療後に、IVR、手術が必要になることもある。

消化管の出血性潰瘍の場合

内視鏡的止血治療
● 機械式止血法（クリッピング術）
● 薬剤局注法 ● 凝固法

↓

止血成功 ／ 止血不成功

手術 ／ IVR（画像下治療）

止血成功 ／ 止血不成功

手術

抗血栓薬の服用など、重要事項は口頭でも伝えて

Step Ⅳ

注意深いモニタリング

確実な止血が得られたか、バイタルサインをよく観察

侵襲的処置や手術後に、確実な止血が得られていれば、バイタルサインは安定してくる。もし安定してこなければ、再出血の可能性を考える。「Hb10g/dL」「フィブリノゲン150mg/dL」「血小板数10万/μL」の目標値をめやすに、RBC、FFP、血小板の輸血を継続する。

再出血のリスクも。目を離さず観察を続ける

生理食塩水 500ml

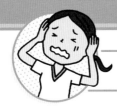

「予後が見えないとき、家族への説明や心理的ケアに悩みます」

❖ 急性期医療でも、ACPは必要なプロセス

近年になり、市民への啓発も進んできた「アドバンス・ケア・プランニング（ACP）」。がん末期、心不全などの慢性疾患にかぎらず、クリティカルケア領域でも重要なプロセスです。ACPとともに、その結果としての具体的な指示である「アドバンス・ディレクティブ（AD）」など、いくつかの用語があります。チームでの話し合いで認識がずれないよう、正しく理解しておきましょう（下図参照）。最終的な目的は、患者の価値観に沿った治療とケアの提供です。ICU入室以前にACPをおこなっていても、現在の状況で望む治療とケアを再確認する必要があります。

❖ 意思と家族のあいだに立ち、家族を支える

患者と過ごす時間の長いICUナースは、意思決定支援において大きな役割を担っています。挿管下でも、コミュニケーションは十分可能。適切な意思決定ができるよう、治療の利点、リスク、代替案などの説明も確実におこないます。

医師の見解、最善と思われる治療の提案と、本人・家族の希望が食い違うことも、しばしばあります。このとき重要なのは、医学的見解についての家族の理解を促すだけでなく、医師と本人・家族の中間的な立ち位置をとること。ときには本人・家族側に立ち、その希望を叶えるための医療的対応を医師に提案します。

終末期にかかわる用語の定義

ACP
（アドバンス・ケア・プランニング）

人生の最終段階の医療・ケアについて、本人が家族等や医療・ケアチームと、事前にくり返し話し合うプロセス。

AD
（アドバンス・ディレクティブ）

DNARや、人工呼吸器や人工栄養の使用を含む「治療内容の事前指示」と、「代理意思決定者の事前決定」。

DNAR
（心肺蘇生をおこなわない）

がん末期、老衰、救命の可能性がない患者や、蘇生の可能性が低い状況で、患者が心停止したときに、心肺蘇生（CPR）をおこなわないこと。あくまで心停止時のコードで、それまでの治療は継続する。

SDM
（シェアード・ディシジョン・メイキング。共有意思決定）

医療者のもつ医学的情報と、患者の価値観や信念などを出し合い、合意を形成。そのうえで、治療方法などを決める。

代理意思決定者

本人の意思決定能力がない場合に、家族らが患者の推定意思をもとに方針を決定。親しい友人など、法律上の親族以外も含む。

TLT
（タイム・リミテッド・トライアル。お試し期間）

まず治療を開始し、回復しないことがあきらかになったとき、本人のために侵襲的治療を差し控えたり、撤退すること。日本ではまだ新しい用語。

"回復したら終わり"じゃない。
退院後まで見据えたケアを

ICU滞在中の
生活ケア

病態が回復し、ICUから退室できても、全身機能が低下していて

QOLが著しく低下する——これが近年注目の「PICS（集中治療後症候群）」です。

PICSの理解と予防のためのケア、家族へのケアについても理解が欠かせません。

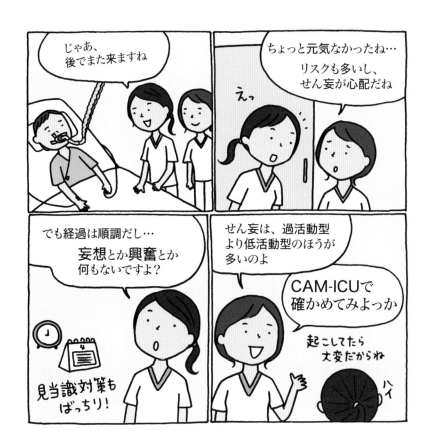

ICU治療の後遺症。
心身の機能が障害される

ICUで全身状態が改善しても、心身の後遺症が続き、日常生活に戻れない人も多くいます。これが「PICS（集中治療後症候群）」で、予防や治療、ケアにおける看護師の役割は、非常に重要です。

「精神」「認知」「身体」の障害で、QOLが低下する

ICU退室後も持続する認知機能、精神、身体の障害。家族の精神症状も含む。

PICS

PICS-F　家族

ICUで過ごす患者の容態を案じ、そばで寄り添う家族に生じる症状。治療により回復し、退室したケースだけでなく、死別後の喪失感、悲嘆による症状も含む。

精神障害

不安　　急性ストレス障害（ASD）
PTSD（心的外傷後ストレス障害）　　抑うつ症状　　複雑にからみあう苦悩

不安やPTSDが何年も続く可能性も

家族の重症化で強いストレス反応が生じ、不安、抑うつ、PTSDなどを発症。「助からないかもしれない」という考えから生じる予期悲嘆、無力感、罪悪感などさまざまな感情、認知が関係。退院後何年も続くこともある。

PICS-Fの機序

合理的思考力の低下
学習性無力感
意思決定からの離脱

個人や家族内紛争
家族内紛争を回避する試み
家族の死亡に責任を感じる
終末期の希望を
正しく予期できない
後悔

はげしい情動
認知処理に悪影響
患者の価値観を反映しない意思決定

Family ICU Syndrome (FICUS)

認知バイアス
楽観バイアス
基準バイアス
解釈バイアス

睡眠障害
認知鈍麻
QOLの低下

予期悲嘆
問題解決能力の低下
抑うつ症状

（「Recognizing, naming, and measuring a famiy intensive care unit syndorome.」Netzer G & Sullivan DR., Annals of the American Thoracic Society vol.11 (3)：435-441, 2014／「PICS-F (family) とは何か？」新井正康, INTENSIVIST vol.10 (1)：98-106, 2018より引用）

精神障害

不安　　急性ストレス障害（ASD）
PTSD（心的外傷後ストレス障害）　　抑うつ症状

10～50％もの患者にPTSDが認められる

治療により命が助かっても、うつ状態に苛まれる患者が30％前後もいる。不安症状は70％前後に、PTSDは10～50％に発症。社会復帰の妨げとなる。不眠による身体機能低下にもつながり、QOLが低下してしまう。

うつ病の症状

抑うつ気分	興味・喜びの減退	体重や食欲の変化
不眠・過眠	精神運動焦燥・制止	疲労感、気分減退
無価値観、罪悪感	思考力・集中力減退	死についての考え、自殺念慮

PTSDの症状

侵入症状（フラッシュバック）	回避症状（体験を想起させるものに近づけない）
認知と気分の陰性の変化	覚醒度と反応性の変化

❖死亡率は下がった。でも長期的QOLは？

集中治療が進歩し、治療を受けた患者の生存率は、以前より向上しています。その一方で、生存患者の長期的なQOL（生活の質）は、いまも改善していません。

その背景には「PICS（集中治療後症候群）」があります。退室後も持続する認知機能、精神機能、身体機能の障害で、退院後のQOLを低下させ、社会復帰を阻む最大の要因です。

❖家族の不安やPTSDも高頻度に起こる

PICSが問題となるのは、患者本人だけではありません。患者に寄り添い、安否を案じる家族にもつらい精神症状が生じるとわかっています。これを「PICS-F（PICS-Family）」といい、不安、PTSD（心的外傷後ストレス障害）、抑うつなどがおもな症状です。

予防には、家族の思いの傾聴や、心理的サポートなどが欠かせません（→P236～）。

(Post-Intensive Care Syndrome)

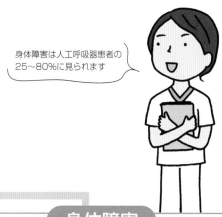

身体障害は人工呼吸器患者の25～80％に見られます

PICS　生存患者

ICU退室後に生存患者に持続する、精神、認知機能、運動機能の障害。長期人工呼吸や敗血症などではとくに高率に認められ、複数の症状が併存することが多い。

認知機能障害

実行機能障害　記憶障害　注意力の低下
視空間認知の障害　認知処理速度の低下

数年続くこともあり、社会復帰に大きく影響

記憶、学習、理解、判断、見当識、実行機能などの認知機能に支障をきたす。「せん妄」「認知症」「うつ病」が3大リスク因子で、これらが重なり合うことも多い。とくに長期人工呼吸の患者では、高い割合で発症する。

認知機能障害の3Ds

せん妄
Delirium

認知症
Dementia

うつ病
Depression

（「The 3Ds, and newly acquired cognitive impairment：Issues for the ICU nurse.」Mandebvu F & Kalman M, Critical Care Nursing Quarterly vol.38（3）：317-326, 2015より引用）

身体障害

肺機能障害　神経筋障害
ICU-AW　運動機能の低下

筋力低下、息切れなどで活動性が低下する

治療により原疾患が改善しても、その間に肺機能障害や神経筋障害、運動機能の低下などが進む。とくに重症疾患に起因し、全身に広がる筋力低下症候群を「ICU-AW」といい、退院後のADL、QOLを著しく低下させる。

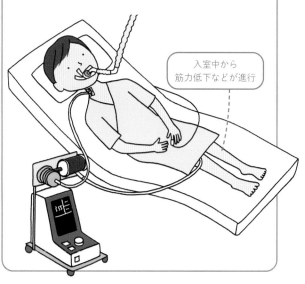

入室中から筋力低下などが進行

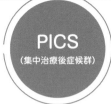
ABCDEFGHバンドルで PICSを予防する

ABCDEFGHバンドルとは、PICS予防のために提唱された治療とケアをまとめたもの。
浅い鎮静を保つなどの方法で、せん妄やICU-AW、PICSを予防する包括的アプローチです。

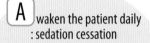

A waken the patient daily : sedation cessation

毎日の覚醒トライアル

鎮静薬は、使わずにすむなら使わない。必要な場合も、できるだけ浅い鎮静で、認知機能を保てる状態を維持。深い鎮痛が必要な場合には、1日1回鎮痛薬を減量または中止し、覚醒を確かめる。

⇒P69

B reathing : daily interruptions of mechanical ventilation

毎日の呼吸器離脱トライアル

「酸素化が十分」などの開始基準をクリアし、覚醒トライアルの開始基準を満たしていれば、CPAPかTピースに変更。呼吸器からの離脱が可能かを確認する。

⇒P69

C oodination : daily awakening and daily breathing

C hoice of sedation or analgesic exposure

適切な鎮静・鎮痛薬を選択し、A＋Bを毎日実践

鎮静薬や鎮痛薬の種類、投与量を最適化し、A、Bのトライアルを毎日実施する。これにより、人工呼吸器装着期間やICU滞在日数が短縮する。

⇒P138〜

D elirium monitoring and management

せん妄のモニタリングとマネジメント

せん妄はICU退室後の認知機能障害と関連がある。発症リスクの高い薬を避けるほか、環境調整などの非薬物学的介入で予防。発症時には関連要因を除去し、改善を図る。

⇒P222〜

覚醒を保つ、せん妄を防ぐなどの予防的アプローチを

頭文字で覚えるのがかえって大変な場合は、「覚醒、呼吸……」と、内容で覚えていこう。

☼ ABCDEFGHバンドルで、予防に努める

2010年、人工呼吸器患者に対する包括的管理として提案された「ABCDEバンドル」。目的は、ICU患者のせん妄やICU-AW（ICU関連の筋力低下症候群）の予防・早期診断・治療です。バンドルは「束」の意で、全項目をセットでおこなうことです。

さらにPICS予防の視点から、新たな項目を加えたのが「ABCDEFGH」バンドルで、現在のPICS対策における標準的アプローチです。

☼ なるべく覚醒を保ち、生活を維持する

前提となるのが「A（毎日の覚醒トライアル）」「B（毎日の呼吸器離脱トライアル）」「C（A＋Bの毎日の実践、鎮静・鎮痛薬の選択）」です。

かつてのような深い鎮静はせず、筆談などでコミュニケーションがとれる程度の浅い鎮静を維持。挿管による痛みや苦痛は、少量のオピオイド（フェンタニルなど）でコントロールします。ICUという特殊な治療環境にあっても、日常に少しでも近い状態を保つのが理想です。

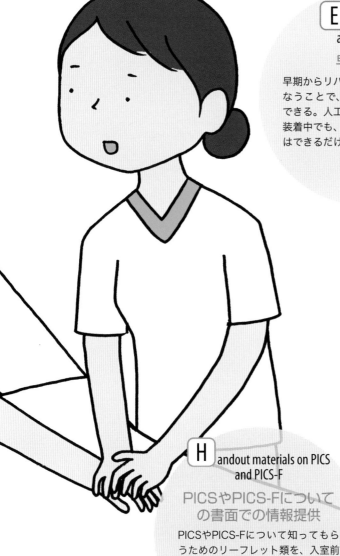

E arly mobility and exercise

早期離床

早期からリハビリテーションをおこなうことで、PICS予防効果が期待できる。人工呼吸器や生命維持装置装着中でも、床上での他動運動などはできるだけ早く開始。

⇒P218〜

F amily involvement

家族の治療参加の促進

家族の疑問・希望を十分に聞いて治療計画をたてる、ICUラウンドに立ち会ってもらうなど。チーム医療の一員として積極的にかかわってもらうことで、PICS-Fを軽減。

⇒P236〜

G ood handoff communication

良好な申し送り伝達

ICUを退室し、一般病棟に移るときには、PICSやPICS-Fの症状、懸念事項について、病棟看護師に十分な申し送りを。さらにPICS外来でも十分に申し送りする。継続的なケアとアセスメントにつなげる。

⇒P240

H andout materials on PICS and PICS-F

PICSやPICS-Fについての書面での情報提供

PICSやPICS-Fについて知ってもらうためのリーフレット類を、入室前後に渡す。ICUダイアリー（→P236〜）も、患者の記憶を補い、PICS-Fを軽減するのに役立つ。

⇒P239

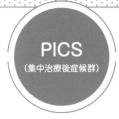

PADISガイドラインに沿って、痛みなどのケアも十分に

PADISガイドラインは、米国集中治療学会が2013年に提唱した「PADガイドライン」の改訂版。
「痛み」「不穏」「せん妄」「不動」「睡眠障害」の5要因への対策は、PICS予防においても重要です。

「痛み」「不穏」「せん妄」に、さらに2つの要因が加わった

2018年のPADISガイドラインでは、PADの3項目に、I（不動）、S（睡眠）が加わった。

Pain 痛み

安静時の痛み（関連要因）

術後　外傷後　気管チューブ

不安、抑うつ（関連要因）　若年者（関連要因）

＋

処置時の痛み　創部ドレーン抜去　体位変換

Aライン挿入　胸腔ドレーン抜去　気管吸引

とくにリスクとなるのは上記の要因。ただし痛みは主観的な不快感覚、情動体験で、一人ひとり異なる。訴えがあれば、何でも・いつでも考慮し、すぐ対処。

Delirium せん妄

修正可能な因子

ベンゾジアゼピン系薬　痛み　長期人工呼吸

鎮静薬　睡眠・概日リズム障害

＋

修正不可能な因子　先行する昏睡

加齢　認知症　ICU入室前の緊急手術、外傷

せん妄は、ICU退室後の認知機能低下と関連し、入院期間も延長させる。とくに上記の修正可能な因子を改善できるよう努力する。

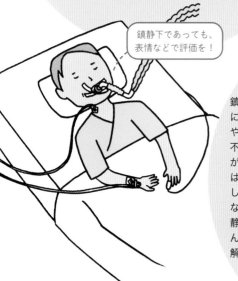

鎮静下であっても、表情などで評価を！

Agitation 不穏／興奮

鎮静には、処置にともなう苦痛や不安を軽減し、不穏を防ぐ効果がある。必要時はせん妄をきたしにくい薬で、なるべく浅い鎮静を。不穏とせん妄の違いも理解しておこう。

不穏とせん妄の違い

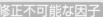

過活動型せん妄

不穏
行動の異常
● おだやかでない
● 行動が落ち着かない
● そわそわしている

せん妄
意識障害の一種
● 注意障害
● 見当識障害
● 記憶障害

せん妄が不穏の原因になることも

低活動型せん妄

∴PADガイドラインから、PADISへ

深い鎮静や鎮痛は、患者を苦痛から守るものでなく、せん妄や入院期間延長で患者に害を与える――時代とともにこの事実があきらかになり、適切な鎮痛管理などの普及を目的に作成されたのが、PADガイドラインです。「痛み」「不穏」「せん妄」の予防策、治療策がエビデンスレベルとともに示されました。

さらに2018年には、この3要因にかかわる「不動」「睡眠」対策を追加した、PADISガイドラインが公表されています。

∴5要因の対策が、PICS予防につながる

PADISガイドラインは、ABCDEFGHバンドルと重なる点も多く、基本の考えかたは同じ。5要因への対処がPICS予防につながります。

たとえば、強い痛みや睡眠障害、深い鎮静は、QOLを低下させるだけでなく、せん妄の原因でもあります。せん妄を発症すると、認知機能障害などでPICSをきたしやすく、家族のPICS-Fの可能性も高まります。不動もICU-AWの大きな原因。たがいに影響し合う5要因すべてについて、チーム全員で対策を徹底しましょう。

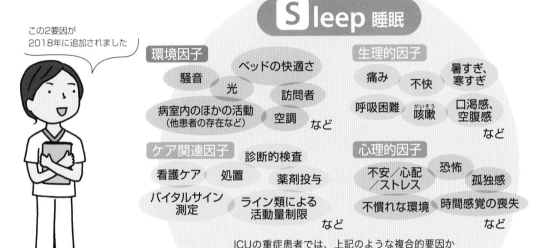

この2要因が2018年に追加されました

Sleep 睡眠

環境因子
騒音　ベッドの快適さ　光　訪問者　病室内のほかの活動（他患者の存在など）　空調　など

生理的因子
痛み　不快　暑すぎ、寒すぎ　呼吸困難　咳嗽（がいそう）　口渇感、空腹感　など

ケア関連因子
看護ケア　処置　診断的検査　薬剤投与　バイタルサイン測定　ライン類による活動量制限　など

心理的因子
不安／心配／ストレス　恐怖　孤独感　不慣れな環境　時間感覚の喪失　など

ICUの重症患者では、上記のような複合的要因から、断片的な浅い睡眠が多く、睡眠の質が低下する。苦痛の原因となるだけでなく、人工呼吸器装着期間延長、免疫機能低下、認知機能障害、せん妄にも関連する可能性が指摘されている。

Immobility 不動
（モビライゼーション／リハビリテーション）

― リハビリテーション ―
個人の健康状態において機能が最適化し、能力低下を軽減するように設定された一連の介入

― モビライゼーション ―
患者のアウトカムを改善する目的で、患者の動きを促進しエネルギー量を増やすリハビリテーション介入のひとつ

ICU-AW予防には早期からのリハビリテーション、モビライゼーションが有効。開始基準を満たせば、すぐ開始する（→P220）。人工呼吸器装着期間短縮、退院時の心身の機能改善などの効果も見込める。

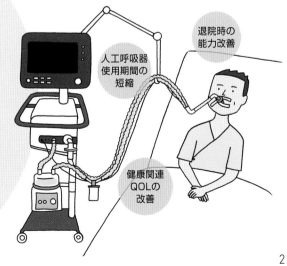

人工呼吸器使用期間の短縮
退院時の能力改善
健康関連QOLの改善

予防策1 早期離床

筋力が低下する「ICU-AW」の徴候をチェック

高齢者医療において、近年、サルコペニア（加齢にともなう筋量・筋力低下）が問題となっています。ICU-AWもこれと密接した概念で、治療のための安静臥床により、筋量・筋力が低下していきます。

びまん性、左右対称性の四肢筋力低下が特徴

ICU-AWの概念

筋障害のみのCIMが最多だが、厳密に鑑別できていることは少ない。

CIP
重症疾患後の急性の多発神経炎（ポリニューロパチー）。運動麻痺、感覚障害が生じる。

CINM
CIMとCIPのオーバーラップ。筋力低下だけでなく、運動麻痺、感覚障害もきたす。CIMの約半数はCINMであるという報告も。

CIM
重症疾患後の急性の筋障害（ミオパチー）。敗血症や不動などの影響で、筋肉を構成する蛋白が減少。筋力が低下するが、感覚は保たれる。

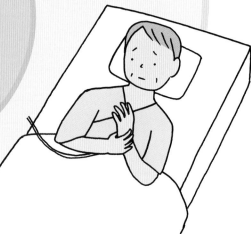

（「A framework for diagnosing and classifying intensive care unit-acquired weakness.」Stevens RD et al., Critical Care Medicine vol.37（supple10）：S299-308, 2009より作成）

ICU-AWの診断基準

下記の1、2に加え、3または4、かつ5を満たす

1. 重症病態の発症後に進展した全身の筋力低下
2. 筋力低下はびまん性（近位筋・遠位筋の両者）、左右対称性、弛緩性であり、通常脳神経支配筋は侵されない
3. 24時間以上あけて2回以上おこなったMRCスコアの合計が48点未満、または検査可能な筋の平均MRCスコアが4点未満
4. 人工呼吸器に依存している
5. 背景にある重症疾患と関連しない筋力低下の原因が除外されている

重症病態発症から数日以内に、筋力低下などをきたすのが典型的。CIMなどの厳密な分類はせず、多くはこの診断基準で判断する。

（「A framework for diagnosing and classifying intensive care unit-acquired weakness.」Stevens RD et al., Critical Care Medicine vol.37（supple10）：S299-308, 2009より引用）

MRCスコア

0	筋収縮なし
1	わずかな筋収縮のみ
2	重量を排除した自発運動が可能
3	重量に抵抗して自発運動が可能
4	重量やある程度の受動的抵抗に逆らう運動が可能
5	受動的抵抗に完全に逆らう運動が可能、すなわち正常

「手関節伸展」「肘関節屈曲」「肩関節外転」「足関節伸展」「膝関節伸展」「股関節屈曲」をそれぞれ評価し、点数を合計する。

敗血症など、6つの因子がリスクになる

ICU-AWは、重症疾患の罹患後に、びまん性・左右対称性に筋力が低下する症候群の総称。PICSの重要な要素のひとつです。

厳密には「CIM（重症疾患に起因する筋障害）」「CIP（重症疾患に起因する多発神経炎）」と、両者の合併例に分けられますが、筋電図などをおこなっても、鑑別は容易ではありません。

そのため現状では、MRCスコアで筋収縮の度合いを評価し、ICU-AW診断基準で判断するのが一般的です。

リスク因子は多岐にわたり、発症機序も未解明の部分が多いのですが、あきらかに関連する要因が報告されています。「SIRS（全身性炎症反応症候群）」「敗血症」「多臓器不全」「高血糖」「腎代替療法」「カテコラミン投与」の6つです。重症度が高く、全身性の炎症反応が起きていれば、ハイリスクと考えていいでしょう。

ICU-AWで、人工呼吸器離脱が遅れる

ICU-AWを発症すると退院後のQOLが著しく低下し、社会復帰にも影響します。治療面でも大きな問題で、人工呼吸器からの離脱が遅れたり、生命予後が悪化します。アセスメントの徹底と早期診断が重要です。日常のケアのなかで、「手をぎゅっと握ってみてください」などの指示で、スクリーニングしておくと確実です。

ICU-AWを発症した患者の多くは、VIDD（人工呼吸器誘発性横隔膜機能不全）を合併します。VIDDは、人工呼吸器により、もっとも重症な呼吸筋である横隔膜の萎縮、筋力低下をきたす病態。人工呼吸器離脱困難と関連します。リスク因子は、ICU-AWと同様ですが、長期の筋弛緩薬の使用や、調節換気の継続も含まれています。

ICU-AWもVIDDも、早期リハビリテーションがきわめて重要。四肢筋力も横隔膜筋力も、病態の悪化や経過に並行して悪化するためです。

筋力低下によりADLが低下。生存率にもかかわる

生活機能の低下だけでなく、短期的・長期的予後も悪化させてしまう。

生活への影響

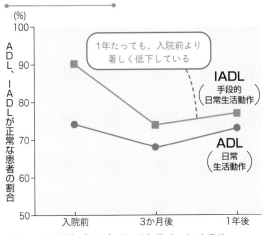

基本の生活動作（ADL）は、1年後までにゆるやかに回復。一方、より高次の生活機能（IADL）は入院前のレベルに戻っていない。

予後への影響

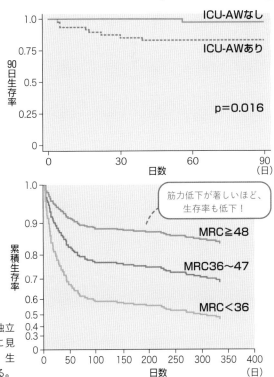

ICU-AWの有無は、生命予後の独立した予測因子。MRCスコア別に見た調査では、筋力低下の程度で、生存率が異なることもわかっている。

（グラフ左：『Depression, post-traumatic stress disorder, and fuctional disability in survivors of critical illness in the BRAIN-ICU study : A longitudinal cohort study.』Jackson JC, et al., The Lancet Respiratory Medicine vol.2（5）：369-379, 2014 より作成／グラフ右上：『Early Mobilization and recovery in mechanically ventilated patients in the ICU: A bi-national, multi-centre, prospective cohort study.』TEAM Study Investigators, Critical Care vol.19（1）：81, 2015より引用／グラフ右下：『Acute outcomes and 1-year mortality of intensive care unit-acquired weakness. A cohort study and propensity-matched analysis.』Hermans G et al., American Journal of Respiratory and Critical Care Medicine vol.190（4）：410-420, 2014より引用）

他動運動→座位→立位と段階的に進める

PICSの予防には、寝かせきりにせず、少しでも活動を維持することが肝心。床上の関節可動域運動や車椅子での移動など、できることから進め、ICU-AWなどの後遺症予防に努めましょう。

"動かすと危険"な状態を脱したら、リハビリを開始

開始基準

人工呼吸器や生命維持装置管理下でもリハビリは可能。
開始基準を満たせばすぐ始めたい。

	指標	基準値
意識	Richmond Agitation Sedation Scale（RASS）	−2≦RASS≦1 30分以内に鎮静が必要であった不穏はない
疼痛	自己申告可能な場合　NRS*¹　もしくは　VAS*² 自己申告不能な場合　BPS*³　もしくは　CPOT*⁴	NRS≦3　もしくは　VAS≦3 BPS≦5　もしくは　CPOT≦2
呼吸	呼吸回数 酸素飽和度（SaO₂） 吸入気酸素濃度（FiO₂）	<35/分が一定時間持続 ≧90%が一定時間持続 <0.6
人工呼吸器	呼気終末陽圧（PEEP）	<10cmH₂O
循環	心拍数（HR） 不整脈 虚血 平均血圧（MAP） ドパミンやノルアドレナリン投与量	HR≧50/分もしくは≦120/分が一定時間持続 新たな重症不整脈の出現がない 新たな心筋虚血を示唆する心電図変化がない ≧65mmHgが一定時間持続 24時間以内に増量がない
その他	●ショックに対する治療が施され、病態が安定している ●SATならびにSBTがおこなわれている ●出血傾向がない ●動くときに危険となるラインがない ●頭蓋内圧（intracranial pressure, ICP）<20mmH₂O ●患者または患者家族の同意がある	

日本集中治療医学会による、開始基準。「覚醒している」「痛みがコントロールできている」「全身状態が不安定でない」ことが条件。

*1…Numeric Rating Scale　　*2…Visual Analogue Scale
*3…Behavioral Pain Scale　　*4…Critical-Care Pain Observation Tool

原則禁忌

1　担当医の許可がない場合
2　過度に興奮して必要な安静や従命行為が得られない場合（RASS≧2）
3　運動に協力の得られない重篤な覚醒障害（RASS≦−3）
4　不安定な循環運動で、IABPなどの補助循環を必要とする場合
5　強心昇圧薬を大量に投与しても、血圧が低すぎる場合
6　体位を変えただけで血圧が大きく変動する場合
7　切迫破裂の危険性がある未治療の動脈瘤がある場合
8　コントロール不良の疼痛がある場合
9　コントロール不良の頭蓋内圧亢進（≧20mmHg）がある場合
10　頭部損傷や頸部損傷の不安定期
11　固定の悪い骨折がある場合
12　活動性出血がある場合
13　カテーテルや点滴ラインの固定が不十分な場合や十分な長さが確保できない場合で、早期離床や早期からの積極的な運動により事故抜去が生じる可能性が高い場合
14　離床に際し、安全性を確保するためのスタッフが揃わないとき
15　本人または家族の同意が得られない場合

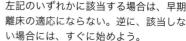

不安定な状態でも
体位変換は必須

左記のいずれかに該当する場合は、早期離床の適応にならない。逆に、該当しない場合には、すぐに始めよう。

⁘ 安全を確認し、少しでも早く始める

早期離床とリハビリテーションには、ICU-AWの予防効果、退院後のADL維持効果が期待できます。さらに人工呼吸器装着期間や入院日数短縮、せん妄の予防にもなることが証明されており、現代のICUでは必須の介入です。

開始にあたっては一定の基準があります。

たとえばカテコラミンを投与しても血圧が上がらないほどの循環不全、少し動かしただけで酸素飽和度が低下するような呼吸不全では、治療が先決です。

開始後も、全身状態の観察は不可欠。中止基準に該当するときはすぐに中止し、医師を呼んで初期対応にあたります。

一方で、重症病態で、人工呼吸器や生命維持装置を使用していても、ICU入室後早期から安全におこなえることがわかっています。チームで「まずやってみよう。ダメなら戻ればいいじゃないか」と、積極的にとり組む姿勢が重要です。

⁘ 車椅子での散歩は、心のケアにも有効

リハビリテーションは、多職種連携でおこなうのが基本です。専門的なリハビリテーションを担う理学療法士、作業療法士と連携し、プロトコルに沿って進めます。ICUナースのかかわりも重要で、理学療法士らの担当時間以外に、リハビリを進めます。最初はベッド上の他動関節可動域運動から始め、自動的関節可動域運動、床上座位、端座位、立位と、段階的に進めていきましょう。

ICUナースは、ICU内でのADL支援、車椅子での移動などに積極的にかかわりましょう。床上で過ごしていても、「近くにあるものをとる」「筆談で手を動かしてもらう」など、できることは多いもの。座位が可能になれば、車椅子に移乗し、院内や庭を移動するだけでも気分転換になります。人工呼吸器管理下でも、機器を積んでの移動は可能で、概日リズム障害や、それによる睡眠障害、せん妄予防にもつながります。

プロトコルに沿って、他動運動から進めていく

レベルⅠ	レベルⅡ	レベルⅢ	レベルⅣ	レベルⅤ
意識なし	意識あり	意識あり	意識あり	意識あり
❶他動関節可動域運動（3回/日）	❶他動関節可動域運動（3回/日）	❶他動関節可動域運動（3回/日）	❶他動関節可動域運動（3回/日）	❶他動関節可動域運動（3回/日）
❷2時間ごとの体位変換	❷2時間ごとの体位変換	❷2時間ごとの体位変換	❷2時間ごとの体位変換	❷2時間ごとの体位変換
	❸自動／抵抗運動（PT）	❸自動／抵抗運動（PT）	❸自動／抵抗運動（PT）	❸自動／抵抗運動（PT）
	❹床上座位：最低20分（3回/分）	❹床上座位：最低20分（3回/分）	❹床上座位：最低20分（3回/分）	❹床上座位：最低20分
	上肢のMMTが3以上あればレベルⅢへ	❺端座位（PT＋Ns）	❺端座位（PT＋Ns）	❺端座位（PT＋Ns）
		下肢のMMTが3以上あればレベルⅣへ	❻立位（PT＋Ns）	❻立位（PT＋Ns）
			立位で足踏みが数回可能であればレベルⅤへ	❼車椅子への移動 最低20分/日（PT＋Ns）もしくは、歩行が可能と判断した場合は実施

体位変換もプロトコルに含め、統一ルールで！

自治医科大学のICU離床プロトコル。他動関節可動域運動や体位変換から始め、筋力低下、関節拘縮（かんせつこうしゅく）を予防。MMT（徒手筋力検査）の結果を基準にレベルアップ。

ベンゾジアゼピン系薬の使用や
睡眠障害などのリスクをチェック

せん妄予防は、ABCDEFGバンドルでもPADISガイドラインでも、最重要事項のひとつに位置づけられます。ひとたび発症すると改善には時間がかかり、予後も悪化するため、予防が重要です。

⁜ せん妄は、生存率にもQOLにも悪影響

せん妄は、身体疾患に続いて起こる、意識障害の一種。「注意力の欠如」「意識・認知の障害」「急性発症または変動性の経過」が三大徴候です。ICUでの発症率は高く、80％という報告もあるほどです。

発症すると、患者も家族も大きな苦痛を感じるうえ、認知機能障害を起こすリスクが高まります。入院期間も長引きますし、退室後のうつ状態、身体機能や要介護度の悪化、死亡率上昇と関係するという報告もあります。

背景要因としては「加齢」「認知症」「昏睡」などがよく知られています。また重症病態であるほどリスクが高く、とくに敗血症などで多臓器障害をきたすと、発症率が上昇します。

PICSのリスクである睡眠障害とも関係が深く、“日中は活動を保ち、夜間の睡眠を促す”などの介入が、せん妄予防につながります。

せん妄と睡眠障害は強く関係。リスクも共通している

せん妄と睡眠障害は、共通するリスク因子が多く、たがいに影響し合っている。

直接の脳障害

薬剤　認知症　敗血症
頭部外傷　高齢　アルコール

近年はICU入室患者も高齢化し、入室時点で「高齢」「認知症」などのリスクをもつ患者も多い。そこに敗血症などの重症病態、薬剤の影響が加わると危険。

睡眠障害

急性期患者では深い睡眠が減少し、浅い睡眠が主体。中途覚醒が頻回に起こる。

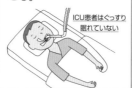

ICU患者はぐっすり眠れていない

環境因子

騒音・光　概日リズム障害
治療・看護介入　ストレス
知覚障害

ICUの騒音は、電車内の音量（80dB）を超えるという報告も。処置のために夜間も明るくなるなど、ストレスが多く、概日リズム障害をきたしやすい環境。

ストレス反応

重症疾患　人工呼吸器管理
敗血症　痛み

敗血症などの重症疾患、治療のための人工呼吸器管理、痛みなどが、生体のストレス反応を引き起こし、せん妄と睡眠障害をまねく。手術侵襲なども誘因に。

せん妄

脳神経ネットワークの器質的・機能的変化による意識障害。睡眠障害の誘因となる、概日リズムの消失が特徴のひとつ。

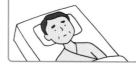

（「Bench-to-bedside review: Delirium in ICU patients—importance of sleep deprivation.」Weinhouse GL,et al., Critical Care vol.13（6）：234, 2009より作成）

せん妄が起きにくい薬を。発症時は抗精神病薬も有効

せん妄リスクの高い患者では、せん妄をきたしにくい薬を使う。深い鎮静も避ける。

鎮静薬

| α₂作動薬 | ●デクスメデトミジン（働プレセデックスなど） |

| 非ベンゾ系 | ●プロポフォール（働ディプリバンなど） |

ミダゾラム、ジアゼパムなどのベンゾジアゼピン系薬は避ける。現状でもっとも推奨されるのはデクスメデトミジンで、鎮痛効果があり、認知機能も保たれることから、早期のリハビリも進めやすい。

鎮痛薬

| オピオイド | ●フェンタニル（働フェンタニル）
●モルヒネ（働モルヒネ塩酸塩） |

| NSAIDs | ●フルルビプロフェン（働ロピオン） |

痛みはせん妄のリスクであり、十分なコントロールが欠かせない。フェンタニルかモルヒネの静注が第一選択だが、過量投与はせん妄増悪のリスクとなる。NSAIDsやアセトアミノフェンの併用も考慮する。

睡眠薬

| オレキシン
受容体拮抗薬 | ●スボレキサント（働ベルソムラ）
●レンボレキサント（働デエビゴ）など |

| メラトニン
受容体作動薬 | ●ラメルテオン（働ロゼレム） |

ベンゾジアゼピン系は原則NG。近年、非ベンゾ系のオレキシン受容体拮抗薬やメラトニン受容体作動薬が好んで用いられている。ただしICU入室前にベンゾ系を長期服用している患者では、中断による離脱症状発症のリスクがあり、継続することが多い。

過活動せん妄に！

抗精神病薬

| 非定型 | ●クエチアピン（働セロクエル）
●オランザピン（働ジプレキサ）
●リスペリドン（働リスパダール） |

| 定型 | ●ハロペリドール（働セレネースなど）
●クロルプロマジン（働コントミンなど）など |

過活動型の興奮、不穏症状に用いる。副作用が少ない非定型が好まれる。はげしい興奮にはハロペリドールの静注を使用し、その後、デクスメデトミジンを追加する。

◌⃝十分な鎮痛下で、非ベンゾ系の薬を使う

せん妄予防には、痛みや苦痛をできるだけとり除くことが重要です。痛みはNRS（→P140）などのスケールで評価し、確実に鎮痛を。鎮痛薬はオピオイドが第一選択ですが、NSAIDsなどの併用も考慮します。鎮静は不可欠ではありませんが、不快感が治まらないときや、人工呼吸器の同調性が悪いときは、最小限の鎮静をおこないます。

ただし、薬剤もせん妄のリスクになることを忘れずに。ベンゾジアゼピン系の薬は避け、鎮静薬はできればデクスメデトミジンなどを使用します。夜間の睡眠薬も、非ベンゾ系の薬を使うようにします。

せん妄と認知症との鑑別も確実に

	せん妄	認知症
発症	数時間から数日	数か月から年
意識レベル	障害	清明
注意障害	あり	なし
記憶障害	あり	あり
日内変動	あり、夜間に増悪	なし
睡眠・覚醒リズム	昼夜逆転	なし
幻覚・妄想	一部に幻覚	一部幻覚（レビー小体型認知症）、妄想
活動性	過活動、低活動	一般に正常
不随意運動	振戦・ミオクローヌスなど	なし
脳波	異常	異常
治療による可逆性	一般的にあり	なし

せん妄では日中は傾眠、夜間に症状が出やすいなど、睡眠・覚醒リズムにも違いがある。

日中に覚醒するサイクルをつくり、夜間の睡眠を促す

せん妄予防では、非薬物学的介入が非常に重要。ICUナースの腕の見せどころといってもいいでしょう。自宅に少しでも近い環境の提供を心がけ、日中は積極的にコミュニケーションをとります。

昼は活動量を増やし、夜は安らげる環境づくりを

昼は活動、夜は睡眠と、ふだんの生活に近いリズムを保つようにする。

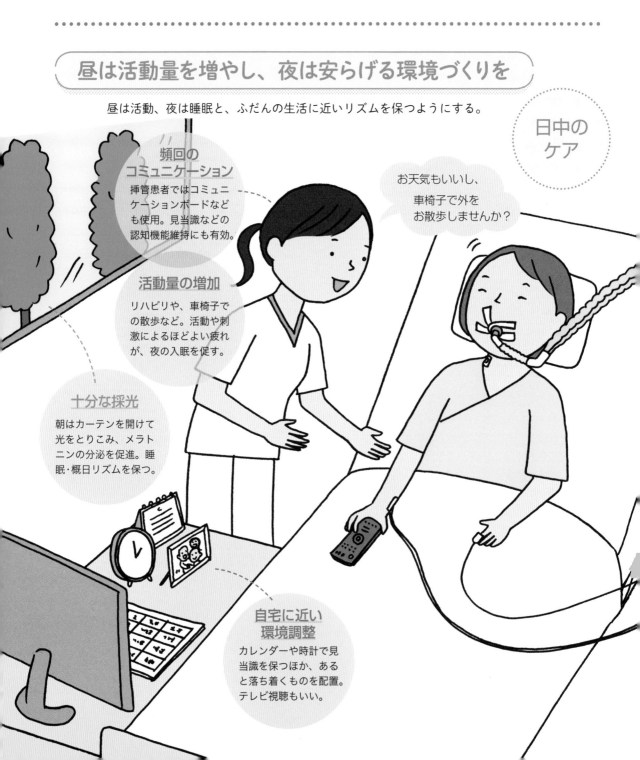

日中の
ケア

頻回のコミュニケーション
挿管患者ではコミュニケーションボードなども使用。見当識などの認知機能維持にも有効。

活動量の増加
リハビリや、車椅子での散歩など。活動や刺激によるほどよい疲れが、夜の入眠を促す。

十分な採光
朝はカーテンを開けて光をとりこみ、メラトニンの分泌を促進。睡眠・概日リズムを保つ。

お天気もいいし、車椅子で外をお散歩しませんか?

自宅に近い環境調整
カレンダーや時計で見当識を保つほか、あると落ち着くものを配置。テレビ視聴もいい。

∴睡眠・概日リズム障害を、ケアで予防

せん妄とかかわりの深い睡眠・概日リズム障害を防ぐには、日中の覚醒を促して認知機能を維持し、活動量を保つことです。朝は決まった時間にカーテンを開け、光を十分とりこみます。

日中はこまめに話しかけ、覚醒を保てるようにします。外を見ながら、天候の話題、季節の話題をするのも、見当識の維持に役立ちます。家族の面会も、ICUでの時間にメリハリをもたらし、患者に安心感を与える重要な機会。時間をなるべく制限せず、臨機応変に対応します。

∴機器類の騒音には、耳栓などで対策を

ICUは、夜間も明るく騒々しい場所。しかし患者にとって、このような環境は特殊であり、ストレスであることを忘れてはいけません。

就寝時間になったら、まず照明を落とします。モニターは夜間モードに切り替え、アラーム音などが大きく鳴り響かないようにしましょう。夜間の検査や処置、ケアがどうしても必要な場合は、なるべく集約化し、ベッドサイドの照明を使っておこないます。**耳栓やアイマスクなど、刺激を遮断・軽減するアイテムも役立ちます。**

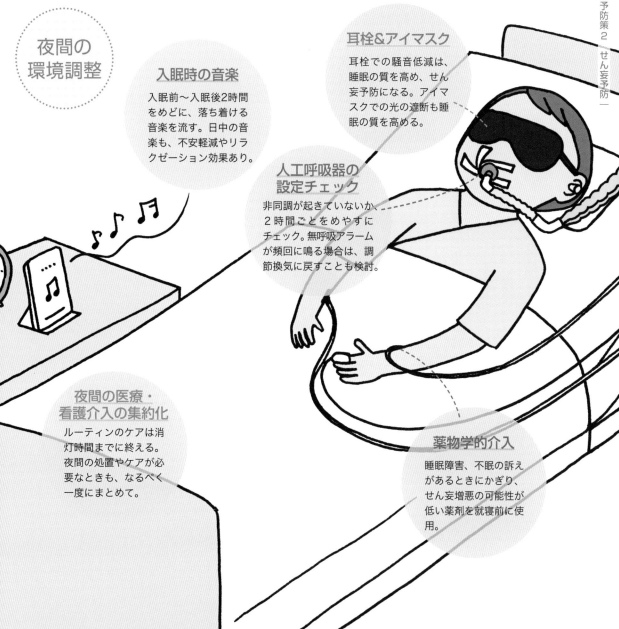

夜間の環境調整

入眠時の音楽
入眠前〜入眠後2時間をめどに、落ち着ける音楽を流す。日中の音楽も、不安軽減やリラクゼーション効果あり。

耳栓&アイマスク
耳栓での騒音低減は、睡眠の質を高め、せん妄予防になる。アイマスクでの光の遮断も睡眠の質を高める。

人工呼吸器の設定チェック
非同調が起きていないか、2時間ごとをめやすにチェック。無呼吸アラームが頻回に鳴る場合は、調節換気に戻すことも検討。

夜間の医療・看護介入の集約化
ルーティンのケアは消灯時間までに終える。夜間の処置やケアが必要なときも、なるべく一度にまとめて。

薬物学的介入
睡眠障害、不眠の訴えがあるときにかぎり、せん妄増悪の可能性が低い薬剤を就寝前に使用。

CAM-ICUやICDSCでの評価を継続しておこなう

せん妄予防策を十分にとっていても、発症のリスクはつねにあります。スケールなどを使って早期に発見し、せん妄の期間を少しでも短くすることが、PICS予防、予後の改善につながります。

∵観察と直感だけでは、拾いきれない

ガイドラインでも、スクリーニングツールを使ったせん妄評価が推奨されています。事実、ツールを使わずにせん妄を特定できる割合は、医師で10%、看護師で15〜31%程度と報告されています。直感だけでは限界があり、とくに、興奮症状のない低活動型せん妄を見落としてしまう危険があります。

信頼性、妥当性が高く、ガイドラインでも推奨されているのは、「CAM-ICU」「ICDSC」の2つのツールです。いずれも非挿管／挿管を問わずに使用でき、医師以外でも評価できます。

どちらを使用する場合も、各勤務帯に1回はおこないます。前勤務帯での結果と、せん妄を疑わせる症状などの記録を見ながら、継続的にスクリーニングしていきます。

∵スタッフ間での評価のずれをなくす

スクリーニングツールごとの特性を知り、適切に使用・評価することも重要です。

CAM-ICUは、指示に応じて手を握ってもらう、質問に回答してもらうなど、患者の協力を必要とするのが特徴。一方のICDSCは患者の協力を必要としませんが、評価者の評価にのみ委ねられるため、「きっとせん妄だろう」という主観に左右されるおそれがあります。

どちらを使用するかは、施設ごとのルールに従いますが、スタッフ間で評価のズレが起きないよう、全員でトレーニングを。「この程度の微弱な動きを、反応ありとするか？」など、具体的に統一していきます。それでも判断に迷うときは自己判断で記入してしまわず、先輩に相談して見てもらうようにします。

未導入の施設では、理解・活用のための研修が必須

ツールをまだ活用できていない施設では、トレーニングも含め、段階的に導入していく。

Step ❶ 動機づけ

せん妄予防と、早期発見・治療のためのスクリーニングがいかに重要かを全員で学び、モチベーションを高める。

Step ❷ リーダークラスが実践

いきなり全員で試すと、評価基準もまちまちで混乱をまねく。ツールの使用経験豊富なリーダークラスなどが実践。

Step ❸ 全員で実践

記録法なども含め、実践してみてわかった問題点を改善。そのうえで、部署全体でトレーニングし、導入する。

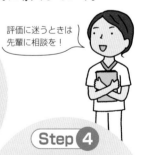

評価に迷うときは先輩に相談を！

Step ❹ 問題の共有&解決

全員で実践してみた結果、評価基準に偏りがないか、身体抑制ありきになっていないかなどを点検し、修正していく。

CAM-ICUのほか、ICDSCも役立つ

世界的にも、以下の2種類がスタンダード。それぞれの特性を理解して活用を。

CAM-ICU

Step1

CAM-ICU 評価スタート

↓

RASS −3〜+4

RASSによる 基準線評価

↓

RASS −4, −5

CAM-ICU 評価不可能 後でRASSの 再評価

ASEのように専門的なテストもあり、エキスパートナースの指導を受けてから使うのが望ましい。

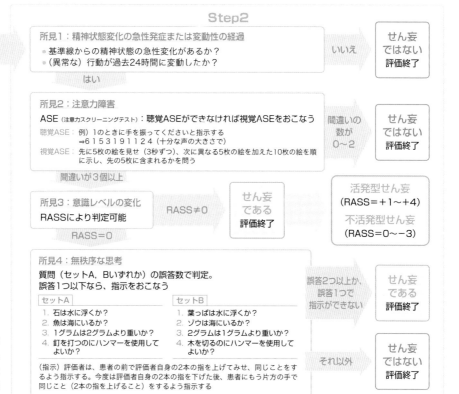

Step2

所見1：精神状態変化の急性発症または変動性の経過
● 基準線からの精神状態の急性変化があるか？
● （異常な）行動が過去24時間に変動したか？
→ いいえ → せん妄ではない 評価終了

はい ↓

所見2：注意力障害
ASE（注意力スクリーニングテスト）：聴覚ASEができなければ視覚ASEをおこなう
聴覚ASE： 例）1のときに手を振ってくださいと指示する
⇒6153191124（十分な声の大きさで）
視覚ASE： 先に5枚の絵を見せ（3秒ずつ）、次に異なる5枚の絵を加えた10枚の絵を順に示し、先の5枚に含まれるかを問う
→ 間違いの数が0〜2 → せん妄ではない 評価終了

間違いが3個以上 ↓

所見3：意識レベルの変化
RASSにより判定可能
→ RASS≠0 → せん妄である 評価終了
→ 活発型せん妄（RASS＝+1〜+4）
不活発型せん妄（RASS＝0〜−3）

RASS=0 ↓

所見4：無秩序な思考
質問（セットA，Bいずれか）の誤答数で判定。
誤答1つ以下なら、指示をおこなう

セットA	セットB
1. 石は水に浮くか？	1. 葉っぱは水に浮くか？
2. 魚は海にいるか？	2. ゾウは海にいるか？
3. 1グラムは2グラムより重いか？	3. 2グラムは1グラムより重いか？
4. 釘を打つのにハンマーを使用してよいか？	4. 木を切るのにハンマーを使用してよいか？

（指示）評価者は、患者の前で評価者自身の2本の指を上げてみせ、同じことをするよう指示する。今度は評価者自身の2本の指を下げた後、患者にもう片方の手で同じこと（2本の指を上げること）をするよう指示する

→ 誤答2つ以上か、誤答1つで指示ができない → せん妄である 評価終了
→ それ以外 → せん妄ではない 評価終了

（「Delirium in mechanically ventilated patients : Validity and reliability of the confusion assessment method for the intensive care unit (CAM-ICU)」Ely EW et al., JAMA vol.286 (21)：2703-2710, 2001／「ICUにおけるせん妄の評価―日本語版CAM-ICU―」古賀雄二，看護技術 vol.55 (1)：30-33, 2009より引用、一部改変）

ICDSC

4点以上が せん妄

ICDSCでは、1〜3点の高リスク患者のスクリーニングや、重症度の経時的変化を把握することができる。

1	意識レベルの変化 (A) 反応がないか、(B) 何らかの反応を得るために強い刺激を必要とする場合は評価を妨げる重篤な意識障害を示す。もしほとんどの時間 (A) 昏睡あるいは (B) 昏迷状態である場合、ダッシュ（―）を入力し、それ以上評価をおこなわない (C) 傾眠あるいは、反応までに軽度ないし中等度の刺激が必要な場合は意識レベルの変化を示し、1点である (D) 覚醒、あるいは容易に覚醒する睡眠状態は正常を意味し、0点である (E) 過覚醒は意識レベルの異常と捉え、1点である	＿＿点
2	注意力欠如：会話の理解や指示に従うことが困難。外からの刺激で容易に注意がそらされる。話題を変えることが困難。これらのうちいずれかがあれば1点	＿＿点
3	失見当識：時間、場所、人物の明らかな誤認、これらのうちいずれかがあれば1点	＿＿点
4	幻覚、妄想、精神障害：臨床症状として、幻覚あるいは幻覚から引き起こされていると思われる行動（例えば、空を掴むような動作）が明らかにある、現実検討能力の総合的な悪化、これらのうちいずれかがあれば1点	＿＿点
5	精神運動的な興奮あるいは遅滞：患者自身あるいはスタッフへの危険を予測するために追加の鎮静薬あるいは身体抑制が必要となるような過活動（例えば、静脈ラインを抜く、スタッフをたたく）、活動の低下、あるいは臨床上明らかな精神運動遅滞（遅くなる）、これらのうちいずれかがあれば1点	＿＿点
6	不適切な会話あるいは情緒：不適切な、整理されていない、あるいは一貫性のない会話、出来事や状況にそぐわない感情の表出。これらのうちいずれかがあれば1点	＿＿点
7	睡眠／覚醒サイクルの障害：4時間以下の睡眠。あるいは頻回な夜間覚醒（医療スタッフや大きな音で起きた場合の覚醒を含まない）、ほとんど1日中眠っている。これらのうちいずれかがあれば1点	＿＿点
8	症状の変動：上記の徴候あるいは症状が24時間のなかで変化する（例えば、その勤務帯から別の勤務帯で異なる）場合は1点	＿＿点
		合計＿＿＿＿点

（「ICDSCを使用したせん妄の評価」卯野木 健・剱持雄二，看護技術 vol.57 (2)：133-137, 2011より引用）

発症時は話をよく聞き、増悪因子を除去していく

いざ発症してしまったとき、対応を誤ると、症状が悪化してしまいかねません。現実とかけ離れた訴えをするときも、本人の体験として否定せずに受け入れ、ていねいに話を聞くことが大切です。

症状を悪化させないためにも、安心感を与えるケアを

安全のためであっても、身体抑制は極力避ける。「○○しないで」という指示も、「スピーチロック」という抑制のひとつ。不安でつらい気持ちを理解し、話を聞くようにしたい。

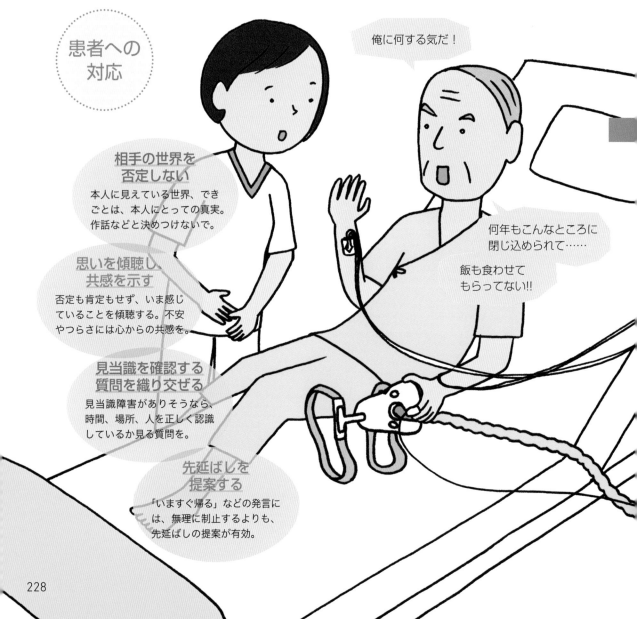

患者への
対応

俺に何する気だ！

何年もこんなところに
閉じ込められて……

飯も食わせて
もらってない!!

相手の世界を否定しない
本人に見えている世界、できごとは、本人にとっての真実。作話などと決めつけないで。

思いを傾聴し、共感を示す
否定も肯定もせず、いま感じていることを傾聴する。不安やつらさには心からの共感を。

見当識を確認する質問を織り交ぜる
見当識障害がありそうなら、時間、場所、人を正しく認識しているか見る質問を。

先延ばしを提案する
「いますぐ帰る」などの発言には、無理に制止するよりも、先延ばしの提案が有効。

∴その人にとっての体験に、耳を傾ける

せん妄といえば、「興奮する」「暴れる」と考えられがちですが、実際は低活動型せん妄が過半数を占めます。めだった変化がなくても、「落ち着きがない」「視線が合わず、きょろきょろする」「点滴ルートに何度もふれる」「話がかみあわない」など、いつもと違うようすに注意してください。過活動型の場合は、興奮、妄想などが生じますが、抑止しようとするとかえって興奮します。その人にとっての体験、思いに耳を傾け、つらさに寄り添いながら、対処を考えます。

∴拘束感などの不快要因を減らす努力を

せん妄は、薬だけでは改善できません。非薬物学的介入のほうが、より重要。背景にある要因を探り、一つひとつ除去していきます。

原疾患やその治療にともなう痛み、不快感があるなら、苦痛をとり除く治療とケアを。せん妄のリスクとなる薬剤を使っている場合は、できるかぎり、ほかの薬に変更します。

生活リズムや環境の要因も大きく、夜間に十分眠れるようにしたり、照明や騒音などの不快な刺激を減らすなどの配慮が欠かせません。

治療的
介入

身体状態・治療因子

- 原因疾患、症状の治療
（敗血症や感染症、低酸素血症、電解質異常などの改善）
- 原因となる薬剤を同定し、減量・変更を検討 など

原疾患をすぐに治すことはできないが、低酸素血症や電解質異常などの要因がないか、必ず調べる。せん妄のリスクとなる薬剤は、減量か変更を。NPPV管理下なら、少しマスクを外して休憩するなどの、拘束感や不快感を減らす工夫も有効。

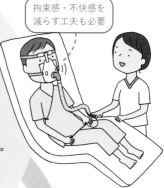

拘束感・不快感を
減らす工夫も必要

日常生活の因子

- 拘束をとる、不安やストレスの緩和
- 活動と休息のバランス、睡眠リズムの調整
- 脱水、排泄の調整
- 痛みのコントロール など

身体拘束はもちろん、ルート類の多さも拘束感などの原因に。目につきにくいよう患者衣の内側を通す、抜去できるルートがあれば外すなどの検討を。夜間の安眠を確保し、日中に覚醒を保とう、生活リズムも調整。

活動と休息の
バランスは
とても重要！

物理的環境、
人とのかかわりの因子

- 照明、騒音の調整
- 拘束感の除去
- 時間間隔の維持
- コミュニケーションの維持
- 家族など、安心できる人にそばにいてもらう など

モニターの音を小さくする、個室に移動する、夜間の処置時に明るすぎる照明を使わないなど、よけいな刺激を減らす。カレンダーや時計で時間感覚を保つことも大事。家族がそばにいてくれると、落ち着くことも多い。

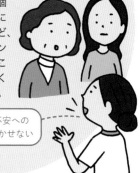

家族の不安への
ケアも欠かせない

ストレスフルな状況だからこそ、Comfortケアが必要

重症患者の命を救う場所であるICUでは、バイタルサインの変動やモニターが、つねに気になるもの。しかし看護の本質は、患者を全人的に見て、支えること。これはPICS予防にもつながる姿勢です。

☼治療行為だけでは、患者は治癒しない

看護の領域では、ケアにおける主要な構成概念として、「安楽」という言葉が長く用いられてきました。大意としては、"心身に苦痛がない快適な状態"をさすものです。

しかし、苦痛をとり除き、快適な状態を保てさえすれば、それで十分なのか——近年、このような問い直しがおこなわれています。

そこで重要なのが "Comfort" の概念です。Comfortは、たんに "快適" にとどまらず、"力づける、勇気づける" というエンパワーメントの要素や、快を越えた "楽しみ、喜び" までを含む、より深い概念。侵襲が大きく、患者がつねにストレスフルな状況に置かれるクリティカルケア看護では、より大きな意味をもちます。「疾患は治ったけれど、QOLが低下し、社会復帰できない」という患者も多いなか、ICUでもこのようなComfortケアが求められています。

☼エンパワーメントまで含めたかかわりを

看護ケアにおけるComfort理論を体系化したC・コルカバによると、Comfortには3つの状態があります。

1つめは「緩和」。病気や治療処置にともなう苦痛が、十分に緩和された状態です。2つめは「安心」。平静で満足した心の状態を意味します。そして3つめが、「超越」。"重い病気にかかってしまったけれど、苦痛や不安を乗り越えたい。そうできるはずだ"と思える状態です。

これらは主観的な体験であり、マニュアル的なケアでは達成できません。何に価値を置いて生きてきたかまで含め、患者を全人的に見る視点、一対一の人間として向き合う姿勢が重要です。家族や親しい人々と離れ、ベッド上で毎日を過ごす患者のつらさ、「助からないかもしれない」という不安や恐怖に耳を傾け、つねに患者に寄り添える存在となるのが理想です。

看護師とのかかわり自体も、主観的体験に大きく影響

患者を深く思いやる看護師の姿勢や配慮が、ICU患者の「Comfort」を支えている。

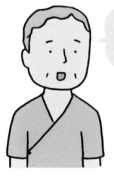

いつもそばにいてくれて、何かあるとすぐ対応してもらえて安心だった

オムツ替えのときは、ベッドごとほかの部屋に移動してくれて、配慮がありがたかった

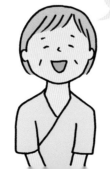

術後の合併症のときも、今後のことをわかりやすく話してくれて、安心できた

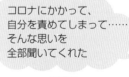

コロナにかかって、自分を責めてしまって……そんな思いを全部聞いてくれた

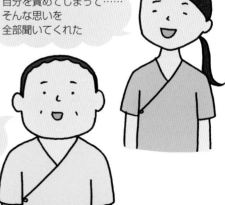

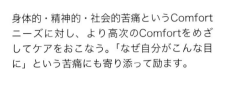

不快感の軽減だけでなく、生きる力をとり戻してもらう

身体的・精神的・社会的苦痛というComfort
ニーズに対し、より高次のComfortをめざ
してケアをおこなう。「なぜ自分がこんな目
に」という苦痛にも寄り添って励ます。

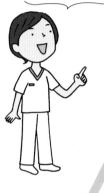

真の回復をめざして
寄り添い、力づけます

帰結：Consequences

1	病気・治療を受け入れる
2	病気体験の意味を見出す
3	生活を再構築する
4	回復がもたらされる
5	耐える力をもたらす
6	自分をとり戻す
7	意思決定ができる
8	医療者との協働関係を築く
9	社会参加が促進される

Comfortの属性：attributes

高いレベル

プロセス

- well-being
- 安らかである
- 強くなる
- 愛されている

- 自尊心が保たれている
- コントロール感覚がある
- 意思決定ができる
- 適応している
- 家族・友人とのつながりがある

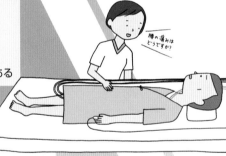

槽の痛みは
どうですか？

- 安全である
- 身体的、精神的、社会的苦痛が除去されている

低いレベル

先行要件：antecedents

comfort
needsがある

comfort care

1	caring
2	holistic care
3	患者を擁護する
4	身体ケア、生活ケア
5	コミュニケーション
6	情報提供
7	情報収集、アセスメント

苦痛がある

1	身体的苦痛
2	精神的苦痛
3	社会的苦痛

1	病気
2	治療・処置
3	慣れ親しんだ環境からの分離
4	死ぬということ
5	加齢・老化

口腔ケアは1日3回、必ず実施。清潔ケアは本人の希望も考慮して

身の回りのこまやかなケアも、Comfortをもたらし、PICSを防ぐ重要な役割をもっています。ケアの最中もコミュニケーションが大事。語りかけ、思いを理解し、寄り添う姿勢を大切にします。

人工呼吸患者での、口腔ケア手順を覚える

口腔ケアはVAPや誤嚥性肺炎（ごえんせいはいえん）予防に不可欠。口渇があれば、ケア後にスプレー類を使う。

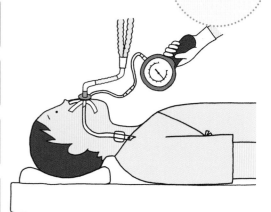

ケア前の準備

❶ 物品の準備
感染防護具、カフ圧計、気管チューブ、患者用エプロン、湿潤剤、排唾管（はいだかん）、洗口液、歯ブラシ、アルコール綿を用意。

❷ 吸引＆カフ圧修正
カフ上部吸引（→P67）を実施し、カフ圧を20〜30mmHgに調整。気管チューブの挿入長（位置）も確認しておく。

❸ 周囲の清拭
口腔周囲を清拭。口唇が乾燥していれば、亀裂を防ぐため湿潤剤を塗る。胸もとがぬれないよう、患者用エプロンを装着。

❹ 視野の確保
やわらかい口角鉤（こうかくこう）などを使うと、苦痛を与えずに視野を十分確保できる。動揺歯などの異常がないかも必ずチェック。

口腔ケア

出血傾向があれば、スポンジブラシを使用

ヤンカーサクションなどで唾液を吸引

①　清潔＆アセスメント
洗口液に浸したスポンジブラシで、口腔内の汚染物や分泌物をとり除く。乾燥した汚れは湿潤剤で軟化させて除去。粘膜損傷や出血しやすい患者ではとくに注意。

②　ブラッシング
ディスポーザブルの排唾管で吸引しながら、洗口液に浸した歯ブラシでブラッシング。気管チューブを移動させながら、計1分間以上かけて、全歯の歯垢を除去する。

③　洗浄
口腔内の気管チューブはスポンジブラシで清拭し、口腔外に出ている部分はぬらしたガーゼなどで拭く。吸引後、洗口液に浸したスポンジブラシで口腔内すべてを拭く。

④　カフ圧吸引
口腔内に湿潤剤を薄く塗布し、口渇が強いようなら、生理食塩水か水、スプレーで加湿する。カフ圧を再び測り、20〜30mmHgの適正値に保たれているかチェック。

∴ 清潔ケアも、Comfortの一要素

ICUの重症患者は、免疫機能が低下した易感染状態。1日1回をめどに清拭し、洗顔や口腔ケアも1日3回おこないます。

リラクゼーション効果が高く、Comfortケアとしても重要な役割を担っています。ただし、苦痛の多い状況での清拭をストレスと感じる人も。一人ひとりの感じかた、習慣を大切にし、頻度やタイミングは臨機応変に対応します。

∴ 2人以上でおこない、ライン類を保持

人工呼吸器や生命維持装置の装着中は、清潔ケア中の回路やライン類の抜去、ずれが懸念されます。ライン類は1方向にまとめ、テンションがかからない状態に。必ず2人以上でおこない、1人がライン類を保持しておきます。

体動でSpO2や血圧が変動することも多く、体位変換も慎重に。許容範囲を超えたときはケアを中止し、酸素投与などで対処します。

清拭に加え、希望に応じて部分浴や洗髪も実施

清拭

清拭は、規定回数にこだわって苦痛を与えないよう、本人の希望を聞いて臨機応変に。

人工呼吸器管理中はとくに、SpO2の変動に注意！

清拭箇所以外はつねに覆い、寒くないかも確かめて

1人がルート類を保持し、モニターを観察。もう1人が体位変換と、ホットタオルでの清拭をおこなう。肩や背部のマッサージなどを加えるのもいい。

部分浴

人工呼吸器や生命維持装置の管理下では、入浴は困難だが、部分浴は可能。本人の希望を聞いて、手浴、足浴でリラクゼーションを。

入眠前のリラクゼーション習慣にしてもいい

洗髪

ケリーパッドなどで、周囲の水ぬれを防ぐ

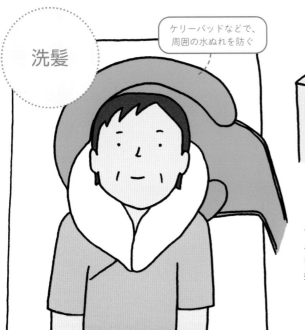

ケリーパッドを敷いて、首元をタオルで覆ってシャンプーで洗浄。お湯はベッドサイドのバケツに流す。洗髪車を使ってもいい。

褥瘡やスキン-テアを予防。
排泄ケアでも、陰部の皮膚を清潔に

ICUでは、安静臥床（がしょう）などによる褥瘡（じょくそう）をはじめ、医療機器の外力、テープ類による皮膚損傷が起きやすい状態です。皮膚の状態を頻回にアセスメントし、予防のためのスキンケアを徹底します。

ICUでは「褥瘡」「MDRPU」「スキン-テア」が起きやすい

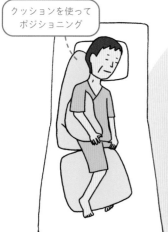

クッションを使って
ポジショニング

褥瘡（じょくそう）の予防とケア

褥瘡の予防には30°側臥位（そくがい）が有効

危険因子の評価はすべての患者でおこなう。1つ以上に該当すれば、褥瘡予防策を立案、実施する。体圧分散寝具の使用、2時間ごとの体位変換、30°側臥位などのポジショニングで予防する。

ICU患者には皮膚障害が起きるという前提で、方法・手順を決めて予防策を徹底する。

危険因子の評価表

日常生活自立度 J（1・2） A（1・2） C（1・2）			対処
基本的動作能力			
ベッド上：自力体位変換	□できる	□できない	
椅子上：座位姿勢の保持、除圧	□できる	□できない	「あり」「できない」が1つでもある場合、看護計画を立案し、実施する
病的骨突出	□できる	□できない	
関節拘縮（かんせつこうしゅく）	□なし	□あり	
栄養状態低下	□なし	□あり	
皮膚湿潤（多汗・尿失禁・便失禁）	□なし	□あり	
皮膚の脆弱性（浮腫）	□なし	□あり	
皮膚の脆弱性（スキン-テアの保有、既往）	□なし	□あり	

（「褥瘡に関する危険因子評価票」厚生労働省，2018より引用）

MDRPUの予防とケア

「機器要因」「患者要因」「ケア要因」の3つが関与

医療機器装着の外力で、皮膚組織の血行が障害されて起こる皮膚障害。マスクのサイズがあっていないなどの「機器要因」、浮腫や低栄養、皮膚の菲薄化（ひはくか）などの「個体要因」、スキンケア不足などの「ケア要因」で発症する。

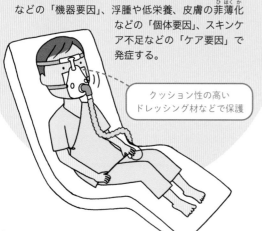

クッション性の高いドレッシング材などで保護

スキン-テアの予防とケア

テープ類で発生。リスク因子があればより注意

医療処置のためのテープ類の摩擦、ずれで皮膚が裂け、真皮深層まで損傷するのが「スキン-テア」。下記に1つ以上該当すれば、リスクがあると考えて予防を。

個体要因のリスクアセスメント		外力発生要因のアセスメント	
全身状態	皮膚	患者行動（患者本人の行動によって摩擦・ずれが生じる場合）	管理状況（ケアによって摩擦・ずれが生じる場合）
●加齢（75歳以上） ●治療（長期ステロイド薬使用、抗凝固薬使用） ●低活動性 ●過度な日光曝露歴（屋外作業・レジャー歴） ●抗がん剤・分子標的薬治療歴 ●放射線治療歴 ●透析治療歴 ●低栄養状態（脱水を含む） ●認知機能低下	●乾燥・鱗屑（りんせつ） ●紫斑 ●浮腫 ●水疱 ●ティッシュペーパー様（皮膚が白くカサカサして薄い状態）	●けいれん・不随意運動 ●不穏行動 ●物にぶつかる（ベッド柵、車椅子など）	●体位変換・移動介助（車椅子、ストレッチャーなど） ●入浴・清拭などの清潔ケアの介助 ●更衣の介助 ●医療用テープの貼付 ●器具の使用（抑制具、医療用リストバンドなど） ●リハビリテーションの実施

（「褥瘡、スキン-テア、MDRPU…患者さんを守るスキンケアのQ&A」志村知子，消化器ナーシング vol.25（6）：563-578，2020より引用、一部改変）

機器や体動困難により、皮膚障害が発生

ICU患者は、各種医療機器の装着が必要です。体動制限や低栄養なども加わり、皮膚損傷が起きやすい状態です。**代表的なのが褥瘡（じょくそう）で、感染を起こし、全身状態をさらに悪化させることも。**体位変換、ポジショニング、保湿などの予防策を徹底しましょう。発症時は、DESIGN-R2020®（日本褥瘡学会HP参照）で重症度を評価し、ドレッシング材や外用薬で治療します。

医療機器が原因の**「MDRPU（医療機器関連圧迫創傷）」**、テープ類の摩擦などで起こる**「スキン-テア」**も、"治療より予防"が原則です。

オムツ使用によるIADも起きやすい

下痢便やオムツによる皮膚損傷も、**「IAD（失禁関連皮膚炎）」**として注目されています。低刺激の洗浄料や、皮膚保護剤、水分の多い便を吸収するパッド、便失禁管理システムなど、高機能製品も増えているので、WOCナースと連携し、適切なケア用品で管理しましょう。

排泄ケアは、快を保つケアとしても重要。オープンフロアのICUでは、別室でオムツ交換するなど、自尊心への配慮も欠かせません。回復とともにポータブルトイレやトイレに移行することは、リハビリのうえでも有用です。

ICUでは下痢も多く、「IAD（失禁関連皮膚炎）」に注意

IADの主要リスク因子

失禁のタイプ
便失禁　便尿失禁　尿失禁

頻繁な失禁（とくに便失禁）

オムツの使用

皮膚状態の悪化（加齢／ステロイド投与／糖尿病などに起因する悪化など）

運動能力の低下

痛み

認知レベルの低下

衛生状態の維持困難性

体温上昇（発熱）

栄養状態不良

重症疾患

薬剤（抗菌薬、免疫抑制剤）

「重症疾患」「オムツ使用」など、ICU患者のほとんどが、複数のリスク因子に該当。

下痢のときは、治療的初期対応（→P155）とともに、洗浄と皮膚の保護を徹底する。

IADリスクを有する患者のアセスメント

1 影響を受けていると思われる領域の皮膚を検査：会陰部、性器周辺部、臀部、臀溝、大腿、下背部、下腹部、および皮膚のしわ（鼠径部、腹部から垂れ下がる脂肪組織の裏側など）に以下の症状がないか検査する

皮膚浸軟　紅斑　びらんor剥離
水疱、丘疹、嚢胞などの病変の存在
皮膚の真菌感染症および細菌感染の徴候

2 患者の医療記録に、観察所見および必要な処置を記録する

オムツ交換や清拭の際に、皮膚浸軟などの徴候を必ず確認。記録して継続的にフォローを。

IAD予防の洗浄の原則

- 毎日、および便失禁のたびに洗浄する
- できるだけ摩擦を減らし、皮膚をこすらないよう、やさしく洗浄する
- 標準品（アルカリ性）の石けんは使用しない
- 健康な皮膚に近いpHがあり、肌にやさしくすすぎ不要の液体皮膚洗浄料またはウェットワイプ（失禁ケア用）を選択する
- 可能な場合には、やわらかい使い捨ての不織布を使用する
- 洗浄後、必要に応じてやさしく水分を拭きとる

下痢便などを早くとり除き、皮膚の洗浄、保護を徹底。低刺激性で、すすぎ不要の洗浄料などが推奨される。IADをくり返す例では、便失禁管理システムも有用。

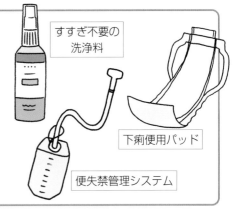

すすぎ不要の洗浄料

下痢便用パッド

便失禁管理システム

（「ベストプラクティス原則　失禁関連皮膚炎：予防を促進する」Global Expert IAD Panel（国際IAD専門家委員会）議事録、Wounds International、2015より作成）

予防策5
ICU
ダイアリー

記憶のゆがみを正し、心理的回復をめざす

PICS予防策のひとつとして、近年、注目されている「ICUダイアリー」。記憶を補うことによる認知機能障害や精神症状の予防のほか、家族の心理的ケアの一環としても、効果が期待されています。

⚬⚬鎮静などの影響で、記憶のゆがみが生じる

ICU在室中の記憶の欠損、ゆがみはPICSの症状であり、他のPICS症状の発症要因でもあります。海外の調査研究では、現実に起きたできごとのみを報告した患者は39.1％にすぎず、残りの患者の多くは現実と妄想が混在した記憶をもち、夢、悪夢、幻覚を報告する人もいました。

原因は多岐にわたりますが、深い鎮静やせん妄の発症のほか、重症疾患による脳への血流障害、心身のストレス反応などで、脳機能障害が起こると考えられています。まずは、ICU在室中の認知機能をできるだけ維持することが重要です。

そのうえで、欠けた記憶を補ったり、事実と異なる記憶を修正する役割を担うのが、ICUダイアリー。退院後の抑うつ、PTSD、不安などの精神症状を予防する効果が期待されています。

⚬⚬チームと家族で日記をつけ、記憶を補完

ICUダイアリーは、患者、家族と医療者をつなぐ役割も担っています。できるかぎり、家族にも参加してもらいましょう。家族不在時のできごとや病状の理解、患者との経験の共有が促され、また、家族自身の精神的支援にもなります。患者の全身状態が安定し、覚醒度の高いときには、患者にも書いてもらうのが理想です。

医療職側も、ICUナースだけでなく、医師、理学療法士、栄養士、薬剤師など、多職種で記入していきます。治療内容や回復の度合い、ケアやリハビリの内容のほか、印象に残る会話なども記しておくと、ただの医療記録を越えた価値が生まれます。あまり長いと読み疲れしますし、すべてのできごとを記録する必要はありません。写真を多く貼り込むなどして、少しでも楽しく読み返せるように、工夫してください。

現実的記憶の欠如や妄想が、のちの精神症状を生む

ICUでの記憶

現実的記憶
例
● 面会や看護師との会話
● 回診、処置
● リハビリ　など

情動的記憶
例「痛かった」「苦しかった」「不安だった」「怖かった」など

妄想的記憶
例「医師に怒鳴られた」「危険な処置をされた」など

ICUでの記憶の欠如、妄想的記憶は、退院後の抑うつやPTSDなどのリスク因子。

退室後の精神症状

抑うつ
ICU退室患者の30％前後に発症。抑うつ気分などが2週間以上続き、生活に支障をきたす。

PTSD
10〜50％に発症。つらい記憶を突然追体験するフラッシュバックや反応麻痺などが徴候。

不安
70％前後に発症。スクリーニングツールだけでなく、表情や立ち居振る舞いからもわかる。

写真とともに、毎日のできごとを記録する

使うのは大学ノートなどでOK。各勤務帯に1回程度をめやすに、担当者が記入する。

3月1日（火）
肺炎の状態がよくなってきました。
人工呼吸器の助けも、
あと2、3日で必要なくなるかもしれません。
そうしたら、しゃべることもできるようになります。
この調子でがんばっていきましょうね。

11：00　主治医　山田一樹

3月1日（火）
遅い時間になっちゃってごめんね。
保育園のお迎え後すぐに来たんだけれど、
疲れているのか、うとうとしているみたいだから、
起こしてしまわないよう、今日は帰ります。
でも昨日より顔色がいいみたいで、安心しました！

17：30　娘・智子

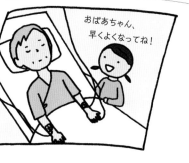

3月2日（水）
今日は自転車のような器具を使って、いっしょに
リハビリしました。Aさんの頑張りで30回もこげました！
終了後に笑顔も見られて、安心しました。「あなた、俳優の
○○に似てるわね」と言ってくださり、嬉しかったです。

15：00　理学療法士　鈴木 健

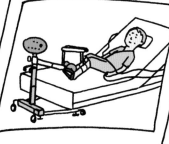

3月2日（水）
夜間に担当させていただきました。
寝る前に足浴をしたら、「気持ちいいわねえ」と言ってくださり、
20分後くらいにはぐっすりお休みになっていました。
顔色もよく、日々回復されていると感じ、
私たちも本当に嬉しく思っています。

22：00　看護師　木村由香

ICUダイアリー記入のポイント

各勤務帯で
1回程度をめやすに記入

医師や理学療法士など、
チームを巻き込んで

難解な医学用語や、
患者・家族を不安にさせる
表現は避ける

家族の参加を促す。
覚醒時の患者にも、
可能ならひと言書いてもらう

記入の頻度、方向性、おおよそその文章量、
避けたほうがいい内容や表現など、部署
内でルールを決めて、統一を。

来室時に贈呈
多くの病院では、退室時にICUダイアリーを
贈呈している。自身や家族の身に起きたでき
ごとの振り返りに役立ててもらう。

本人・家族が継続
一般病棟に移った後や退院後も継続してもら
い、つらい症状が出ていないか、PICS外来
などでフォローできると理想的。

家族の精神症状 「PICS-F」の予防にもつながる

PICS対策では、家族の身に生じる「PICS-F」の予防とフォローも欠かせません。愛する者の危機という重大なライフイベントが、不安、抑うつ、PTSDなどの精神障害をまねきます。

PICS-Fは長期に及ぶ。継続的フォローが重要

症状

PICS-Fの発症率は、全体で20～40%程度。症状が長期にわたって続くことが多い。

PICS-Fの構成要素	フォローアップ期間	有病率
うつ	1週間	15～67%
	1～3か月	8～49%
	1～6か月	18%
	1～12か月	6～43%
不安	1週間	42～66%
	1～3か月	21～49%
	1～6か月	15～24%
PTSD	3～6か月	33～49%
負担感	ICU～2か月	36%
複雑性悲嘆	3～12か月	5～46%

代表的なのはうつ、不安、PTSDの症状。死別により、医療介入が必要なほど強い悲嘆が生じる「複雑性悲嘆」も多く、グリーフケアは必須。

（「PICS－F」河合佑亮・西田 修, ICUとCCU vol.45（1）：19-27, 2021より引用、一部改変）

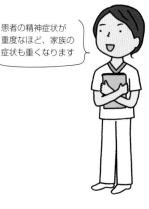

患者の精神症状が重度なほど、家族の症状も重くなります

継続的フォロー

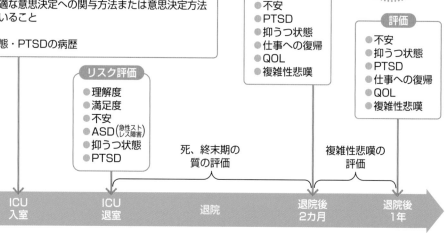

リスクとニーズの評価
- 病院からの距離
- 女性か否か
- 社会や家族による適切な支援体制の有無
- 家族にとっての最適な意思決定への関与方法または意思決定方法
- 家族が必要としていること
- 理解度
- 不安症・抑うつ状態・PTSDの病歴

リスク評価
- 理解度
- 満足度
- 不安
- ASD（急性ストレス障害）
- 抑うつ状態
- PTSD

評価
- 不安
- PTSD
- 抑うつ状態
- 仕事への復帰
- QOL
- 複雑性悲嘆

評価
- 不安
- 抑うつ状態
- PTSD
- 仕事への復帰
- QOL
- 複雑性悲嘆

死、終末期の質の評価

複雑性悲嘆の評価

入室時からリスク評価を始め、コミュニケーションを密にとって、精神症状を確認。退院後2か月後、1年後にも評価するのが望ましい。

| ICU入室 | ICU退室 | 退院 | 退院後2カ月 | 退院後1年 |

（「PICS-F（family）とは何か？」新井正康, INTENSIVIST vol.10（1）：98-106, 2018より引用、一部改変）

米国のガイドラインでも、家族中心のケアが推奨されている

米国集中治療医学会が作成した、ICUにおける家族中心のケアのためのガイドライン。

(「Guidelines for family-centered care in the neonatal, pediatric, and adult ICU.」Davidson J.E., et al., Critical Care Medicine vol.45（1）：103-128, 2017より作成)

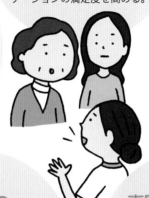

I ICUにおける家族の存在

家族の希望に応じた柔軟な面会対応で、医療者と家族の協力関係を強化。ラウンド時にも家族参加の機会をつくり、コミュニケーションの満足度を高める。

II 家族支援

ICUに関するリーフレットを入室時に渡す、ICUダイアリーを作成するなどして、不安やストレスを軽減。意思決定支援は、効果が検証されたツールやコミュニケーション法で実施。

V 運用と環境

生命維持装置を停止するときのプロトコル、家族支援のためのICUナースへのトレーニングなどを部署レベルでおこなう。騒音低減や個室の用意など、物理的環境の調整も重要。

III 家族とのコミュニケーション

「傾聴」「共感」「支持」などの構造的アプローチで、コミュニケーションを。多職種チームと家族のカンファレンスも定期開催し、信頼関係を構築。

IV 専門科への相談とICUチームメンバー

緩和ケアに関する相談、家族と医療者の見解対立時の倫理相談、家族の支援を担うケアコーディネーターの任命などで、患者と家族にとっての最善をめざす。

❄入室時から、家族への情報提供を

集中治療により容態が回復しても、退院後にケアが必要なケースも多く、心身の疲弊が続く場合があります。家族の精神症状が数か月、1年、2年……と長く続くこともあります。

ICU患者の家族には、こうした症状と対策について、入室時から話しておきましょう。リーフレットなどで提供すると確実です。同時に、「つらい気分のときは私たちに話してほしい」と、チームでのバックアップを約束します。

患者の容態とともに家族の精神状態も揺れ動きます。予期悲嘆や無力感に苛まれることもあり、折にふれて声をかけ、思いを傾聴します。睡眠障害などへの医学的介入も不可欠です。

❄意思決定支援やグリーフケアも重要

終末期では、家族への意思決定支援も重要です。このとき、家族のPTSD、うつ、不安低減に効果的とされるのが「VALUE」コミュニケーション。「V：家族の価値観を尊重」「A：家族の感情を受け入れる」「L：傾聴する」「U：個人としての患者について理解を促す質問をする」「E：家族からの質問を引き出す」の5つで、最善を考え、決定するのに役立ちます。

グリーフケアでは、別れの時間のための環境調整、感情表出の促進と寄り添い、死後のケアなどを通じ、悲嘆過程を支えます。看護師個人で感情を引き受けるのではなく、部署として体制を整備し、チームで支えることが肝心です。

PICSラウンド、PICS外来で
フォローを継続する

PICSに対する治療や予防に特異的な対策、方法はなく、"できることにとり組む姿勢"が重要です。
一般病棟へのラウンドや、退院後の外来で、PICSの症状が出ていないか、継続的に見ていきます。

☆ 生活をとり戻すには、多くの困難がある

命の危機に見舞われ、集中治療を受ける——
これは、ICUに勤務する医療職でも、ほとんど
経験のない事態。その苦痛は計り知れません。
退室時は問題なさそうに見えても、本人や家族
がその体験を受け止めきれなかったり、思うよ
うに動けないつらさに苦しむこともあります。

たとえばARDS患者では、患者の約半数が、
退院1年後も介護者支援を必要とし、職場復帰
できていないという報告も。4日以上の人工呼
吸器装着例では、わずか1割しか、1年後に完
全な社会復帰をしていません。疾患が治癒して
からも、本当の回復への道のりは長いのです。

そのため退室後のフォローは、非常に重要。
方法としては、一般病棟に移った後の「PICS
ラウンド」、退院後の「PICS外来」があります。

☆ 高齢者では、在宅医療や介護も検討

社会の高齢化にともない、ICU患者の高齢化
も進んでいます。75〜85歳の後期高齢者、85
歳以上の超高齢者の入室も一般的です。しかし
高齢者では、せん妄や認知機能低下、精神症状
のリスクが高く、ICU-AWから寝たきりに至る
懸念もあります。高齢ICU患者への調査でも、
1年生存率は54.7%。一度も自宅に戻れず、施
設などに入所した患者が19.6%でした。

退院後のQOLが少しでも保たれるよう、心
身の状態に応じて、在宅医療や介護の導入を検
討します。ICUで家族とも深くかかわっていた
ナースは、家族関係、家庭の環境も含め、病棟
ナースへの十分な申し送りを。PICSラウンド
でも、退院後の生活を見据えた評価、介入を心
がけます。

社会復帰まで見据えた、継続的なサポートを

生活をとり戻し、社会復帰、職場復帰してからも、苦痛が続くことが
ある。回復までの長い道のりを、各部門のナースと多職種で支える。

病棟	退院準備	早期の 社会適応支援	後期の 社会適応支援
↑	↑	↑	↑
リスクにより リハビリ強度 の調節	教育	ADLの最適化 身体機能の自立	仕事復帰の 支援・促進

(「Long-term outcome after acute lung injury.」Hough CL & Herridge MS, Current Opinion in Critical Care vol.18（1）：8-15, 2012より作成)

複数の看護師で支援を継続。懸念事項を共有しておく

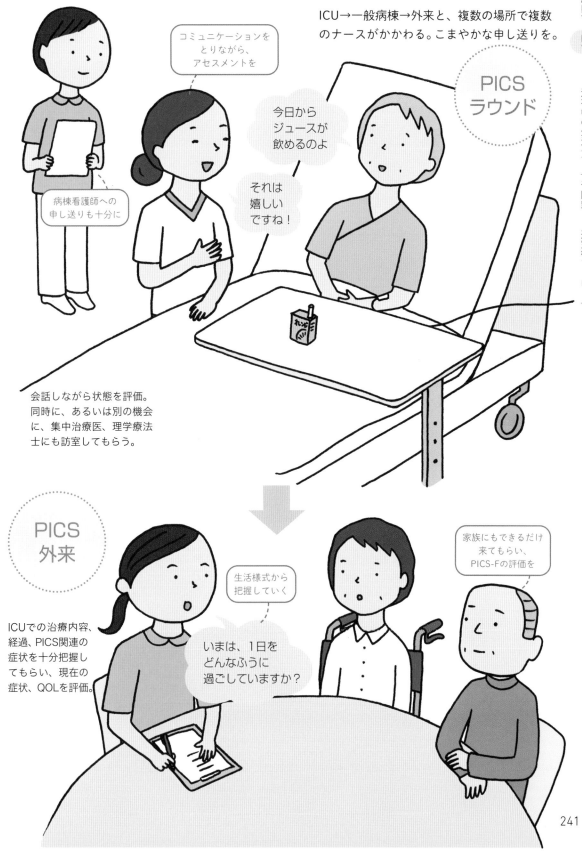

ICU→一般病棟→外来と、複数の場所で複数のナースがかかわる。こまやかな申し送りを。

PICS
ラウンド

コミュニケーションをとりながら、アセスメントを

今日からジュースが飲めるのよ

それは嬉しいですね！

病棟看護師への申し送りも十分に

会話しながら状態を評価。同時に、あるいは別の機会に、集中治療医、理学療法士にも訪室してもらう。

PICS
外来

ICUでの治療内容、経過、PICS関連の症状を十分把握してもらい、現在の症状、QOLを評価。

生活様式から把握していく

いまは、1日をどんなふうに過ごしていますか？

家族にもできるだけ来てもらい、PICS-Fの評価を

PICS外来では、診察、リハビリ、精神症状のサポートを

退室後フォローのうち、PICS外来でのケアについて、くわしく見ていきましょう。運動機能の評価とリハビリ、精神症状や認知機能の評価、治療的介入などが、おもな役割として期待されています。

∵低下した身体機能を、リハビリでとり戻す

PICS外来の原型は、1993年に英国で設置された、集中治療後専門外来。そこからICUフォローアップ外来（PICS外来）として、欧州各国で発展しました。米国でも2011年に、最初のICUフォローアップ外来が設立されています。

日本での取り組みはまだ途上で、PICS外来を設置している施設はごくわずか。今後、さらなる増加が期待されています。

PICS外来の機能や役割、形式に、決まりはありません。「QOL評価」「精神症状のスクリーニングテスト」「認知機能評価」「運動機能検査」など、国や施設ごとにさまざまなとり組みが進められています。

∵精神科医や臨床心理士の介入も重要

もちろん、経過観察と評価だけではQOLは改善しません。精神症状があれば精神科医や臨床心理士が介入し、薬物療法や心理療法を検討します。認知機能障害に対しては、記憶や注意、言語などに関する課題に取り組む、認知機能訓練も注目されています。運動機能障害には、リハビリの継続が不可欠で、自宅でできるメニューも理学療法士が考案します。

ICU在室時とメンバーは変わっても、多職種連携の重要性は同じ。日ごろから部門間でコミュニケーションをとっておきましょう。訪問医療の介入もあれば、訪問看護師と連絡をとりあい、自宅での効果的なケアに結びつけます。

未導入の施設が多いが、望まれる医療サービスは多い

PICSの各症状に対する介入に加え、退院後の薬剤の見直しなど、服薬管理も重要。

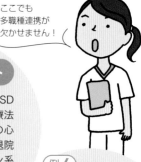

ここでも
多職種連携が
欠かせません！

例**1** リハビリテーション

退院時指導のとおりにリハビリを続けられる人ばかりではない。体力回復には時間と根気が必要で、外来でのリハビリ、自宅でのリハビリ支援も欠かせない。

例**2** 認知機能サポート

軽度認知機能低下例への認知機能訓練で、記憶機能が改善されたという報告も。パズルやゲームなども含め、注意機能や記憶力を高める課題にとり組む。

例**3** 精神的サポート

うつ病、不安障害、PTSDの診断がつけば、薬物療法や、認知行動療法などの心理療法を検討。ただし退院後も、ベンゾジアゼピン系薬剤の使用には注意が必要。

例**4** 服薬管理

ICUでストレス潰瘍予防に使用されていたPPIが、退院後も漫然と処方されている例も少なくなく、薬の見直しが必要。薬剤師、医師、看護師の全員でチェック。

QOLや精神症状は、スケールで継続的に評価する

QOL コミュニケーションのなかで気づくことも多いが、継続的フォローにはスケールが必要。

SF-36

① 身体機能　② 日常役割機能（身体）　③ 身体の痛み
④ 全身的倦怠感　⑤ 活力　⑥ 社会生活機能
⑦ 日常役割機能（精神）　⑧ 心の健康

36項目の、自己回答式QOL評価法。ICU退室後のQOLを評価する研究で、もっとも多く使われている。

EQ-5D

① 移動の程度　③ ふだんの活動
② 身の回りの管理
④ 痛み／不快感　⑤ 不安／ふさぎこみ

心身の状態と自己管理能力、活動能力について、質問票と視覚アナログ尺度（VAS）で回答してもらう。VASでは、0〜100の範囲で点数をつける。

精神症状

HADS

身体疾患のある患者の不安症状、抑うつ症状を見る方法。抑うつと不安それぞれの合計点を評価。8点以上ならうつ病、不安障害を疑う。

気分の変化は病気に重要な影響を与えることがあり、これを知ることが治療に役立つことがあります。以下の質問にあまり考え込まずにお答えください。長い時間考え込むと不正確になることがあります。各項目ひとつだけお答えください。

☆HAD尺度　最近の気持ちについて、あてはまる数字に〇をつけてください。

① 緊張したり気持ちが張りつめたりすることが；
1　しょっちゅうあった
2　たびたびあった
3　ときどきあった
4　まったくなかった

② むかし楽しんだことを今でも楽しいと思うことが；
1　まったく同じだけあった
2　かなりあった
3　少しだけあった
4　めったになかった

③ なにか恐ろしいことが起ころうとしているという恐怖感を持つことが；
1　しょっちゅうあって、非常に気になった
2　たびたびあるが、あまり気にならなかった
3　少しあるが気にならなかった
4　まったくなかった

④ 物事の面白い面を笑ったり、理解したりすることが；
1　いつもと同じだけできた
2　かなりできた
3　少しだけできた
4　まったくできなかった

⑤ 心配事が心に浮かぶことが；
1　しょっちゅうあった
2　たびたびあった
3　それほど多くはないが、ときどきあった
4　ごくたまにあった

⑥ きげんの良いことが；
1　まったくなかった
2　たまにあった
3　ときどきあった
4　しょっちゅうあった

⑦ 楽に座って、くつろぐことが；
1　かならずできた
2　たいていできた
3　たまにできた
4　まったくできなかった

⑧ 仕事を怠けているように感じることが；
1　ほとんどいつもあった
2　たびたびあった
3　ときどきあった
4　まったくなかった

⑨ 不安で落ち着かないような恐怖感を持つことが；
1　まったくなかった
2　ときどきあった
3　たびたびあった
4　しょっちゅうあった

⑩ 自分の顔、髪型、服装に関して；
1　関心がなくなった
2　以前よりも気を配っていなかった
3　以前ほどは気を配っていなかったかもしれない
4　いつもと同じように気を配っていた

⑪ じっとしていられないほど落ち着かないことが；
1　しょっちゅうあった
2　たびたびあった
3　少しだけあった
4　まったくなかった

⑫ 物事を楽しみにして待つことが；
1　いつもと同じだけあった
2　以前ほどはなかった
3　以前よりも明らかに少なかった
4　めったになかった

⑬ 突然、理由のない恐怖感（パニック）におそわれることが；
1　しょっちゅうあった
2　たびたびあった
3　少しだけあった
4　まったくなかった

⑭ 面白い本や、ラジオまたはテレビ番組を楽しむことが；
1　たびたびできた
2　ときどきできた
3　たまにできた
4　ほとんどめったにできなかった

HAD Scale 配点表

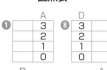

❶	A		❽	D
	3			3
	2			2
	1			1
	0			0

❷	D		❾	A
	0			0
	1			1
	2			2
	3			3

❸	A		❿	D
	3			3
	2			2
	1			1
	0			0

❹	D		⓫	A
	0			3
	1			2
	2			1
	3			0

❺	A		⓬	D
	3			0
	2			1
	1			2
	0			3

❻	D		⓭	A
	3			3
	2			2
	1			1
	0			0

❼	A		⓮	D
	0			0
	1			1
	2			2
	3			3

A：不安
D：うつ

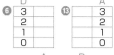

スコア
0-7：なし
8-10：疑い
11-21：あり

（「The hospital anxiety and depression scale.」Zigmond AS＆Snaith RP, Acta Psychiatrica Scandinavica vol.67（6）：361-370, 1983／
「Hospital Anxiety and Depression Scale（HAD尺度）」北村俊則，精神科診断学 vol.4：371-372, 1993より引用）

ICUで使うおもな薬

ICUでよく使われるおもな薬剤名、用法・用量、効果と副作用について、臓器系統別に理解しておきましょう。

＊成人における用法・用量を記載していますが、病態により異なるため、主治医の指示を必ず確認してください
＊注射薬と内服薬の両剤形がある場合は、注射薬を優先的に記載しています

循環作動薬

分類	一般名（商品名）	用法・用量	作用	代表的な副作用
カテコラミン	ノルアドレナリン（ノルアドレナリン）	0.03～0.5μg/kg/分で持続静注	末梢血管抵抗を強めて血圧を上昇させ、急性循環不全を改善	末梢血管収縮、腸管血流低下
	アドレナリン（ボスミン、アドレナリン）	[心停止時] 1mg静注（成人）[アナフィラキシー] 0.05～0.1mg静注 [低血圧時] 0.01～0.5mg/kg/分で持続静注		末梢血管収縮、高血糖、高乳酸血症
	ドパミン（イノバンなど）	1～10μg/kg/分で持続静注		頻脈性不整脈
	ドブタミン（ドブトレックスなど）		心収縮力を増強し、急性循環不全を改善	
血管収縮薬	フェニレフリン（ネオシネジン）	0.1～0.2mgずつ静注、10～15分間隔	末梢血管抵抗を強めて血圧を上昇させ、急性循環不全を改善	末梢血管収縮、反射性徐脈
	エフェドリン（ヱフェドリン「ナガヰ」）	4～8mgずつ静注、10～15分間隔	交感神経刺激作用で、徐脈や低血圧を改善。気管支拡張作用も	心悸亢進、血圧上昇
ホルモン剤	バソプレシン（ピトレシン）	[敗血症性ショック] ノルアドレナリンと併用で1～3単位/時で持続静注	血管収縮作用で血圧を上げ、循環不全を改善（適用外）	末梢血管収縮による、皮膚・筋肉・腹部臓器の虚血
硝酸薬	ニトログリセリン（ミリスロール）	1.5～7mg/時で持続静注	静脈、冠動脈、肺動脈を拡張させて血圧を下げ、急性冠症候群や急性左心不全を改善	急激な血圧低下、反射性徐脈、肺内シャント増強による低酸素血症、急性耐性
	硝酸イソソルビド（ニトロールなど）			
カルシウム拮抗薬	ニカルジピン（ペルジピン）	[単回投与] 0.5～1mgを10分おきに静注 [持続投与] 3～15mg/時で持続静注	血管拡張作用で血圧を下げ、高血圧緊急症を改善	急激な血圧低下、反射性徐脈、肺内シャント増強による低酸素血症、急性耐性、（末梢投与時）静脈炎
	ジルチアゼム（ヘルベッサー）	3～15μg/kg/分で持続静注	心収縮力を弱めて脈を遅くし、頻脈性不整脈（上室性）を改善	完全房室ブロック、高度徐脈、低血圧
	ベラパミル（ワソラン）	1回5mgを5分以上かけて静注、または5%ブドウ糖液50mLなどに希釈して15分かけて点滴静注		徐脈、心不全症状の増悪、低血圧、心停止
PGE₁製剤	アルプロスタジル アルファデクス（プロスタンディン）	0.05～0.2μg/kg/分で持続静注	臓器に分布する動脈を拡張させ、臓器血流を改善。末梢動脈を拡張し、四肢血流を改善。肺血管を拡張	頻脈、低血圧
冠拡張薬	ニコランジル（シグマート）	2～6mg/時で持続静注	冠動脈拡張作用で、狭心症や急性心不全を改善	血圧低下、心拍数増加、心室性頻脈
β遮断薬	ランジオロール（オノアクト）	[単回投与] 50mg（1バイアル）を10ccに溶いて、5mgずつ静注 [持続投与] 1～20μg/kg/分で持続静注	心収縮力と心拍数を低下させ、心筋酸素消費量を減少させる。頻脈性不整脈を改善	血圧低下、肝酵素上昇、徐脈、気管支攣縮
心不全治療薬	カルペリチド（ハンプ）	0.1μg/kg/分で持続静注、0.2μg/kg/分まで増量可	細動脈、肺動脈を拡張させ、急性心不全を改善	血圧低下、徐脈、不整脈
	ミルリノン（ミルリーラ）	0.25～0.75μg/kg/分で持続静注	血圧低下、心収縮力・心拍出量増加で、急性心不全を改善	頻脈性不整脈、血圧低下
抗不整脈薬	ピルシカイニド（サンリズム）	1mg/kgまで、10分かけて静注	Naチャネルを遮断し、頻脈性不整脈を改善	心室細動、心室頻拍、洞停止、房室ブロック
	ATP（ATP「AFP」）	1回10～20mgを急速静注	上室性頻拍の停止	悪心、頭痛
	アミオダロン（アンカロン）	[心室細動、無脈性心室頻拍による心停止] 〈単回投与〉150～300mg静注 [頻脈性心房細動、難治性の心室頻拍] 〈負荷投与〉750mgを5%ブドウ糖液500mLに加え、33mL/時で6時間点滴静注 〈維持投与〉その後、同希釈液を17mL/時で点滴静注	心房細動の脈拍・リズムコントロール	血圧低下、徐脈、心不全、QT延長、肝障害、間質性肺炎
	ニフェカラント（シンビット）	1回0.3mg/kgを5分間かけて静注	心室頻拍、心室細動で、ほかの抗不整脈薬が無効な例などに	不整脈、QT延長、ALT・LDH上昇

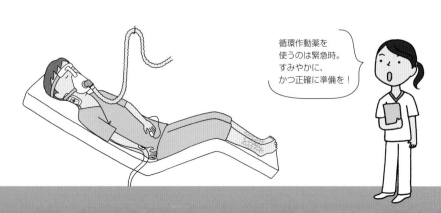

循環作動薬を使うのは緊急時。すみやかに、かつ正確に準備を！

脳神経系

分類	一般名	用法・用量	作用	代表的な副作用
鎮痛薬	フェンタニル（フェンタニル）	[単回] 25～100µgを5分以上かけて静注。2～4時間ごとに反復投与 [持続投与] 10～200µg/時で持続静注	人工呼吸器管理下でのチューブ類の留置による疼痛・苦痛緩和、術後鎮痛	傾眠・眠気、便秘、嘔気・嘔吐、呼吸数低下、掻痒感
	ブプレノルフィン（レペタン）	1回0.1～0.3mgを5%ブドウ糖液50mLなどに希釈して5～30分で点滴静注、4～6時間ごとに反復投与		呼吸抑制、傾眠・眠気、悪心・嘔吐
	ペンタゾシン（ソセゴン）	1回7.5～30mgを5%ブドウ糖液50mLなどに希釈して5～30分で点滴静注、4～6時間ごとに反復投与		呼吸抑制、傾眠、眠気、悪心・嘔吐、頭痛
	フルルビプロフェン（ロピオン）	1回50mgを5%ブドウ糖液50mLなどに希釈して5～30分で点滴静注、4～6時間ごとに反復投与		ショック、掻痒感、発疹、肝・腎障害
	アセトアミノフェン（アセリオ）	1回300～1000mgを15分かけて点滴静注。投与間隔は4～6時間以上		肝障害、悪心・嘔吐、血小板減少
鎮静薬	デクスメデトミジン（プレセデックス）	0.2～0.7µg/kg/時で持続静注	鎮静催眠効果による人工呼吸管理下・離脱後の苦痛緩和、せん妄の減少、疼痛軽減	徐脈、低血圧、高血圧。深い鎮静には不向き
	プロポフォール（ディプリバン）	0.3～3mg/kg/時で持続静注	鎮静催眠効果による人工呼吸管理下・離脱後の苦痛緩和。けいれん重積発作の抑制	高度低血圧、舌根沈下、一過性無呼吸、プロポフォール吸入症候群
	ミダゾラム（ドルミカム）	[単回投与] 1～2mg静注。5分以上かけてトータル10mgまで増量可 [持続投与] 2～10mg/時で持続静注	鎮静催眠効果による人工呼吸管理下の苦痛緩和、けいれん重積発作の修正、アルコール離脱症状の緩和	低血圧、舌根沈下、一過性無呼吸、覚醒遅延、せん妄の増加
睡眠薬	ラメルテオン（ロゼレム）	1回8mgを就寝前に内服	ベンゾジアゼピン受容体に作用せず、不眠症状を改善。せん妄予防の可能性。ベンゾジアゼピン系催眠薬に比べ、作用は弱く、発現は遅い	めまい、頭痛、眠気、発疹、便秘、悪心、倦怠感
	スボレキサント（ベルソムラ）	1回20mgを就寝直前に内服		疲労、傾眠・眠気、頭痛、動悸、不安、悪夢
	レンボレキサント（デエビゴ）	1回5mgを就寝直前に内服		傾眠、頭痛、倦怠感、悪夢、浮動性めまい、睡眠時麻痺、悪心
頭蓋内圧亢進改善薬	マンニトール（マンニットT）	50～300mLを5～30分で点滴静注	脳浮腫改善による頭蓋内圧低下。利尿	血管内容量増加、心不全増悪、多尿、脱水、リバウンドによる脳浮腫、頭蓋内再出血、代謝性アシドーシス、高K血症
	グリセロール（グリセオール）	200～300mLを30～60分で点滴静注	脳浮腫改善による頭蓋内圧低下	多尿、脱水、電解質異常
脳保護剤	エダラボン（エダラボン）	30mgを生食50mLなどに希釈して、30分かけて、1日2回点滴静注	フリーラジカルの除去により、脳梗塞急性期の神経症候の改善	腎機能増悪、肝障害、血小板減少、横紋筋融解

血液・凝固系

分類	一般名	用法・用量	作用	代表的な副作用
抗血小板薬	アスピリン（バイアスピリン）	1日1回100mg、1回300mgまでを内服	狭心症、心筋梗塞、虚血性脳血管障害時の血栓形成の抑制	出血、消化性潰瘍、アスピリン喘息、過敏症
	クロピドグレル（プラビックス）	[虚血性心疾患] 初回は1日1回300mg内服。75mgで維持 [脳血管障害] 1日1回50～75mgを内服	PCI適用の虚血性心疾患における血栓形成抑制、虚血性脳血管障害後の再発予防	出血、紫斑、血球減少、肝酵素上昇
	プラスグレル（エフィエント）	1日1回20mg内服で開始、維持量は3.75mg	PCI適用の虚血性心疾患改善における血栓形成の抑制	出血、血球減少、肝酵素上昇
	チカグレロル（ブリリンタ）	初回は180mgで内服、2回目以降90mgを1日2回		出血、肝酵素上昇、血管浮腫、高度房室ブロック
抗凝固薬	ヘパリン	[DVT予防（ヘパリンカルシウム）] 5000単位を1日2回、皮下注 [各種血栓症・塞栓症（ヘパリンナトリウム）] 1日1～2万単位、持続静注。6時間おきにAPTTをチェックし、正常の1.5～2.5倍にコントロールする	DVTの予防・治療、各種血栓症・塞栓症の予防・治療、周術期における経口抗凝固薬の代替	出血、血小板減少、掻痒感、肝酵素上昇
	エノキサパリン（クレキサン）	2000IUを1日2回皮下注。12時間ごと	抗第Xa活性により血液凝固を抑制し、DVTなどを予防	出血、血小板減少、肝酵素上昇
	フォンダパリヌクス（アリクストラ）	体重50kg未満5mg、50～100kg7.5mgを、1日1回皮下注	抗第Xa活性によるDVT・PEの治療・予防	出血、肝酵素上昇。腎機能低下患者では血中濃度が上昇しやすい
	ナファモスタット（フサン）	[出血が懸念される患者の血液体外循環時の凝固防止] 5%ブドウ糖液に溶解して、20～50mg/時で抗凝固注入ラインから持続注入	蛋白分解酵素作用により急性膵炎の症状を改善。DIC、体外循環時の抗凝固作用	高K血症、低Na血症、血小板・白血球減少、肝酵素上昇
血栓溶解薬	rt-PA（アルテプラーゼ）（アクチバシン）	[脳血管障害] 0.6mg/kgを静注 [心筋梗塞] 0.5～0.75mg/kgを静注 いずれも総量の10%を1～2分間で急速投与、残りを1時間で投与	脳血管障害の急性期（4.5時間以内）、急性心筋梗塞発症時（6時間以内）の血栓溶解による臓器機能改善	頭蓋内出血、消化管出血、出血性脳梗塞、血管浮腫、アナフィラキシーショック
	t-PA（モンテプラーゼ）（クリアクター）	[心筋梗塞] 27500IU/kgを静注 [PE] 13750～27500IU/kgを静注	急性心筋梗塞（6時間以内）、PE（4.5時間以内）の血栓溶解	頭蓋内出血、消化管出血、再灌流による心破裂、心室中隔穿孔、心室細動
	uPA（ウロキナーゼ）（ウロナーゼ）	[脳血管障害] 1日1回6万単位、約7日間静注または持続静注 [心筋梗塞] 生食かブドウ糖液に溶解して、2.4万単位/4mL/分で冠動注。計12万単位など	出血のない脳血栓症（5日以内）、急性心筋梗塞（6時間以内）の血栓溶解	頭蓋内出血、消化管出血、出血性脳梗塞、局所出血

消化器／栄養

分類	一般名	用法・用量	作用	代表的な副作用
消化性潰瘍治療薬	ランソプラゾール（タケプロン）	1日1回30mgを5％ブドウ糖液50mLなどに希釈して、30分かけて点滴静注	プロトンポンプ阻害作用により酸分泌を強力に抑制し、急性ストレス潰瘍などを改善	血球減少、肝酵素上昇、皮膚症状、下痢
	オメプラゾール（オメプラゾール、オメプラゾン）	1日1回20mgを5％ブドウ糖液50mLなどに希釈して、30分かけて点滴静注		血球減少、肝酵素上昇、CK上昇、皮膚症状、下痢
	エソメプラゾール（ネキシウム）	1日1回10～20mgを内服		血球減少、肝酵素上昇、CK上昇、低Na血症、皮膚症状、下痢
	ファモチジン（ガスター）	1日2回20mgを5％ブドウ糖液50mLなどに希釈して、30分かけて点滴静注。腎機能低下患者では減量	ヒスタミンH₂受容体拮抗作用で胃酸分泌を抑制し、急性ストレス潰瘍などを改善	血球減少、皮膚症状、下痢、肝酵素上昇
制吐薬／蠕動促進薬	メトクロプラミド（プリンペラン）	1回10mgを1日1～4回、緩徐に静注	消化管運動機能を高め、PONVを含む悪心・嘔吐を改善	下痢、錐体外路症状、眠気、腸閉塞患者における症状の増悪
下剤	酸化マグネシウム（酸化マグネシウム）	1日2mgを分3で内服	腸管内容物の軟化、腸管刺激により便秘を改善	高Mg血症、下痢
	センノシド（プルゼニド）	12～24mgを就寝前に内服、最大48mg	腸内細菌に作用して蠕動運動を亢進し、便秘を改善	腹痛、下痢、悪心・嘔吐
	ピコスルファートナトリウム（ラキソベロン）	1日1回5～7.5mgを内服	大腸粘膜を直接刺激し、便秘を改善	腹痛、悪心・嘔吐、腸閉塞患者における腸管穿孔
	ナルデメジン（スインプロイク）	1日1回0.2mgを内服	オピオイド受容体拮抗作用でオピオイド誘発性便秘を改善	下痢、腹痛、悪心・嘔吐、肝酵素上昇
止痢薬／プロバイオティクス	ロペラミド（ロペミン）	1日1～2mgを1～2回で内服	腸管の運動機能促進、水分分泌抑制により下痢を改善	イレウス、腹部膨満、発疹
	ラクトミン製剤（ビオフェルミンなど）	1回1～3gを1日3回内服	腸内細菌叢の正常化で下痢を改善	—
	耐性乳酸菌（エンテロノン-Rなど）	1回1gまたは1錠（6g）、1日3回内服	腸内細菌叢の正常化で下痢を改善。抗菌薬使用中でも効果を発揮	発疹、掻痒

内分泌・代謝

分類	一般名	用法・用量	作用	代表的な副作用
ステロイド	ヒドロコルチゾン（ソル・コーテフ）	1回50～500mgを、病態に応じて静注または点滴静注	敗血症性ショック、気管支喘息、COPD、市中肺炎、間質性肺疾患、副腎不全、アナフィラキシーショック、各種アレルギー疾患、膠原病、自己免疫疾患、リウマチ性疾患、甲状腺クリーゼの改善	感染症の誘発・増悪、血糖上昇、上部消化管出血、好酸球増多、ICU-AW、精神症状、血栓症
	メチルプレドニゾロン（ソル・メドロール）	1回20mg～1gを、病態に応じて静注または点滴静注		
	プレドニゾロン（水溶性プレドニン）	1回5～60mgを、病態に応じて静注または点滴静注		
インスリン製剤	速効型（ヒューマンR、ノボリンR）	[皮下注]病院あるいは病棟のインスリン・スライディングスクールに従って、1回2～20単位を皮下注 [持続静注]病院あるいは病棟のプロトコルに従って、0.5～8単位/時を持続静注	10～20分で血糖降下作用を発現	低血糖、低血糖症状（発汗、振戦、動悸、顔面蒼白、倦怠感、脱力、集中力低下、意識レベル低下、異常行動、けいれん）、アレルギー（発疹、掻痒感）
	超速効型／混合型／中間型／持効型	専門医の指示に従う	血糖降下作用を発現。製剤ごとに作用時間は異なる	

腎・泌尿器／体液

分類	一般名	用法・用量	作用	代表的な副作用
利尿薬	フロセミド（ラシックス）	5～40mgを静注、反応がなければ100mg	尿量増加。乏尿、浮腫、肺水腫の改善	低K血症、低Na・Ca血症、腎機能増悪、発疹
	カンレノ酸カリウム（ソルダクトン）	1回100～200mgを5％ブドウ糖液50mLなどに溶解して、30分かけて点滴静注、1日1～2回	尿量増加。乏尿、浮腫の改善	高K血症、腎機能増悪
	アセタゾラミド（ダイアモックス）	1日1回250～500mgを5％ブドウ糖液50mLに溶解し、30分かけて点滴静注	呼吸性アシドーシスや代謝性アルカローシスの改善	代謝性アシドーシス、感覚異常、多尿
電解質異常改善薬	塩化ナトリウム（塩化Na補正液）	各種製剤に混注して使用	低Na血症の改善	大量時に高Na血症、うっ血性心不全、浮腫
	カリウム製剤（塩化カリウム、K.C.L.、アスパラカリウム）	病院あるいは病棟のプロトコルに従って使用。一例として、1回5～20mEqを40mEq/L以下に希釈で薄め、20mEq/時を超えない速度で点滴静注	降圧利尿薬の連用時などに生じた低K血症の改善	心臓伝導障害、悪心・嘔吐、腹部不快感、下痢
	硫酸マグネシウム（硫酸Mg補正液）	1アンプル（20mL）を5～60分で静注、または5％ブドウ糖液などに希釈して点滴静注	低K血症にともなう低Mg血症の改善	悪心、血管痛、紅潮、ほてり、熱感
	カルシウム製剤（カルチコール）	1アンプル（10mL）を2～3分間かけて静注	高K血症時の致死性不整脈の予防	高Ca血症、悪心・嘔吐、便秘、倦怠感

抗菌薬・抗真菌薬

＊どの抗菌薬投与中も、下痢を見たら、クロストリディオイデス感染症（偽膜性大腸炎）を疑う

分類	一般名	用法・用量	作用・適用	代表的な副作用＊
ペニシリン系	ベンジルペニシリン (PCG)（ペニシリンG）	1回50～400万単位を1日4～6回、1時間かけて点滴静注	グラム陽性菌の抗菌	アレルギー、発疹、間質性腎炎、血小板減少、下痢
	アンピシリン (ABPC)（ビクシリン）	1回1～2gを4～6時間おきに、1時間かけて点滴静注	グラム陽性菌、グラム陰性腸内細菌の抗菌	
	アンピシリン／スルバクタム (ABPC/SBT)（ユナシン-S）	1回3gを6時間おきに、1時間かけて点滴静注	抗菌作用はアンピシリンに同じ。ペニシリン耐性菌にも効果を発揮。市中感染の第一選択薬となることが多い	
	タゾバクタム／ピペラシリン (TAZ/PIPC)（ゾシン）	1回4.5gを1日3～4回、1時間かけて点滴静注	グラム陽性菌と、緑膿菌、腸内細菌を含むグラム陰性菌の抗菌。院内感染症の第一選択薬となることが多い	
セフェム系	セファゾリン (CEZ)（セファメジンα）	1日1～2gを6～8時間おきに、1時間かけて点滴静注	グラム陽性菌の抗菌。術後感染症に対する予防的抗菌薬の第一選択	アレルギー、発疹
	セフメタゾール (CMZ)（セフメタゾン）	1回1gを8時間おきに、1時間かけて点滴静注	グラム陽性菌と、嫌気性菌含む一部のグラム陰性菌の抗菌。下部消化管、耳鼻咽喉科、婦人科の術後感染予防	アレルギー、発疹、肝酵素上昇、好酸球増多、下痢
	セフトリアキソン (CTRX)（ロセフィン）	1回1～2gを1日1～2回、1時間かけて点滴静注	腸球菌属を除くグラム陽性菌・陰性菌の抗菌。市中感染の第一選択薬となることが多い	アレルギー、発疹、肝酵素上昇、白血球減少、無石性胆のう炎、下痢
	セフォタキシム (CTX)（セフォタックス、クラフォラン）	1回2gを4～6時間おきに、1時間かけて点滴静注	グラム陰性菌の高い抗菌作用。小児や高齢者の髄膜炎で使用されることがある	アレルギー、発疹、肝酵素上昇、下痢
	セフタジジム (CAZ)（モダシン）	1回2gを8時間おきに、1時間かけて点滴静注	グラム陽性菌・陰性菌、とくに緑膿菌の高い抗菌作用	アレルギー、発疹、肝酵素上昇、好酸球増多、下痢、血小板減少
	セフェピム (CFPM)（マキシピーム）	1回1～2gを8～12時間おきに、1時間かけて点滴静注	グラム陽性菌、緑膿菌を含む陰性菌の高い抗菌作用	アレルギー、発疹、セフェピム脳症（意識障害、不穏、ミオクローヌス、けいれん）、肝酵素上昇、クームステスト陽性、低リン血症、好酸球増多、下痢
カルバペネム系	メロペネム (MEPM)（メロペン）	1回1gを8時間おきに、1時間かけて点滴静注	グラム陽性・陰性の好気性菌・嫌気性菌に有効。とくに抗菌膜活性が高い	アレルギー、発疹、嘔吐、下痢、血球異常
	ドリペネム (DRPM)（フィニバックス）	1回0.5gを8時間おきに、1時間かけて点滴静注	グラム陽性・陰性の好気性菌・嫌気性菌に有効。とくに緑膿菌活性が高い。耐性緑膿菌に対して使われることがある	アレルギー、発疹、頭痛、嘔気、下痢、血球異常、中枢神経症状
ニューキノロン系	レボフロキサシン (LVFX)（クラビット）	1回500mgを24時間おきに、30分かけて点滴静注	グラム陽性菌、陰性菌、緑膿菌、レジオネラ、マイコプラズマ、クラミジアなどの幅広い抗菌作用	アレルギー、発疹、肝酵素上昇、腱障害、QT延長、低血糖、悪心、下痢、けいれん、精神症状
	シプロフロキサシン (CPFX)（シプロキサン）	1回400mgを12時間おきに、30分かけて点滴静注		
抗MRSA薬	バンコマイシン (VCM)（塩酸バンコマイシン）	初回25～30mg/kg、2回目から15～20mg/kgを、8～12時間おきに、1時間かけて点滴静注。治療薬物モニタリング（TDM）をおこなうことが望ましい	MRSA、PESP（ペニシリン耐性肺炎球菌）などのグラム陽性菌の抗菌。血中濃度測定が必要	腎障害、アレルギー、発疹（レッドマン症候群）、難聴、めまい、耳鳴り、肝酵素上昇、横紋筋融解症
	テイコプラニン (TEIC)（タゴシッド）	1回400～800mgを12時間おきに、30分かけて点滴静注（3回目まで）。その後は半量に減量。治療薬物モニタリング（TDM）をおこなうことが望ましい	MRSAの抗菌	アレルギー、発疹、肝酵素上昇、腎障害、難聴、めまい、耳鳴り
	リネゾリド (LZD)（ザイボックス）	1回600mgを12時間おきに、30～2時間かけて点滴静注	MRSA（とくに肺炎、軟部組織感染症）、VRE（バンコマイシン耐性腸球菌）の抗菌	血小板減少、血球減少、代謝性アシドーシス、視神経障害、低Na血症、肝酵素上昇、下痢、悪心
	ダプトマイシン (DAP)（キュビシン）	1回6mg/kgを24時間おきに、30分かけて点滴静注	MRSAの高い抗菌作用（菌血症、感染性心内膜症、軟部組織感染症）	横紋筋融解症、好酸球性肺炎、末梢神経障害、腎不全、アレルギー、発疹、不眠、頭痛、下痢
アミノグリコシド系	アミカシン (AMK)（アミカシン）	1回7.5mg/kgを12時間おきに、30分かけて点滴静注。治療薬物モニタリング（TDM）をおこなうことが望ましい	緑膿菌などのグラム陰性桿菌に、高い抗菌作用。血中濃度測定が必要	腎障害、難聴、めまい、耳鳴り、アナフィラキシーショック、発疹
	トブラマイシン (TOB)（トブラシン）	1回1.7～2.0mgを8時間おきに、30分かけて点滴静注。治療薬物モニタリング（TDM）をおこなうことが望ましい		
	ゲンタマイシン (GM)（ゲンタシン）	1回1mg/kgを8時間おきに、30分かけて点滴静注。治療薬物モニタリング（TDM）をおこなうことが望ましい		
リンコマイシン系	クリンダマイシン (CLDM)（ダラシンS）	1日600～1200mgを分2～4で、1時間かけて点滴静注	グラム陽性菌と嫌気性菌の抗菌。トキシックショック症候群や重症軟部組織感染症のトキシン産生抑制	偽膜性腸炎、下痢、アレルギー、発疹、肝酵素上昇、血球減少、スティーブン・ジョンソン症候群、腎障害
マクロライド系	アジスロマイシン (AZM)（ジスロマック）	1回500mgを24時間おきに、2時間かけて点滴静注	グラム陽性菌、クラミジア、マイコプラズマなどによる肺炎に、高い抗菌作用	下痢、腹痛、悪心、肝酵素上昇、QT延長、アレルギー、発疹
サルファ剤	トリメトプリム・スルファメトキサゾール (TMP-SMZ)（バクトラミン／バクタ）	治療の場合、トリメトプリムとして1日15～20mg/kgを分3で、1～2時間かけて点滴静注（予防の場合、バクタ錠1～2錠を1日1回内服）	ニューモシスチス・カリニによるカリニ肺炎の治療・予防	血小板減少、血球減少、アレルギー、皮疹、スティーブン・ジョンソン症候群
ポリペプチド系	コリスチン (CL)（オルドレブ）	1回1.25～2.5mg/kgを12時間おきに、1時間かけて点滴静注	ほかの抗菌薬が効かない耐性グラム陰性桿菌に使用	腎障害、めまい、感覚異常、発疹、神経障害
抗真菌薬	フルコナゾール (FLCZ)（ジフルカン）	初日800mg、2日目から400mgを1日1回、30分～1時間かけて点滴静注	カンジダ属、クリプトコッカス属の抗真菌	アレルギー、発疹、低K血症、QT延長、肝酵素上昇、スティーブン・ジョンソン症候群、けいれん
	ボリコナゾール (VRCZ)（ブイフェンド）	初日は1回6mg/kgを12時間おきに点滴静注。2日目以降は1回3または4mg/kgを12時間おきに点滴静注	アスペルギルス属、カンジダ属、クリプトコッカス属の抗真菌	眼障害、アレルギー、発疹、肝機能異常、QT延長、間質性肺炎、心不全、血球減少
	ミカファンギン (MCZ)（ファンガード）	1回50～150mgを24時間おきに、30分～1時間かけて点滴静注	アスペルギルス属、カンジダ属の抗真菌	血球減少、アレルギー、発疹、肝酵素上昇、下痢
	カスポファンギン (CPFG)（カンサイダス）	初日70mg、2日目以降50mgを24時間おきに、1時間かけて点滴静注		静脈炎、発熱、シバリング、アレルギー、発疹、肝機能異常
	アムホテリシンB (AMPH-B)（アムビゾーム）	1回2.5mg/kgを24時間おきに、1～2時間以上かけて点滴静注	アスペルギルス属、カンジダ属、クリプトコッカス属などの幅広い抗真菌	低K血症、低Mg血症、腎障害、投与時反応として「アレルギー・皮疹」「呼吸困難」「嚥下障害」「チアノーゼ」「悪寒」、嘔気、下痢、肝酵素上昇、血球減少、不整脈、けいれん

参考文献

「ICUAWの診断」畑中裕己，臨床神経生理学 vol.48（3）：128-135，2020

「ICU-AWの予防とリハビリテーション治療」蜂須賀明子・二宮正樹・佐伯 覚，臨床神経生理学 vol.48（3）：146-151，2020

「ICU-AW予防のための栄養療法・血糖管理」西岡心大・宮島 功，ICUとCCU vol.44（5）：267-274，2020

「ICU看護師による死後のケアを通した家族への関わり」犬飼智子・渡邉久美，家族看護学研究 vol.22（2）：87-96，2017

「ICU管理の実際」横堀將司，BRAIN NURSING vol.36（5）：530-533，2020

「ICU経験のない看護師のための重症患者管理クイックガイド 日本語版 ver.1」世界クリティカルケア看護師連盟，日本クリティカルケア看護学会訳，2020

『ICUスタッフのための人工呼吸ケア―最重要症例でがっちり読みとく！』讃井將満編，2015（メディカ出版）

「ICUダイアリー　ICUダイアリーを始めるにはどうすればいい？」田後美嘉・剱持雄二，呼吸器ケア vol.16（4）：386-389，2018

「ICUでの院内感染を読み解く」水 大介，Emergency Care vol.31（9）：844-847，2018

「ICUにおける栄養ケアと栄養士の役割」雨宮照祥ほか，臨床栄養 vol.120（3）：288-294，2012

「ICUにおける睡眠対策の現状と未来への展望」吾妻俊弘，ICUとCCU vol.44（10）：637-642，2020

「ICUにおけるリハビリの現状と未来への展望」中西信人，ICUとCCU vol.44（10）：627-636，2020

「アセスメントイメトレ 呼吸困難の患者さん」関谷裕美，Emergency Care vol.31（6）：532-540，2018

「アラームの対応」村崎聖弥，呼吸器ケア vol.11（5）：477-483，2013

「安全な中心静脈カテーテル挿入・管理のためのプラクティカルガイド2017」公益社団法人 日本麻酔科学会 安全委員会　安全な中心静脈カテール挿入・管理のため手引き改訂WG，2017（日本麻酔科学会）

『ER・ICU診療を深める1　救急・集中治療医の頭の中　Ver.2』小尾口邦彦，2016（中外医学社）

『ER・ICU診療を深める2　リアル血液浄化　Ver.2』小尾口邦彦，2020（中外医学社）

『ER・ICU スタッフ必携マニュアル』今泉 均・升田好樹・巽 博臣編，2015（南江堂）

「委員会報告：日本腹部救急医学会プロジェクト委員会NOMI ワーキンググループ　非閉塞性腸管虚血（non-occlusive mesenteric ischemia：NOMI）の診断と治療」鈴木修司ほか，日本腹部救急医学会雑誌 vol.35（3）：177-185，2015

「Extracorporeal membrane oxygenation（ECMO）」竹田晋浩・青景聡之，日本呼吸器学会誌 vol.3（6）：777-782，2014

「意識レベル・神経症状の評価 ステップアップ講座」百田武司ほか，BRAIN NURSING vol.31（8）：776-780，2015

「一目おかれる！　急性呼吸不全の対応」古厩智美，Emergency Care vol.26（11）：1074-1081，2013

「医療機器のアラームとその使いこなし方」石川淳哉，レジデントノート vol.22（9）：1648-1652，2020

「イレウスの予防と治療」幸田圭史，日本消化器外科学会教育集会：65-75，2010

『INTENSIVIST Vol.10 No.1　特集 PICS 集中治療後症候群』2018（メディカル・サイエンス・インターナショナル）

「Intensive care unit acquired weaknessの概要と評価法」長江優介・有薗信一，リハビリテーション科学ジャーナル No.14：73-84，2018

「Intensive Care Unit -acquired delirium（ICU-AD）における看護　～PADISガイドラインにみる活動と休息のバランス調整～」古賀雄二・佐藤宏樹・藤原弘達，人工呼吸 vol.37（1）：23-29，2020

「ARDS 急性期と回復期のルーチンケアを比べてみよう」畑 貴美子，みんなの呼吸器 Respica vol.18（1）：67-73，2020

『ARDS 診療ガイドライン 2016　Clinical practical guideline for acute respiratory distress syndrome』3学会合同ARDS診療ガイドライン2016作成委員会編，2016（日本呼吸器学会）

「ALI/ARDSの人工呼吸療法の進歩」久保惠嗣・石坂彰敏，日本内科学会雑誌 vol.93（8）：1646-1653，2004

「AKI（急性腎障害）診療ガイドライン2016」AKI（急性腎障害）診療ガイドライン作成委員会編，日本腎臓学会誌 vol.59（4）：419-533，2017

「AKI・急性腎不全の予防と治療」湯沢由紀夫・林 宏樹，日本腎臓学会誌 vol.52（5）：553-557，2010

「AKIの管理　血圧管理」平和伸仁，腎と透析 vol.83（3）：345-349，2017

「Aライン挿入介助・管理① 『Aライン挿入介助準備』編」正路郁恵・福田佐知子・亀山花子，BRAIN NURSING vol.28（1）：12-17，2012

「Aライン挿入介助・管理② 『Aライン挿入介助・管理』編」正路郁恵・福田佐知子・亀山花子，BRAIN NURSING vol.28（2）：156-163，2012

『SICU pearls　外科ICUで困ったときに開く本』讃井將満・松浦謙二編著，2011（中外医学社）

「SV、SVI、SVV、SVR、SVRI」栩木愛登，Emergency Care vol.28（10）：976-978，2015

「X線画像」長谷川瑞江・酒井文和，日本内科学会雑誌 vol.100（6）：1545-1551，2011

「各種循環動態モニター装置の比較―グラフィック機能の有用性―」長見英治ほか，医療機器学 vol.83（5）：490-496，2013

「下垂体後葉―低Na血症のアプローチ」有馬 寛，日本内科学会雑誌 vol.103（4）：849-854，2014

「眼球運動異常に対する診断技法と治療選択：神経内科の立場から」矢澤省吾・大井長和，神経眼科 vol.35（3）：266-269，2018

「眼球運動からみた神経学」廣瀬源二郎，神経治療学 vol.35（3）：150-154，2018

「観血的動脈圧モニター」吉村 学，OPE nursing vol.34（12）：1257-1261，2019

「患者観察」時廣亜希子，HEART nursing vol.18（4）：378-383，2005

「冠動脈バイパス術（CABG）における周術期脳虚血障害の検討」大石清寿ほか，日本冠疾患学会雑誌 vol.16（2）：107–112，2010

「冠動脈バイパス術と遅発性脳梗塞」土井 潔・夜久 均，日本冠疾患学会雑誌 vol.17（2）：142–145，2011

「気管切開 ―成人―小児―」平林秀樹，頭頸部外科 vol.25（3）：297-301，2015

「気管挿管／エアウェイ」森山 潔，みんなの呼吸器 Respica vol.19（1）：63-67，2021

「気管挿管患者の口腔ケア実践ガイド」一般社団法人 日本クリティカルケア看護学会 口腔ケア委員会，2021

「気道評価のup-to-date」志賀俊哉，臨床麻酔 vol.35（3）：489-496，2011

「救急診療、ICU、重症患者の診療とポータブル胸部単純X線写真」松本純一・山下寛高・栗原泰之，映像情報メディカル vol.41（2）：184-191，2009

「急性期人工呼吸患者における日常生活援助の基本」森田幸子，呼吸器ケア vol.7（3）：248-253，2009

「急性期人工呼吸患者の安全・安楽の援助」濱本実也，呼吸器ケア vol.7（3）：254-261，2009

「急性期人工呼吸患者の家族へのメンタルサポート」宇都宮明美，呼吸器ケア vol.7（3）：285-289，2009

「急性期病態の血糖コントロール」森岡幸明，レジデントノート vol.21（4）：636-641，2019

「急性呼吸窮迫症候群の病態・治療の最前線」田坂定智，日本内科学会雑誌 vol.106（1）：114-119，2017

「急性呼吸不全」西川正憲，日本内科学会雑誌 vol.100（7）：2000-2005，2011

「急性呼吸不全 〜適応範囲を比べてみよう〜」内山昭則，呼吸器ケア vol.14（7）：615-619，2016

「急性腎障害（AKI）に対する血液浄化療法—持続的腎代替療法を中心に—」根木茂雄・是枝大輔・重松 隆，日本腎臓学会誌 vol.55（4）：529-533，2013

「急性腎障害の予防法」丸山彰一ほか，日本内科学会雑誌 vol.103（5）：1130-1137，2014

「急性肺血栓塞栓症」山田京志，日本内科学会雑誌 vol.100（12）：3672-3676，2011

「急性肺塞栓症の最近の診断法を教えてください」西村倫太郎・田邊信宏，心臓 vol.49（10）：999-1005，2017

「急性病態における血液凝固線溶動態の解明と治療戦略の構築」松本紘典，炎症と免疫 vol.29（1）：82-86，2021

「急性副腎不全（副腎クリーゼ）」柳瀬敏彦，日本内科学会雑誌 vol.105（4）：640-646，2016

「急性・慢性心不全診療ガイドライン（2017年改訂版）」筒井裕之ほか，2018（日本循環器学会ほか）

「急変一歩手前の不整脈を見抜く！：モニター心電図で気付き、12誘導心電図で確認する」大貫明子，Emergency Care vol.30（2）：137-144，2017

「急変前の予兆とは？」渕本雅昭，呼吸・循環・脳 実践ケア vol.40（6）：2-5，2019

「救命救急の場で働く看護師が実践する看護ケア」河合正成・高原美樹子，日本救急看護学会雑誌 vol.20（2）：16-24，2018

「胸部外科手術における術後心房細動」横田泰佑，日本集中治療医学会雑誌 vol.25（3）：171-177，2018

「虚血性腸疾患」古畑智久・平田公一，消化器外科NURSING vol.12（5）：474-479，2007

「緊張性気胸によるショック」篠塚 健・松本樹梨，Emer-Log vol.32（2）：214-218，2019

「CRASH試験を紐解き、トラネキサム酸の有用性に迫る」伊藤隆史・和中敬子・ROBERTS I，日本血栓止血学会誌 vol.31（3）：325-333，2020

『グラント解剖学図譜 第5版』Anne MR AGUR，Arthur F Dalley著，坂井建雄監訳，2007（医学書院）

「クリティカルケア看護に活かすComfortの概念とComfortケア」江川幸二，日本クリティカルケア看護学会誌 vol.10（1）：1-10，2014

「クリティカルケア看護領域におけるComfortの概念分析」大山祐介・永田 明・山勢博彰，日本クリティカルケア看護学会誌 vol.15：19-32，2019

「Clostridioides difficile感染症診療ガイドライン2022」公益社団法人日本化学療法学会・一般社団法人日本感染症学会 CDI診療ガイドライン作成委員会，日本化学療法学会雑誌 vol. 71（1）：1-90，2022

「Clostridium difficile感染症に対する診断および治療標準化の有用性に関する検討」丸山洋平ほか，日本消化器病学会雑誌 vol.113（8）：1386-1392，2016

「経験の浅いICU看護師が看護実践で感じる困難」田口智恵美ほか，千葉看護学会誌 vol.19（1）：11-18，2013

「外科侵襲下におけるサイトカイン・免疫代謝変動と合併症抑制対策」土師誠二，外科と代謝・栄養 vol.50（5）：285-290，2016

「血液ガス」佐山宏一・浅野浩一郎，呼吸 vol.30（5）：455-460，2011

「血液凝固・線溶系」坪川恒久，レジデントノート vol.17（9）：1734-1747，2015

「血液浄化療法患者」長坂信次郎・藤田智和，月刊ナーシング vol.36（3）：96-105，2016

「血行動態モニター①：PiCCO」田上 隆，レジデントノート vol.17（7）：1265-1274，2015

「下痢による皮膚障害と排泄ケア」渡邉光子，臨床栄養 vol.129（7）：891-897，2016

『こういうことだったのか!! ECMO・PCPS』小尾口邦彦，2020（中外医学社）

「COVID-19急性呼吸不全への人工呼吸管理とECMO管理：基本的考え方 厚生労働科学研究費補助金（新興・再興感染症及び予防接種政策推進研究事業）」「新興・再興感染症のリスク評価と危機管理機能の実装のための研究」分担研究班，日本COVID-19対策ECMOnet，日本集中治療医学会雑誌，vol.27（6）：447-452，2020

「口腔ケアの方法① 気管挿管患者の場合 —VAP予防を中心とした口腔ケアの重要性と疾別対応」井村久美子・外木守雄，呼吸器ケア vol.8（7）：633-640，2010

「高血圧緊急症と外科手術前後の血圧管理（第12章）」星出 聡，Mebio vol.31（8）：65-70，2014

「高血圧性緊急症と切迫症」市来俊弘，治療 vol.91（3）：471-475，2009

「高血圧性心不全」小川 謙，呼吸・循環・脳 実践ケア vol.41（1）：17-18，2019

「抗血栓療法中の区域麻酔・神経ブロックガイドライン」日本ペインクリニック学会・日本麻酔科学会・日本区域麻酔学会合同 抗血栓療法中の区域麻酔・神経ブロック ガイドライン作成ワーキンググループ，2016（日本ペインクリニック学会／日本麻酔科学会／日本区域麻酔学会）

「高血糖高浸透圧症候群の診断・治療の流れを教えてください」原田幸児，レジデントノート vol.21（4）；692-693，2019

「甲状腺クリーゼ」赤水尚史，日本内科学会雑誌 vol.105（4）：653-657，2016

『甲状腺クリーゼ診療ガイドライン2017』日本甲状腺学会・日本内分泌学会編，2017（南江堂）

「高度侵襲下におけるインスリン療法—激論の顛末と真相」寺島秀夫，外科と代謝・栄養 vol.53（6）：315-326，2019

「呼吸管理の実際」小谷 透，日本内科学会雑誌 vol.100（6）：1568-1574，2011

「呼吸に関する評価と治療方針」柴田純平，レジデントノート vol.12（11）：1918-1925，2010

「呼吸の評価」中島幹男，レジデントノート vol.18（12）：2242-2248，2016

「呼吸不全の病態生理」一和多俊男，日本呼吸ケア・リハビリテーション学会誌 vol.26（2）：158-162，2016

『これならわかる！ 人工呼吸器の使い方』讃井將満監修、自治医科大学附属さいたま医療センターRST著，2018（ナツメ社）

「これまでと何が違う？ 現時点での知見に基づくCOVID-19の呼吸管理のポイント」横山俊樹，みんなの呼吸器 Respica vol.19（1）：110-114，2021

『Surviving ICUシリーズ ICUから始める早期リハビリテーション 病態にあわせて安全に進めるための考え方と現場のコツ』中村俊介編，2016（羊土社）

「酸素化・換気の評価のキホン」青山剛士，みんなの呼吸器Respica vol.17（5）：676-680，2019

「酸素化の指標はどこをどうみればいいのですか？ また、どうして異常がでるのですか？」齋藤麻美，月刊ナーシング vol.31（6）：14-17，2011

『3年目ナースが知っておきたい！ ICU重症化回避のワザ83』清村紀子・有田 孝・山下 亮編，2019（南江堂）

「CRRT治療中の全身管理」中永士師明，医学のあゆみ vol.245（4）：305-309，2013

「CABGの周術期合併症回避の進歩—脳梗塞、心房細動、心・腎不全の回避のための管理法—」瀬在 明，塩野元美，日本冠疾患学会雑誌 vol.19（3）：283-289，2013

「JAID/JSC 感染症治療ガイドライン2015—腸管感染症—」一般社団法人日本感染症学会，公益社団法人日本化学療法学会 JAID/JSC 感染症治療ガイド・ガイドライン作成委員会 腸管感染症ワーキンググループ，日本化学療法学会雑誌 vol.64（1）：31-65，2016

「持続的血液浄化療法 continuous blood purification therapy（CBP）の安全基準についての提言 Ver. 2.00（ドラフト）」公益社団法人 日本臨床工学技士会透析関連安全委員会，2018（日本臨床工学技士会）

「失禁関連皮膚炎（IAD）へのスキンケア IADの発症メカニズムからみた予防ケアの重要性」清宮美詠，Expert Nurse vol.34（8）：125-128，2018

「周術期生体反応の特性と感染性合併症対策」小野 聡，東京医科大学雑誌 vol.74（2）：123-135，2016

「重症患者に発症するびまん性神経筋障害：ICU-acquired weakness」武居哲洋，日本神経救急学会雑誌 vol. 27（3）：1-7，2015

「重症患者の栄養療法に対する合併症とその対策」清水孝宏，臨床栄養 vol.132（5）：564-569，2018

「重症呼吸不全・ARDSの管理」小谷 透，日本腎臓学会誌 vol.57（2）：313-316，2015

「重症呼吸不全患者に対するVV ECMO管理と患者アセスメント」佐藤 望, Clinical Engineering vol.28 (11)：855-861, 2017

「重症呼吸不全に対するECMO」市場晋吾, Clinical Engineering vol.27 (9)：721-728, 2016

「重症病態におけるエネルギー代謝破綻と栄養学的アプローチの思索」堤 理恵ほか, 外科と代謝・栄養 vol.51 (4)：145-150, 2017

「集中治療における消化管壊死の診断と治療」赤石 敏ほか, ICUとCCU vol.33 (7)：533-540, 2009

「集中治療患者の発熱をどう管理するか」志馬伸朗・江木盛時・野口綾子, 月刊ナーシング vol.32 (7)：101-104, 2012

「集中治療後症候群（post intensive care syndrome；PICS）の看護に関する文献レビュー」江尻晴美・篠崎惠美子, 日本救急看護学会雑誌 vol.23：9-18, 2021

「集中治療室における成人患者の痛み, 不穏/鎮静, せん妄, 不動, 睡眠障害の予防および管理のための臨床ガイドライン」Devlin JW et al., 日本集中治療医学会訳, Critcal Care Medicine vol.46 (9)：e825-e873, 2018

「集中治療室（ICU）におけるせん妄・認知機能障害の予防と対策」布宮 伸, 麻酔 vol.69 (5)：522-529, 2020

「集中治療室入室を経験した患者の記憶のゆがみとその対応に関する看護師の認識 ─フォーカスグループインタビューを通じて─」福田友秀ほか, 日本クリティカルケア看護学会誌 vol.12 (3)：55-63, 2016

「集中治療室へ移動した看護師の困難と課題に関する文献検討」東尾智美, 大阪医科大学看護研究雑誌 vol.10：60-69, 2020

「従来のECMOからCOVID-19のECMOへの工夫」安田 徹ほか, 体外循環技術 vol.47 (3) 256-262, 2020

「術後悪心・嘔吐の予測は可能か?」細井卓司ほか, 日本臨床麻酔学会誌 vol.37 (4)：407-417, 2017

「術後管理で知っておくべき根拠となる基礎知識」池田 亮・澤田周志, 呼吸・循環・脳 実践ケア vol.42 (3)；60-61, 2021

「循環管理② 動脈圧モニター」大野呂知之, HEART nursing vol.31 (6)；542-544, 2018

『循環とは何か? 虜になる循環の生理学』中村謙介、2020（三輪書店）

『消化性潰瘍診療ガイドライン2020（改訂第3版）』日本消化器病学会編、2020（南江堂）

「静脈血ガス分析と循環管理」小竹良文, 日本集中治療医学会雑誌 vol.16 (3)：237-239, 2009

「ショック」中田 淳・山本 剛, ICUとCCU vol.42 (5)：305-311, 2018

「ショック─病態および輸液・昇圧薬の選択と調整」澤井啓介, Emer-Log vol.32 (4)：551-557, 2019

『人工呼吸管理に強くなる 人工呼吸の基礎から病態に応じた設定, トラブル対応まで 誰も教えてくれなかった人工呼吸管理のABC』讃井將満・大庭祐二編、2011（羊土社）

「人工呼吸器関連肺炎（VAP）」志馬伸朗, 呼吸臨床 vol.1 (3)：article No. e00008, 2017

「侵襲による生体ストレス反応と血糖調節機能について」岩坂日出男ほか, 胆と膵vol.30 (1)：91-98, 2009

「成人重症呼吸不全に対する治療法としてのECMOについて」田中進一郎・布宮 伸, ICUとCCU vol.35 (7)：553-559, 2011

「神経症状の評価」伊藤弥史, BRAIN NURSING vol.32 (7)：692-696, 2016

「人工呼吸関連肺炎予防バンドル 2010改訂版（略：VAPバンドル）」日本集中治療医学会 ICU機能評価委員会, 2010

「人工呼吸器設定のための酸素化・換気モニタリング」内間幸人, 呼吸器ケア vol.15 (1)：18-22, 2017

「心室内伝導障害（右脚ブロック, 左脚ブロック, 左脚分枝ブロック）」宮内靖史, 治療 vol.101 (3)：305-309, 2019

「腎性浮腫の特徴と対策」臼井俊明・山縣邦弘, Fluid Management Renaissance vol.4 (4)：372-376, 2014

「心タンポナーデによるショック」小山泰明・中島久雄, Emer-Log vol.32 (2)：227-233, 2019

「スワンガンツ（Swan-Ganz）カテーテル検査（右心カテーテル検査）」清水速人, HEART nursing vol.33 (10)：1005-1008, 2020

「スワンガンツカテーテルの功罪」池崎弘之・川村豪嗣, 日本臨床麻酔学会誌 vol.31 (1)：67-73, 2011

「生体反応」広田昌彦ほか, Surgery Frontier vol.14 (1)：38-45, 2007

「生命危機場面でのチーム連携における集中治療室看護師の判断と行動」木下里美・藤野智子, 関東学院大学看護学雑誌 vol.2 (1)：21-28, 2015

「赤血球輸血：適正使用のための基本事項」長井一浩, レジデント vol.14 (1)：6-12, 2021

「臓器浮腫・うっ血と全身浮腫のメカニズム─総説─」河原克雅・大嶋友美, Fluid Management Renaissance vol.5 (2)：107-112, 2015

「そのほかの不整脈」妹尾恵太郎, HEART nursing vol.34 (5)：440-443, 2021

「体重と血圧における虚血性心疾患既往急性心不全の影響」松下健一ほか, ICUとCCU vol.42 (別冊号)：S22-S27, 2018

「代表的な心疾患」坂田好美, 診断と治療 vol.108 (Suppl.)：111-127, 2020

「大量出血の病態と止血のための輸血治療」山本晃士, 臨床麻酔 vol.40 (5)：703-709, 2016

「チームで読みとく! 人工呼吸ケア」讃井將満ほか, 呼吸器ケア vol.10 (10)：1044-1053, 2012

「中心静脈圧モニター」逢坂佳宗, OPE nursing vol.26 (9)：1015-1020, 2011

「中心静脈圧モニター, スワン・ガンツカテーテル」古賀雄二・相楽章江, HEART nursing vol.24 (2)：149-157, 2011

「超高齢者のICU適応をどのように考えるか?」氏家良人, 日本集中治療医学会雑誌 vol.23 (5)：543-545, 2016

「血を吐いてしまった」片岡美香, Emergency Care vol.30 (8)：750-757, 2017

「鎮痛・鎮静とせん妄管理」武田親宗, みんなの呼吸器 Respica vol.17 (1)：58-62, 2019

「低酸素, 低酸素血症をいかに臨床的に評価するか」小山 薫, THE LUNG perspectives vol.22 (3)：253-256, 2014

「DIC診断と治療の最新の考え方 ～敗血症と外傷での検討～」丸藤 哲, 日本血栓止血学会誌 vol.28 (4)：492-501, 2017

「当院における術後悪心・嘔吐のリスク評価の有効性 ─Apfel scoreを用いて─」川村知也・杉浦孝広, 医療 vol.73 (11)：486-489, 2019

「東京都CCUネットワークCCU入室患者調査票集計 東京における急性心血管疾患の動向：疾患別基本統計量」ICUとCCU vol.44 (別冊号)：S187-S189, 2020

「動脈圧心拍出量測定装置フロートラックセンサー測定原理」福島正美, 麻酔・集中治療とテクノロジー 2011 (1)：69-73, 2011

「動脈血ガス vs 静脈血ガス」長嶺貴一, Emergency Care vol.28 (3)：211-214, 2015

「動脈血ガス分析」今井孝祐, 綜合臨牀 vol.53 (増刊)：806-808, 2004

「糖尿病ケトアシドーシスの診断と治療の流れを教えてください」細井雅之・小原正也・薬師寺洋介, レジデントノート vol.21 (4)：690-692, 2019

「糖尿病を合併する冠動脈バイパス術患者さん②看護編」山口正矢ほか, HEART nursing vol.31 (6)：600-605, 2018

「トピック：ビジレオモニター」林 裕樹, HEART nursing vol.24 (2)：183-187, 2011

『ナーシング・グラフィカ EX 疾患と看護① 呼吸器』讃井將満ほか編、2020（メディカ出版）

『Nursing Todayブックレット・07 多職種でコロナの危機と向き合う──COVID-19 Pandemic』梶原絢子編、2020（日本看護協会出版会）

「内分泌障害に伴う意識障害に対する集中治療管理」下山 哲・守谷 俊, ICUとCCU vol.40 (1)：3-9, 2016

「2020年改訂版 不整脈薬物治療ガイドライン」小野克重ほか, 2020（日本循環器学会ほか）

『日常性の再構築をはかるクリティカルケア看護 基礎から臨床応用まで』古賀雄二・深谷智惠子編、2019（中央法規出版）

「日本語版EQ-5D-5Lにおけるスコアリング法の開発」池田俊也ほか, 保健医療科学 vol.64 (1)：47-55, 2015

「日本語版CAM-ICUフローシートの妥当性と信頼性の検証」古賀雄二・村田洋章・山勢博彰, 山口医学 vol.63（2）：93-101，2014

「日本版重症患者の栄養療法ガイドライン」日本集中治療医学会重症患者の栄養管理ガイドライン作成委員会, 日本集中治療医学会雑誌 vol.23（2）：185-281，2016

「日本麻酔科学会気道管理ガイドライン2014（日本語訳） より安全な麻酔導入のために」公益社団法人 日本麻酔科学会, 2015

「認知症・せん妄サポートチームマニュアル」国立長寿医療研究センター 認知症・せん妄サポートチーム, 2017

『ネッター心臓病アトラス』Marschall S. Runge, E. Magnus Ohman編，永井良三・今井 靖監訳，2006（南江堂）

「脳血管障害患者のアセスメント バイタルサインを中心に」山川美樹・村本多江子, BRAIN NURSING vol.26（8）：786-791，2010

「脳循環・神経障害患者（ICP亢進）」高橋悠葵, 月刊ナーシング vol.36（1）：102-112，2016

「脳神経外科/救急専門医から見た脳神経救急」小畑仁司, Neurosurgical Emergency vol.25（2）：139-146，2020

「脳出血におけるてんかん発作の危険因子」大友 智ほか, 脳卒中の外科 vol.46（3）：200-204，2018

「脳卒中の急性期治療（2）外科的」岡田芳和, ICUとCCU vol.32（5）：383-393，2008

『脳卒中の神経リハビリテーション 新しいロジックと実践』宮井一郎編著，2017（中外医学社）

「肺炎，敗血症性ショック患者の初期治療，循環管理」讃井將満ほか, 呼吸器ケア vol.10（6）：623-634，2012

「敗血症性ショックの病態と初期蘇生Up to date」鈴木武志, ICUとCCU vol.44（2）：77-84，2020

「敗血症の新しい定義とその背景」織田成人, 日本内科学会雑誌 vol.106（1）：120-126，2017

「敗血症の今：その定義と治療」今泉 均, 臨床麻酔 vol.44（臨時増刊号）：367-378，2020

「敗血症の治療」垣内大樹・佐々木淳一, 医学と薬学 vol.78（3）：205-212，2021

「肺血栓塞栓症によるショック」石澤 嶺・中丸 真, Emer-Log vol.32（2）：219-226，2019

「排泄の援助」仁科典子, BRAIN NURSING vol.24（12）：1174-1182，2008

「High PEEP の循環動態への影響」祖父江俊樹・竹内宗之, 循環制御 vol.41（1）：5-9，2020

「ハイフローセラピーを使用している呼吸器疾患患者」藤原美紀, みんなの呼吸器 Respica vol.17（5）：718-721，2019

「肺保護換気戦略の最新知識―臨床的なアプローチ―」刈谷隆之・大塚将秀, Clinical Engineering vol.30（8）：749-776，2019

「肺リクルートメント手技の比較―APRVと3-breaths method―」小松孝美ほか, 人工呼吸 vol.26（2）：75-81，2009

「橋本脳症」米田 誠・松永晶子, 日本内科学会雑誌 vol.106（8）：1550-1554，2017

「PICS-F」河合佑亮・西田 修, ICUとCCU vol.45（1）：19-27，2021

『PICSのすべてQ&A40』西田 修・小谷穣治監修，井上茂亮編著，2020（中外医学社）

「PICSの対策と今後の展望」畠山淳司ほか, 日本医事新報 No.4967：32-37，2019

「PADケアバンドルアプローチ ～PICS予防のためのPADケアバンドル活用法～」中村啓介・増居洋介, 呼吸器ケア vol.15（9）：916-919，2017

「非出血性ショック」多村知剛, Emer-Log vol.32（2）：195-200，2019

「非心臓手術における合併心疾患の評価と管理に関するガイドライン（2014年改訂版）」許 俊鋭ほか, 2014（日本循環器学会ほか）

「非痙攣性てんかん重積の病態と治療」貴島晴彦・押野 悟・吉峰俊樹, 脳神経外科ジャーナル vol.25（3）：229-235，2016

「非閉塞性腸間膜虚血症（NOMI）」鈴木修司ほか, 成人病と生活習慣病 vol.47（12）：1529-1531，2017

「標準的神経治療：高齢発症てんかん」日本神経治療学会治療指針作成委員会編, 神経治療学 vol.29（4）：457-479，2012

「フィジカルアセスメント」伊藤明子, 呼吸器ケア vol.8（4）：346-353，2010

「フィジカルアセスメント」山内英樹, HEART nursing vol.25（4）：310-329，2012

「フィジカルアセスメントのコツ② 循環」林 由規彦・藤野智子, 月刊ナーシング vol.31（6）：74-79，2011

「フォーカルサインに気づこう」深津百合・林 由規彦・松本昌泰, HEART nursing vol.30（8）：785-793，2017

『プライマリ・ケアを極める』石井 正監修，赤石哲也・阿部倫明編著，2019（中外医学社）

『プロメテウス解剖学アトラス 頭部/神経解剖』坂井建雄・河田光博監訳，2009（医学書院）

「平成23年度 安全な輸血療法ガイド」厚生労働科学研究費補助金医薬品・医療機器等レギュラトリーサイエンス総合研究事業 医療機関内輸血副作用監視体制に関する研究班, 2012（山口大学医学部附属病院輸血部）

「ベストプラクティス 医療関連機器圧迫創傷の予防と管理」一般社団法人 日本褥瘡学会編, 2016（日本褥瘡学会）

「ベッドサイドで実施する洗髪」鈴木智恵子・村田 恵, Nursing College vol.11（5）：27-33，2007

「ベッドサイドのケア」西田和美, HEART nursing vol.29（4）：362-371，2016

「補助循環装置装着患者と精神ケア」安野史彦, ICUとCCU vol.36（3）：203-209，2012

「Hospital Anxiety and Depression Scale 日本語版の信頼性と妥当性の検討―女性を対象とした成績―」八田宏之ほか, 心身医学 vol.38（5）：309-315，1998

「本邦の診療現場におけるpost-intensive care syndrome（PICS）の実態調査」日本集中治療医学会PICS対策・生活の質改善検討委員会, 日本集中治療医学会雑誌 vol.26（6）：467-475，2019

「麻酔薬および麻酔関連薬使用ガイドライン 第3版」公益社団法人日本麻酔科学会 安全委員会 医薬品適正評価対策 ワーキンググループ, 2012（日本麻酔科学会）

「水電解質」門川俊明, 日本腎臓学会誌 vol.58（1）：12-16，2016

「メンタルヘルスの視点から見たPICS対策」藤村洋太・石川 純, ICUとCCU vol.43（7）：403-409，2019

「輸血情報 血液製剤の使用指針（改定）−新鮮凍結血漿−（保存前白血球除去製剤版）」日本赤十字社 血液事業本部 医薬情報課, 2007

「輸血療法の実施に関する指針 平成17年9月（令和2年3月一部改正）」厚生労働省医薬・生活衛生局血液対策課, 2020

「LiDCO Rapid V3を用いた血行動態モニタリング」里元麻衣子, 日本臨床麻酔学会誌 vol.42（1）：44-49，2022

「輪状甲状靭帯切開および穿刺」鈴木 昌, 日本内科学会雑誌 vol.102（4）：994-996，2013

「ルート管理の"よい例・悪い例"」上坂真弓, HEART nursing vol.21（10）：1038-1044，2008

『レジデントノート Vol.12 No.11［通巻127号］ ICU回診で学ぶ全身管理の基本』讃井將満編，2010（羊土社）

『レジデントノート Vol.17 No.17（増刊） 栄養療法がわかる！ できる！』泉野浩生編，2016（羊土社）

『レジデントノート Vol.20 No.11（増刊） 救急・ICUの頻用薬を使いこなせ！』志馬伸朗編，2018（羊土社）

『レジデントノート Vol.21 No.14（増刊） 集中治療の基本、まずはここここから！』瀬尾龍太郎編，2019（羊土社）

『レジデントノート Vol.22 No.16［通巻308号］ 救急外来・ICUでの採血検査』志馬伸朗編，2021（羊土社）

「連続心拍出量測定装置の活用方法」上山順子・徳山博美・北澤康秀, HEART nursing vol.24（8）：858-862，2011

「WOUNDS INTERNATIONALベストプラクティス原則 失禁関連皮膚炎：予防を促進する」Global Expert IAD Panel（国際IAD専門家委員会）議事録，真田弘美監訳，仲上豪二朗訳，2015（Wounds International）

監修

讃井將満（さぬい・まさみつ）
自治医科大学 麻酔科学・集中治療医学講座　集中治療医学部門 教授
附属さいたま医療センター麻酔科 科長・集中治療部 部長

1993年 旭川医大卒業。麻生飯塚病院、自治医科大学附属さいたま医療センターで研修後、1999年より米国マイアミ大学にて麻酔・集中治療の臨床研修。2006年 自治医科大学総合医学第2講座 講師、附属さいたま医療センター集中治療部 医長。2013年 同講座 教授、同 集中治療部 部長。2017年 同講座 主任教授、同 副センター長。2023年より現職。
編著書・監修書に『ICUスタッフのための人工呼吸ケア：最重要症例でがっちり読みとく！』（メディカ出版）、『人工呼吸管理に強くなる　人工呼吸の基礎から病態に応じた設定，トラブル対応まで　誰も教えてくれなかった人工呼吸管理のABC』（羊土社）、『これならわかる！ 人工呼吸器の使い方』（ナツメ社）などがある。

取材
協力

梶原絢子（かじわら・あやこ）
自治医科大学附属さいたま医療センター HCU主任看護師、山梨県立大学大学院臨床准教授
急性・重症患者看護専門看護師

荻野由貴（おぎの・ゆき）
自治医科大学附属さいたま医療センター ICU・CCU集中ケア認定看護師

佐藤希美（さとう・のぞみ）
自治医科大学附属さいたま医療センター ICU・CCU看護師

STAFF
本文デザイン　3Bears（佐久間 勉、佐久間麻理）
本文イラスト　坂木浩子、TARO WORKS
校正　　　　　田村理恵子
編集協力　　　オフィス201（川西雅子）、美奈川由紀
編集担当　　　田丸智子（ナツメ出版企画）

本書に関するお問い合わせは、書名・発行日・該当ページを明記の上、下記のいずれかの方法にてお送りください。お電話でのお問い合わせはお受けしておりません。
・ナツメ社webサイトの問い合わせフォーム
　https://www.natsume.co.jp/contact
・FAX（03-3291-1305）
・郵送（下記、ナツメ出版企画株式会社宛て）
なお、回答までに日にちをいただく場合があります。正誤のお問い合わせ以外の書籍内容に関する解説・個別の相談は行っておりません。あらかじめご了承ください。

これならわかる！　ICU看護の基本

2024年1月9日　初版発行

監修者　讃井將満　　　　　　　　　　　　　　　　　Sanui Masamitsu, 2024
発行者　田村正隆

発行所　株式会社ナツメ社
　　　　東京都千代田区神田神保町1-52　ナツメ社ビル1F（〒101-0051）
　　　　電話 03-3291-1257（代表）　FAX 03-3291-5761
　　　　振替 00130-1-58661
制　作　ナツメ出版企画株式会社
　　　　東京都千代田区神田神保町1-52　ナツメ社ビル3F（〒101-0051）
　　　　電話 03-3295-3921（代表）
印刷所　ラン印刷社

ISBN978-4-8163-7308-4　　　　　　　　　　　　　　Printed in Japan
＊定価はカバーに表示してあります　＊落丁・乱丁本はお取り替えします

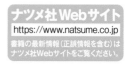